"十三五"江苏省高等学校重点教材（2020-2-207）

康复功能评定学实验

主　编　沈光宇（南通大学）

　　　　陆　晓（南京医科大学）

　　　　陈　伟（徐州医科大学）

主　审　励建安　江钟立　谢　青

U0380085

东南大学出版社

SOUTHEAST UNIVERSITY PRESS

·南京·

图书在版编目(CIP)数据

康复功能评定学实验 / 沈光宇，陆晓，陈伟主
编. — 南京：东南大学出版社，2022.5
ISBN 978-7-5766-0126-8

Ⅰ.①康… Ⅱ.①沈… ②陆… ③陈… Ⅲ.①康复-
鉴定-高等学校-教材 Ⅳ.①R49

中国版本图书馆 CIP 数据核字(2022)第 088592 号

责任编辑：胡中正 **责任校对**：子雪莲 **封面设计**：毕真 **责任印制**：周荣虎

康复功能评定学实验
Kangfu Gongneng Pingdingxue Shiyan

主　编	沈光宇　陆　晓　陈　伟
出版发行	东南大学出版社
社　址	南京四牌楼 2 号　邮编：210096　电话：025 - 83793330
网　址	http://www.seupress.com
电子邮件	press@seupress.com
经　销	全国各地新华书店
印　刷	常州市武进第三印刷有限公司
开　本	787 mm×1092 mm　1/16
印　张	17.75
字　数	450 千字
版　次	2022 年 5 月第 1 版
印　次	2022 年 5 月第 1 次印刷
书　号	ISBN 978 - 7 - 5766 - 0126 - 8
定　价	60.00 元

* 本社图书若有印装质量问题，请直接与营销部调换。电话(传真)：025 - 83791830。

《康复功能评定学实验》
编 委 会

主　　编　沈光宇　陆　晓　陈　伟

副主编　刘　苏　蔡俊燕　胡玉明　顾　琦

编　　委（按姓氏笔画排序）

王司晔　孙　丽　田　滐　刘　苏

朱振杰　朱鹏鹏　陈　伟　陈伟观

张　明　张芳芳　张莹莹　张娟娟

沙磊磊　李春雷　何林飞　沈光宇

陆　晓　於　伟　周　鑫　胡玉明

顾　琦　顾　倩　徐　茜　蔡俊燕

鞠晶昀

前　言

康复治疗专业本科教育在国内是 2001 年才开始设立的新兴专业,南京医科大学和南通大学分别于 2001 年、2003 年起率先招生,徐州医科大学也随后开设康复治疗专业。目前全国有 100 多所本科院校设立康复治疗学专业,还远不能满足社会的需求,尤其是"健康中国 2030"规划的新要求;同时专业的发展面临与国际接轨的专业分化教育的趋势,要求我们必须改革、逐步迎合分专业教学。

"康复功能评定学"是康复治疗学及相关专业的主要核心课程,实践性、操作性很强。一般教学计划安排为 108 课时,理论课和实验见习课各占 1/2。但实验见习应将理论与实践相结合,且需紧贴专业技术需要,目前尚缺少易教易学、可操作的实验见习教材。为此南京医科大学、南通大学、徐州医科大学的专业教师,携手编写出版《康复功能评定学实验》这一专门用于康复治疗专业实验见习的教材。

南京医科大学、南通大学作为国内首批开展康复治疗学分专业教学试点院校,在师资队伍培养、教材和实验室建设等各个方面按照国际标准进行了有益的改革和探索,积累了许多经验和大量教学资料。徐州医科大学的康复治疗及相关专业发展迅速,也有十多年专业教学经验。《康复功能评定学实验》是三校教师在长期的教学实践中总结的经验体会。我们在专业教学自编讲义的基础上,参照国外教学资料,力求根据实验见习教材的编写要求,既要巩固理论课教学的重点内容,更要突出贯穿实践、实操、实用的原则,也方便自学、易教易学。同时也积极汲取新技术、新进展;更乐于分享教学过程,以视频资料展示实验见习片断,努力使教材成为教师的备课笔记、学生的学习帮手。

由于本书是众多教师教学实践经验的汇总,编写出版中错误和疏漏在所难免,期待广大师生、同行赐予批评指正。本书得到励建安、江钟立、谢青三位专家审阅指导,在此表示衷心的感谢。编写过程中参考引用了一些康复领域的专著、教材、文献的内容,在此一并表示感谢!

编　者

2021 年 12 月

教学大纲

目　录

第一章 总 论

一、实验见习内容

1. 基本概念及定义。
2. 康复评定的方法、康复评定的内容。
3. 康复评定的实施。

二、实验见习目的

1. 掌握康复评定的对象、康复评定方法的分类、康复评定的内容、康复评定的实施、康复治疗计划的制定。
2. 熟悉康复评定的意义与作用、常用的康复评定方法、康复评定的注意事项。
3. 了解康复评定、康复功能评定学的概念、康复评定方法的重要性。

三、实验见习的工具及场景

1. 工具　康复治疗计划单(表1-1)。

表1-1　康复治疗计划单

康复计划单					
姓名	性别	年龄	职业	病程	床号
诊断					
病史摘要和主要功能障碍					
康复目标					
治疗安排(治疗种类、治疗部位、治疗方法和所用设备、治疗剂量和参数、治疗持续时间、频度等)					
注意事项					
医师签名　　　　治疗师　　　　　　签名　　　　　　日期					
病人(或家属或委托人)签字　　　　　日期					

2. 实验场景　评定实验室。

四、实验见习的方法程序

（一）复习康复评定的定义

康复评定是对病、伤、残患者的功能状态及其水平进行定义和（或）定量描述，并对其结果做出合理解释的过程。它是通过收集患者的病史和相关信息，使用客观方法准确、有效地评定功能障碍的种类、性质、部位、范围、严重程度、预后及制订康复计划和评定疗效的过程。

（二）复习、讲解和示范康复评定的含义

1. 康复评定是临床的评定。
2. 康复评定是功能和障碍的评定。
3. 康复评定是综合性的评定。
4. 康复评定是多专业的评定。

（三）康复评定的注意事项

1. 康复评定与临床检查的区别　① 对象不同；② 病情不同；③ 目的不同；④ 检查手段不同；⑤ 处理原则不同。

2. 与康复评定有关的一些术语

（1）测量、评估和评定：测量（measurement）是用公认的标准去确定被测对象某一方面的量值的过程；评估（assessment）是根据一定的要求去确定一种或多种测量结果的价值的方法；评定（evaluation）是根据测量和评估的结果，对被测对象做出最后判断的行为。

（2）康复协作组：由康复医师、康复护士、物理治疗师、作业治疗师、言语治疗师、社会工作者、临床心理学家、假肢和矫形器师、特殊教育工作者等组成，对病人进行康复评定、治疗、训练和教育。

（3）康复评定会：由康复医师负责组织的、针对某一位病人具体的功能障碍和康复计划进行讨论的康复协作组会议。

（四）演示及讲解康复评定相关内容

1. 康复评定的对象　主要是功能障碍者，根据 1980 年 WHO 的 ICIDH 标准，将功能障碍分为残损、残疾和残障三个层次。

（1）残损：心理上、生理上或解剖的结构或功能上的任何丧失或异常，被认为是一种在器官水平上的障碍。残损可以分为：① 智力残损；② 其他心理残损；③ 语言残损；④ 听力残损；⑤ 视力残损；⑥ 内脏（心肺、消化、生殖器官）残损；⑦ 骨骼（姿势、体格、运动）残损；⑧ 畸形；⑨ 多种综合残损等。

（2）残疾：由于残损的原因使人的能力受限或缺乏，以致不能在正常范围内和以正常方式进行活动，以功能为导向，被认为是一种在个体水平上的障碍。残疾可以分为：① 行为残疾；② 交流残疾；③ 生活自理残疾；④ 运动残疾；⑤ 身体姿势和活动残疾；⑥ 技能活动残疾；⑦ 环境适应残疾；⑧ 特殊技能残疾；⑨ 其他活动残疾等。

（3）残障：由于残损或残疾，限制或阻碍一个人充当正常社会角色（按照年龄、性别、社会和文化的因素）并使之处于不利的地位，是一个社会的概念，被认为是一种环境和社会水平上的障碍。残障可以分为：① 定向识别（时间、地点和人）残障；② 身体自主残障（生活不能自理）；③ 行动残障；④ 就业残障；⑤ 社会活动残障；⑥ 经济自立残障；⑦ 其

他残障等,其中包括视力残疾、听力残疾、言语残疾、智力残疾、肢体残疾、精神残疾和多重残疾。

2. 康复评定的意义、作用和方法

(1) 康复评定的意义

① 病人的角度:加深病人对自身疾病和活动能力的了解;增强信心,提高对治疗的积极性等。

② 康复医师和治疗师的角度:弥补病史和一般临床检查的不足;制定出更为全面合适的康复计划等。

③ 社会的角度:发现在社会康复方面存在的问题;为社会对残疾人提供帮助提供依据等。

(2) 康复评定的作用

① 掌握功能障碍的情况:了解功能障碍的性质;了解功能障碍的范围;了解功能障碍的程度。

② 制定康复计划:不同性质的功能障碍需要选择不同的治疗措施和方法。

③ 评价治疗效果:评定治疗效果;寻找更有效的治疗方法;帮助判断预后;分析卫生资源的使用效率。

(3) 康复评定的方法

① 定性评定:是一种从整体上分析评定对象特性的描述性分析,主要是解决评定对象"有没有"或者"是不是"的问题,适用于个案分析和比较分析中的差异性描述。交谈、问卷调查和肉眼观察是康复评定中常用的定性评定方法。

② 定量评定

a. 等级资料的量化评定:将定性评定中所描述的内容分等级进行量化,即将等级赋予分值的方法,评定标准统一,操作简单,因而易于推广,是临床康复中最常用的评定方法。

b. 计量资料的评定:通过测量获得资料、分析量化结果的方法。可以将功能障碍的程度量化,因而结果客观、准确,便于治疗前后的比较。

3. 常用的康复评定方法

(1) 访谈:通过与病人及其家属的直接接触,可以了解病人功能障碍,还可将治疗方案和注意事项告诉病人及其家属,争取他们对治疗的积极支持和配合等。

(2) 问卷调查:能迅速地收集多个人、多方面的资料,优点是省时省力,缺点是会造成信息量的丢失。

(3) 观察:包括外部观察和内在观察。内在观察主要通过言语和行动进行;外部观察则包括:① 局部观察;② 全身观察;③ 静态观察;④ 动态观察。

(4) 量表评定:运用标准化的量表对病人的功能进行评定的一种方法。

① 按照评定方式分为自评量表和他评量表。

② 按照量表的编排方式分为等级量表和总结性量表。

③ 按照量表的内容分为五类功能量表:运动功能量表;言语功能量表;心理精神量表;生活自理能力量表;社会功能量表。

(5) 康复评定的质量要求:康复评定要求有规范化的评定量表,有些评定量表是国际上公认的,而有些则是本地区、本单位根据需要自行制定的。后者在临床正式使用之前,需要对该量表的信度、效度、敏感度和统一性进行研究。只有通过了这些研究，才能临床使用或推广应用。

4. 康复评定的内容

（1）病史：主要包括主诉、现病史、功能史、既往史、系统回顾、病人概况和家族史等。

① 主诉：它是病人通过语言表达的最主要的问题，常是以症状为表现的损伤，也可能是残疾或残障的前期表现，预示着某种或某一组疾病。

② 现病史：是病史的主体部分，记录病人发病的全过程，即发生、发展、演变和诊治过程。主要内容包括：a. 起病情况和发病的时间；b. 主要症状的特点，包括出现的部位、性质、持续时间和程度，缓解或加剧的因素；c. 病因和诱因；d. 病情发展和演变；e. 诊治经过；f. 一般情况：应记述患病后精神、体力状态、食欲及食量和体重的改变、睡眠和大小便的情况等，还应包括对惯用手的记录（是右利手还是左利手）。

③ 功能史：一般包括交流、进食、修饰、洗澡、用厕、穿衣、床上活动、转移和行动等内容，其中交流主要表现听、读、说、写四个方面，运动包括行走、轮椅运动、驾驶机动车。

④ 既往史：记录病人过去的疾病、外伤和健康状况。某些过去的疾病可持续影响到目前的功能状况。

a. 神经疾病：若有感觉异常如触觉、痛觉、关节位置觉丧失的疾病和以知觉障碍为特征的疾患均可妨碍病人获得新的功能性技巧和行为执行的能力。

b. 心肺疾病：若过去存在心肺疾患，就会因为耐受能力的降低、能量消耗增加而出现新的功能缺陷。

c. 肌肉骨骼疾病：既往的损伤或关节炎、截肢或其他肌肉骨骼功能障碍造成的无力、关节僵硬或不稳均可对功能产生不良的影响。

d. 心理和精神疾病：任何伴随功能丧失的疾病都具有心理的挑战性。检查者要收集有关既往精神病住院治疗史、影响精神活动的药物干预史或精神心理治疗史。

⑤ 系统回顾：对现病史和既往史中可能未被识别的疾患，可通过全面、彻底的系统回顾来寻找线索。

a. 全身情况：注意有无感染和营养不良的征兆，疲劳多见于多发性硬化。

b. 头和颈部：确定有无视力、听力、吞咽及构音器官的障碍。

c. 呼吸系统：肺部疾病会限制氧的转运，对耐力造成不良影响，因此应注意识别有无呼吸障碍、咳嗽、咳痰、咯血、喘息、胸痛。

d. 心血管系统：心脏疾病表现为限制心脏储备和耐力。应注意识别有无胸痛、呼吸困难、端坐呼吸、心悸、头晕。

e. 消化系统：几乎所有的胃肠道疾病都可导致营养障碍，限制康复的效果。应询问病人有关大便失禁、便秘、直肠护理技巧和使用泻药的情况。

f. 泌尿生殖系统：是否有神经性膀胱的表现应询问特定的液体摄入量、排尿情况、膀胱排空技巧、尿急、尿频、尿失禁、尿潴留，膀胱是否能够完全排空、充盈和排空的感觉、尿痛、脓尿、感染、腹痛、血尿和肾结石等。

g. 神经系统：了解味觉、复视、视物不清、视野缺失、平衡障碍、头晕、耳鸣、乏力、震颤、不自主运动、抽搐、意识程度下降、共济失调、触觉丧失、疼痛、感觉迟钝、痛觉过敏和记忆、思维的改变等。

h. 肌肉骨骼系统：了解有无肌肉疼痛、乏力、肌肉收缩、萎缩、肥大、骨骼畸形和骨折、关节活动受限、关节僵硬、关节痛，以及软组织和关节肿胀等情况。

⑥ 个人史

a. 生活方式：了解病人的休闲习惯，有利于制定帮助病人独立地重返社会的康复措施。

b. 饮食和体重：营养不当可限制康复治疗和影响康复效果，体重的变化不仅可以反映病人的营养状况，而且是某些疾病发生的高危因素。

c. 酒精和药物：药物和酒精的滥用是造成脑部或脊髓损伤的常见原因。通过识别这类药物的滥用和依赖性，可使我们有机会避免不良行为的发生。

⑦ 社会史

a. 家庭：要了解病人的婚姻史和婚姻状况，记录住在家中其他成员的姓名、年龄，以及每一个成员的角色（如谁负责财务、谁煮饭、谁清洁、谁管教孩子等），确定是否有其他家庭成员住在附近。

b. 家居：考察病人的家居设计以了解其建筑障碍物，确定病人的家居是自有还是租住，以及所在地（城市、城郊或乡村）位置，住宅与康复机构的距离，进家的阶梯数量，门前或房间入口的坡道，以及可否进入厨房、浴室、房间和起居室。

⑧ 职业史

a. 教育和培训：了解病人接受教育的年龄，是高中还是本科或研究生毕业，以及学业情况，注意所获得的特殊技能证书和相关执照。这对病人将来职业的目标是很重要的。

b. 工作史：详细了解病人的工作经历能确定病人是否有进一步教育和培训的必要。

c. 经济情况：医师应对病人的经济收入、投资和保险资源、残疾等级及债务有一个基本的了解。

⑨ 家族史：通过家族史可确定家族中的遗传性疾病，测定病人家庭支持系统的人员健康状况、配偶和其他家族成员的健康情况，这些对制定病人的出院后的进一步康复计划是非常重要的。

（2）体格检查：康复医疗的体格检查有两个主要任务：通过详细的检查获得体检结果，以确定疾病引发的残疾和残障；确定残存的躯体、心理和智力上的能力，以此作为重建功能独立性的基础。

① 生命体征和一般情况：记录血压、脉搏、呼吸、体温、体重和病人的一般健康状况，确认是否患有高血压对卒中和心肌梗死二级预防具有临床意义。

② 皮肤和淋巴：外周血管疾病、感觉障碍、制动和意识障碍的病人，持续受压常导致皮肤和皮下组织损害，发生压疮。对骨性突起部位的皮肤以及假肢和矫形器接触的皮肤，注意有无苔藓样变、水肿或损伤。检查擦伤部位的渗出和溃疡，观察血管疾病的病人下肢末端有无色素沉着、毛发脱失及损伤，以及观察痴呆病人的手、足有无损伤。触摸浅表淋巴结，了解是否肿大、质地是否柔软，触压水肿区，观察是否有凹陷。

③ 头和五官

a. 头部：观察头部是否有陈旧性损伤或新伤。

b. 眼：视力障碍可妨碍康复的效果，特别是在需要良好的视力弥补其他感觉障碍时，可采用标准视力表测量视力。

c. 耳：可用"手表试验"来测试其听觉敏锐度，或通过对病人耳语测试其复述能力，来了解是否有听力障碍。

d. 鼻:如果头部外伤病人出现清的或血性的鼻腔排液,则应明确是否为脑脊液鼻漏。

e. 口腔和咽喉:观察口腔和咽部黏膜的卫生和感染、牙齿破损和牙龈炎症或肥大,检查假牙合适度和维护情况。

④ 颈:对动脉粥样硬化和脑血管意外的病人,应注意听诊颈部血管杂音;对肌肉骨骼系统疾病的病人,要测量其关节活动度,检查是否有压痛及放射痛;对新近损伤的病人应通过放射检查排除骨折或不稳情况。

⑤ 胸部:肺功能影响运动的耐力,对于运动耐力已受影响的病人,检查者必须准确地检查是否有肺功能障碍,以便使之最大限度地降低。

a. 视诊:胸壁以记录心跳频率、呼吸频率、幅度和节奏,记录有无咳嗽、打嗝、呼吸困难、辅助肌的活动以及胸廓畸形。

b. 触诊:胸壁的柔软度、畸形和声音传导,注意有无肋骨骨折情况。

c. 叩诊:确定膈肌水平和运动。

d. 听诊:鉴别呼吸音、哮鸣音、摩擦音、干啰音和水泡音。

⑥ 心脏和周围血管系统:心血管功能障碍可严重地影响运动耐力,康复干预不仅能减轻、减少心血管功能失调对运动耐力和总体健康的影响,还能避免或降低心律不齐、瓣膜疾病和先天性发育异常病人脑卒中的发生。

⑦ 腹部:对多发性硬化和脊髓疾病的病人,在触诊和叩诊前应先进行视诊和听诊。腹壁的检查经常会导致局部张力增高,从而增加腹部检查的时间、检查的难度,或不能完成检查。

⑧ 泌尿生殖系统和直肠:男性和女性泌尿生殖器官的检查,应了解是否有小便控制、排尿和性功能障碍。

⑨ 肌肉骨骼系统

a. 视诊:有无脊柱侧凸、后凸、前弯;关节畸形、截肢、躯体缺损和下肢长度不对称;软组织肿胀、肥大、瘢痕和缺损;以及肌肉颤动、萎缩、肥大和断裂。

b. 触诊:通过视诊以鉴别局部的异常,通过触诊来确定躯体结构性器官的质地和畸形。

c. 关节活动度:在测量关节活动度时,应注意轴心确定、移动臂和固定臂摆放等因素。

d. 关节稳定度:关节稳定度是关节的结构成分抵抗不适当外力作用的能力。

e. 肌力:下运动神经元疾病引起的运动丧失取决于病变的部位,上运动神经元疾病常导致肌痉挛,使得徒手肌力检查较为困难。

⑩ 神经系统:神经学检查常分为精神状态、言语与语言功能、脑神经、反射、中枢性运动整合、感觉和知觉评定。

(3) 辅助检查

① 实验诊断(laboratory diagnosis):是通过临床实验室分析所得到的信息,为预防、治疗、康复和预后评价所用的医学临床活动。

② 心肺检查:临床常用的心功能评价方法包括心电图、心脏超声、24 小时动态心电图,以及心肌酶谱和心肌标志物的检测等。肺功能检查包括通气功能检查、换气功能检查、小气道功能检查和血气分析。

③ 神经电生理学检查:肌电图是记录肌肉静息、随意收缩及周围神经受刺激时各种电特性的一门技术,脑电图(electro encephalo graphy,EEG)是目前临床上癫痫诊断和分类的最客观手段,脑磁图(magneto encephalo graphy,MEG)是对脑组织自发的神经磁场的记录。

④ 影像学评定:医学影像学(Medical Imaging)包括影像诊断学(Diagnostic Imaging)和介入放射学(Interventional Radiology),包括 X 线成像、超声成像(ultrasonography,US)、电子计算机断层成像(computed tomography,CT)、磁共振成像(magnetic resonance imaging,MRI)和正电子发射计算机断层扫描(positron emission computed tomography,PET)等。

(4) 其他临床方法评定

① 尿流动力学检查:可以客观反映膀胱、尿道及其括约肌的异常生理活动,可为神经源性膀胱的临床诊断、分类和治疗提供依据,并能反映下尿路状况对上尿路功能变化的潜在影响。常规尿流动力学检查包括尿流率(urinary flow)、储尿期膀胱和尿道的功能检查和排尿期膀胱尿功能检查。

② 脑脊液检查。

③ 骨髓穿刺:临床上常用于血细胞形态学检查,也可用于造血干细胞培养、细胞遗传学分析等,以协助临床诊断和治疗策略的制定。

④ 病理检查(pathological examination):是检查机体器官、组织或细胞中的病理改变的病理形态学方法,是诊断肿瘤的金标准。

(5) 功能评定

① 功能的八个方面

a. 认知功能评定:既包括感觉和知觉、注意力、记忆力和执行力的评定,也包括情绪评定、残疾后心理状态评定、痴呆评定、非痴呆性认知障碍(注意力、记忆、思维)评定、智力测定、性格评定等内容。

b. 吞咽功能的评定。

c. 感觉功能的评定:包括一般感觉功能和特殊感觉功能。

d. 言语功能评定:一般包括失语症评定、构音障碍评定、言语失用评定、言语错乱评定、痴呆性言语评定、言语发育迟缓的评定、听力测定和发音功能的仪器评定等。

e. 运动功能评定:包括姿势反射与原始反射评定,关节功能评定,感觉与知觉评定,肌力与肌张力评定,上肢功能评定,下肢功能评定,脊柱功能评定,步态分析,神经电生理评定,协调与平衡评定,上、下肢穿戴假肢或矫形器后功能评定,脊柱矫形器评定等。

f. 日常生活活动能力评定。

g. 职业能力评定。

h. 环境无障碍评定:环境评定(environment evaluation)指对残疾人的环境因素进行评定。

② 障碍的三个层次:通过对损伤、活动受限和参与限制三个层次全面的评定,制定出个性化、整体性的康复计划。

a. 损伤的评定:包括评定人体形态、关节功能(活动度、灵活性和稳定性)、肌肉功能(肌力、耐力)、运动功能的发育、运动控制(肌张力、反射、姿势、平衡与协调、运动模式、步态)、感觉、循环和呼吸功能、认知、语言、情绪、行为等。

b. 活动受限的评定:包括评定日常生活活动等自理能力、生产性活动(工作、家务管理、学生学习和发育期婴幼儿玩耍）、休闲活动等。

c. 参与限制：包括评定居住环境、社区环境、社会人文环境、生活质量等。

（6）制定康复计划

① 康复计划及其内容：康复计划是康复医师明确地向治疗师指出的康复治疗目标和具体的康复方案。一个完整的康复计划应包括病人的一般信息、诊断、主要功能障碍、康复目标、康复方案（治疗部位、方法、时间、频度）和治疗过程中的注意事项六个部分。在康复计划中，康复医师使治疗师明确康复目标、清楚治疗方法，使医师和治疗师的目标和手段一致而不至于互相误解。康复计划是病人、家属、治疗师及其他专业人员检验预后和预期结果的工具。制定康复计划的人员需要具备合格的证书，只有康复医师和受过康复医学规范化训练的医师才有权利制定康复计划。

② 康复计划的制定方法

a. 设定康复目标：根据病人的具体情况制定个性化的康复目标；适宜的康复目标应建立在全面准确的评定基础上。包括在评定中发现的问题；心理状况，如病人对问题、目的和性格的调整和适应；社会经济和文化背景以及个人的希望；家庭护理、身体和情绪环境、家庭反应；病人的职业计划和目标。康复目标包括长期目标和短期目标。一个将要实施的康复目标应包括：有可测量的结果；可用具体的方法进行检查；希望实现这一目标的时间。

b. 康复目标的描述

• 下肢功能：下肢的功能主要是支撑体重和步行，根据假肢和支具的有无和种类设定不同的目标。不能步行：可分为卧床不起、靠物坐位和独立坐位三种；乘坐轮椅：分自己驱动和外力驱动两种；平行杠内活动：分起立、平衡和步行三种；用拐杖步行：根据能否独立起立，可区别有无实用意义；用手杖步行：分有辅助和完全独立两种；无手杖步行：分有辅助和完全独立两种。

• 上肢功能：主要是手功能，手的功能高度分化，要按左右分别制定目标。中风病人的手功能可大致判定为实用手、辅助手、候补辅助手和完全失用手。

• 整体功能：对于偏瘫、脊髓损伤、慢性类风湿性关节炎病人常发生两侧上下肢同时出现功能障碍，常根据病人日常生活活动能力分阶段制定康复目标：全面辅助；部分辅助；完全独立完成。

• 劳动能力：除日常生活活动以外，最好还应预测劳动能力：恢复原职；恢复工作，改变原职；改变职业，可劳动；帮助家务。

③ 制定康复治疗和训练方案

a. 治疗安排和医嘱的书写，通常包括：病人的一般情况，如姓名、性别、年龄、住院号、病区、病室、床号等；疾病诊断和残疾状态；病历和康复评定摘要（含体检和目前主要存在的问题）；预期的康复目标；治疗安排，包括治疗种类、治疗部位、治疗方法和所用设备或用品用具（运动、作业、言语疗法、器械等）、治疗剂量和参数、治疗持续时间、频度（次/天或次/周）、治疗总次数；注意事项，包括妨碍治疗或治疗禁忌的其他疾病或问题、治疗中为保障病人安全所需要的监测等。

b. 常用的康复手段

• 物理治疗：包括主动运动和被动运动，可借助或不借助器械，按照科学、有针对性、循序渐进的原则,最大限度地恢复病人已经丧失或减弱了的运动功能,并预防和治疗肌肉萎缩、关节僵硬以及局部或全身的并发症。此外,还利用各种电、声、热、磁、水、蜡、压力等物理因子对炎症、疼痛、痉挛和血液循环障碍进行治疗。

- 作业疗法:是针对病人的功能障碍,从日常生活活动和操作劳动或文体活动中,选择一些针对性强,有助于恢复病人已经减弱了的功能并提高其技巧的活动作为治疗手段。

- 言语矫治:对失语、口吃、聋及喉切除后等病人进行言语训练,尽量恢复或改善听、讲能力。

- 心理治疗:通过观察、谈话、实验和心理测验等方法对病人的智力、人格、心理等方面进行评定后,采用各种针对性的治疗,包括精神支持疗法、暗示疗法、催眠疗法、行为疗法、松弛疗法、音乐疗法以及心理咨询等。

- 辅助器具:包括医疗康复的辅助器具、教育康复的辅助器具、职业康复的辅助器具、社会康复的辅助器具。

- 中国传统康复治疗:有推拿、针灸、拔罐、导引、艾灸等康复治疗。

- 其他治疗:如药物治疗、药物注射治疗和局部手术。

④ 注意事项:如糖尿病病人在康复过程中血糖的检测、高血压病人血压的检测、偏瘫病人跌倒的防控等。

⑤ 病人签名:确保医疗安全。

5. 质量控制　病人的治疗安排、医嘱和处方是联系康复各专业人员的纽带,一个合适的治疗安排、医嘱和处方的书写,可以充分地表达病人的需要、要求的治疗、相应的注意事项、预期的结果,并为信息反馈和质量控制提供适宜的途径。

五、实验见习的总结反馈

《康复功能评定学》总论主要内容是了解康复评定、康复功能评定学的概念、内容及其方法,康复医师和康复治疗师在康复评定方面的分工与合作以及在临床工作中二者的配合。康复医师开具医嘱首先要制定康复计划,其中具体的实施方案需要康复治疗师根据自己的专业和技能进行操作,并且需要随着康复过程的进展不断地完善和改进康复计划。制定康复计划是本章的重点和难点,也是康复医师和康复治疗师工作的基础,学生必须要掌握。

六、参考文献

1. 王玉龙. 康复功能评定学[M]. 3 版. 北京:人民卫生出版社,2018.

2. Delisa. 物理医学与康复医学:理论与实践[M]. 北京:人民卫生出版社,2013.

3. 励建安. 康复医学[M]. 北京:人民卫生出版社,2016.

4. C L Richards, F Malouin, S Nadeau. Stroke rehabilitation: clinical picture, assessment, and therapeutic challenge[J]. Prog Brain Res,2015,218:253 – 280.

5. J D Rollnik, S B Schmidt, J Allmann. Assessment of Occupational Problems in Neurological Rehabilitation[J]. Fortschr Neurol Psychiatr,2016,84(11):682 – 689.

6. S Lukersmith, S Hartley, P Kuipers, Community-based rehabilitation (CBR)

monitoring and evaluation methods and tools:a literature review[J]. Disabil Rehabil,2013,35(23):1941 - 1953.

7. J Weis,J M Giesler. Rehabilitation for Cancer Patients[J]. Recent Results Cancer Res,2018,210:105 - 122.

8. S Queri. ICF assessment in the field of psychiatric rehabilitation-a rationale for a stand-alone rehabilitation assessment [J]. Rehabilitation (Stuttg), 2014, 53 (4): 230 - 236.

第二章 人体形态评定

一、实验见习内容

人体形态是指身体最直观的外部表现,包括器官系统的外形结构、体格、体形及姿势。人体形态评定是定量测量人体外部特征的主要方法。在康复评定中,它是了解生长发育异常及伤病所致的身体形态方面的变化,确定由于人体形态变化导致的功能障碍及其程度的重要方法。人体形态评定内容主要是从身体姿势、体格、体形及身体组成成分等方面进行测量和评价。

二、实验见习目的

1. 掌握常见的异常姿势及其评定;掌握异常姿势的影响;掌握体格评定。
2. 熟悉人体形态评定的内容;熟悉成年人的人体分型;熟悉身体成分评定。
3. 了解人体形态评定的发展。

三、实验见习的工具、标准、量表

(一)实验见习的工具

普通软尺或钢卷尺,体重秤,卡尺或皮脂厚度计,生物抗阻分析仪。

(二)实验见习的标准

1. 身体姿势评定标准 人体处于直立位的标准姿势时,从各个不同方向进行观察,要符合以下条件:

(1)前面观:从前面看,双眼应平视前方,两侧耳屏上缘和眶下缘中点应处同一水平面上,左、右髂前上棘应处同一水平面上。

(2)后面观:从后面看,头后枕部、脊柱和两足跟夹缝线都应处于一条垂直线上,与脊柱相邻的两肩和两侧髂嵴,对称地处于垂直脊柱的水平线上。

(3)侧面观:从侧面看,耳屏、肩峰、股骨大转子、膝、踝应五点一线,位于一条垂直线上。同时可见脊柱的 4 个正常生理弯曲,即向前凸的颈曲;向后凸的胸曲;向前凸的腰曲和向后凸的骶曲。颈曲和腰曲最大,胸曲次之,骶曲最小。

2. 体格评定标准 在进行体格评定时,将体表的凸起和凹陷作为标志点。标志点是人体形态评定中的客观参照标志。参照标志应具有相对固定和易于触及的特点,常用的标志点,往往选择在骨缝、骨的起止点、会合点或者皮肤体表的特征处和肌性标志(图 2-1)。

(1)头及躯干常用标志点

头顶点 位于头顶的最高点。

颈点 第七颈椎棘突后端的中心点。

胸中点 左右第四胸肋关节连线与胸骨中心线相交的一点。

肩胛骨下角点 肩胛骨下角最下缘点,测量胸围时,作为背面的固定点。

脐点 脐的中心点,测量腹围时以此点作为基准点。

腰点 第五腰椎棘突后端的中心点。

(2)上肢常用标志点

肩峰 肩胛冈最外侧的中心点。

肱骨内上髁、外上髁 肱骨远端两侧突起。

鹰嘴 尺骨上端膨大突起,屈肘时形成明显隆起。

桡骨茎突 桡骨远端手腕外侧最尖端点。

尺骨茎突 尺骨远端手腕内侧最尖端点。

桡尺茎突中间点 桡骨茎突与尺骨茎突连线中点。

指尖点 手指指尖顶端点。

(3)下肢常用标志点

髂嵴 髂骨最高突点。

髂前上棘 髂嵴前端圆形突起。

股骨大转子 髂嵴下一掌宽浅凹中,活动下肢可摸到其在皮下转动。

股骨内上髁 股骨远端内侧明显突起。

股骨外上髁 股骨远端外侧明显突起。

膝关节外侧关节间隙 股骨外上髁下缘膝关节线。

内踝 胫骨远端内侧隆凸。

外踝 腓骨远端外侧隆凸。

趾尖 足趾尖的顶点。

3. 体形评定标准

(1)谢尔顿体形分类法:美国临床心理学家谢尔顿按照个体在胚胎发育中的三个胚层,将人的体形分为三种类型。

① 内胚型(肥胖型):特点是身体圆胖,头大,颈短而粗,胸厚而宽,腹部隆起,腰部粗壮,四肢短粗。

② 中胚型(健壮型):特点是身体魁伟高大,肌肉结实粗壮,肩宽胸厚,腰腹较小,身体有一定线条。

③ 外胚型(瘦小型):特点是瘦小,软弱无力,肌肉不发达,四肢细小。

(2)国内常用分类:国内学者基于谢尔顿体形分类法,将成年人的体形分为以下三种。

① 瘦长型(无力型):体高肌瘦,肌肉少,颈、躯干、四肢细长,胸廓扁平,肩窄下垂,上腹角(两侧肋骨之间形成的夹角)<90°。瘦长型的人容易患内脏下垂的疾病。

② 矮胖型(超力型):与瘦长型的人相反,矮胖型的人体格粗壮,颈、四肢粗短,肌肉发达,肩平,胸廓宽阔,上腹角>90°。矮胖型的人容易患高血压、高脂血症。

③ 均匀型(正力型):身体各部分结构匀称适中,上腹角90°左右。一般正常人多为此体形。

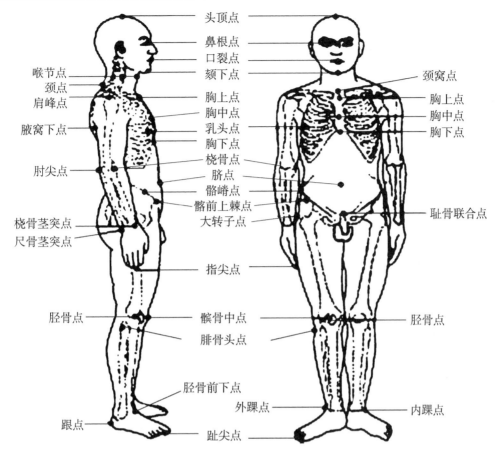

头顶点
鼻根点
口裂点
颏下点
颈窝点
喉节点
颈点
肩峰点
胸上点
胸中点
胸上点
胸中点
胸下点
腋窝下点
乳头点
胸下点
肘尖点
桡骨点
脐点
髂嵴点
髂前上棘点
耻骨联合点
大转子点
桡骨茎突点
尺骨茎突点
指尖点
胫骨点
髌骨中点
胫骨点
腓骨头点
胫骨前下点
外踝点
内踝点
跟点
趾尖点

图 2-1 体格评定标志点

此外,常用的体形评定方法还有柯里顿评分标准、体形评价表、三角形体形评价法等。相比较而言,谢尔顿体形分类法和国内临床体形分类法简单易行,便于操作。通过对比判断,可以较清楚地判断出人体所属的类型。

4. 身体成分评定标准

(1) 水中称重法:又称密度测量法(金标准),根据阿基米德定律,将个体完全沉入水中,再测量排出的水量,身体质量与体积相除,即可得到比重。再根据比重的相对体脂百分比得出体脂率。临床上通常采用既有公式估算出体脂率:体脂率=1.2×BMI+0.23×年龄−5.4−10.8×性别(男 1,女 0)。成年男女标准值:男性正常体脂率在10%~20%,女性在17%~30%。女性超过 50 岁,男性超过 55 岁,每 5 岁,体脂百分比标准值可上调 2%~3%。男性体脂>25%、女性体脂>33%是诊断为肥胖的标准。

(2) 生物电阻抗(bio-impedance analysis,BIA):生物组织对外加电流场具有不同的导电作用,当在人体表面加一固定频率的低电频电流时,含水 70%以上的肌肉组织是良好的导电体,而含水较少的脂肪组织近似为绝缘体,通过测出抗阻值可计算出身体成分。但对装有心律调整器者及孕妇不宜使用,对于老人、儿童或卧床病人特别适用。

(3) 皮脂厚度的测量:由于人体大约有 50%的脂肪组织位于表皮下层,测量皮下脂肪厚度可以推测体内脂肪贮存量值。测量的部位通常选择肱三头肌肌腹、右肩胛下角下方 5 cm 处、右腹部脐旁 3 cm 处等。测量时用拇指和示指捏起被测者的皮肤和皮下脂肪,然后用卡尺或皮脂厚度计来测量。通过测得的皮脂厚度推算出人体脂肪的含量。

（三）实验见习的量表（表 2 - 1，表 2 - 2）

BMI 的计算公式：BMI＝体重(kg)/身高(m^2)

表 2 - 1　世界卫生组织对 BMI 的健康建议

分类	健康风险	BMI
体重不足	中度至高度危险	小于 18.5
标准体重	正常至低危险	18.5～24.9
体重过重	危险增加	25.0～30
肥胖	严重危险	大于 30

表 2 - 2　皮脂测定正常参考值

部位	男性	女性
肱三头肌肌腹	10.4 mm	17.5 mm
右肩胛下角下方 5 cm 处	12.4～14 mm	12.4～14 mm
右腹部脐旁 1 cm 处	5～15 mm	12～20 mm

四、实验见习的方法

1. 快速回顾梳理理论课内容，强调评定过程中的注意事项。

2. 分组带教，各组选取一位同学模拟受检患者，另一位模拟检查者，进行评估并记录结果。（老师在旁指导纠正）

3. 老师依次讲解示范各种人体形态评定方法以及标准的运用。

五、实验过程

（一）身体姿势评定

1. 正常姿势包括静态姿势和动态姿势。人体处于直立位的静态姿势时，从前面、后面、侧面三个方向进行观察。

2. 对异常姿势的评定主要是通过对评估者前面、后面和侧面三个方向的观察来判断是否有姿势异常。常见的异常姿势的观察见表 2 - 3。

表 2 - 3　常见的异常姿势的观察

方向	异常姿势								
侧面观	头向前倾斜	胸脊柱后凸	平背	鞍背	胸部畸形	骨盆后倾	骨盆前倾	膝过伸	膝屈曲
后面观	头部倾斜	肩下垂	肩内旋、外旋	脊柱侧弯	骨盆向侧方倾斜	骨盆旋转	扁平足	高弓足	—
前面观	头下颌骨不对称	锁骨和其他关节不对称	髋外旋、髋内旋	膝外翻	膝内翻	胫骨外旋	胫骨内旋	踇指外翻	爪形趾

（二）体格评定

身体长度或围度测量（老师讲解示范）：向被测量者简单扼要地解释测量目的和步骤；确定被检查者的检查体位，固定被测肢体；确定被测量者相关的体表标志；身体长度或围度测量；记录检查结果；测量两侧肢体，结果进行比较。

接下来我们依次演示身体长度测量方法：

1. 上肢长度测量

（1）上肢长：测量体位取坐位或站位，上肢在体侧自然下垂，肘关节伸直，前臂旋后，腕关节中立位；测量点从肩峰外侧端到桡骨茎突或中指尖的距离。

（2）上臂长：测量体位取坐位或站位，上肢在体侧自然下垂，肘关节伸展，前臂旋后，腕关节中立位；测量点从肩峰外侧端到肱骨外上髁的距离。

（3）前臂长：测量体位取坐位或站位，上肢在体侧自然下垂，肘关节伸展，前臂旋后，腕关节中立位（正常人前臂长等于足的长度）；测量点从肱骨外上髁到桡骨茎突。

（4）手长：测量体位取手指伸展位；测量点从桡骨茎突与尺骨茎突连线的中点到中指尖的距离。

2. 下肢长度测量

（1）下肢长：测量体位取患者仰卧位，骨盆水平位，下肢伸展，髋关节中立位；测量点从髂前上棘到内踝的最短距离，或从股骨大转子到外踝的距离。

（2）大腿长：测量体位取患者仰卧位，骨盆水平位，下肢伸展，髋关节中立位；测量点从股骨大转子到膝关节外侧关节间隙距离。

（3）小腿长：测量体位取患者仰卧位，骨盆水平位，下肢伸展，髋关节中立位；测量点从膝关节外侧关节间隙到外踝的距离。

（4）足长：测量体位取踝关节呈中立位；测量点从足跟末端到第二趾末端的距离。

3. 截肢残端长度测量

（1）上臂残端长度：测量体位取坐位或站位，上臂残肢自然下垂；测量点从腋窝前缘到残肢末端的距离。

（2）前臂残端长度：测量体位取坐位或站位，上臂残肢自然下垂；测量点从尺骨鹰嘴沿尺骨到残肢末端的距离。

（3）大腿残端长度：测量体位取仰卧位或用双侧腋杖支撑站立，健侧下肢伸展；测量点从坐骨结节沿大腿后面到残肢末端的距离。

（4）小腿残端长度：测量体位取仰卧位或用双侧腋杖支撑站立，健侧下肢伸展；测量点从膝关节外侧关节间隙到残肢末端的距离。

4. 身体围度（周径）测量

（1）上臂围度

① 肘伸展位：测量体位取上肢在体侧自然下垂，肘关节伸展；测量点在上臂的中部、肱二头肌最膨隆部测量围度。

② 肘屈曲位：测量体位取上肢在体侧自然下垂，肘关节用力屈曲；测量同肘伸展位。

（2）前臂围度

① 前臂最大围度要点：测量体位取前臂在体侧自然下垂；测量点在前臂近端最膨隆部测量围度。

② 前臂最小围度要点：测量体位取前臂在体侧自然下垂；测量点在前臂远端最细部

位测量围度。

（3）大腿围度：测量体位取下肢稍外展，膝关节伸展位；测量点分别从髌骨上缘起向大腿中段间隔 6 cm、8 cm、10 cm、12 cm 处测量围度，在记录测量结果时应注明测量的部位。

（4）小腿围度：可以分为最大围度和最小围度。测量体位取下肢稍外展，膝关节伸展位；测量点分别在小腿最粗的部位和内、外踝最细的部位测量围度。

5. 截肢残端围度测量

测量截肢残端围度是为了判断残端的水肿状态，并判断与义肢接受腔的适合程度，截肢术前及术后均应在相同的标志点测量。由于接受腔的适合程度与残端周径有密切的关系，因此测量时要尽量减少误差。由于一天当中大腿周径可有 5～10 mm 的变化，小腿周径可有 10～15 mm 的变化，应注意记录评定时间（上、下午）。为了提高准确性，应尽量做到每周测量一次。

（1）上臂残端围度：从腋窝直到残端末端，每隔 2.5 cm 测量一次围度。

（2）前臂残端围度：从尺骨鹰嘴直到残端末端，每隔 2.5 cm 测量一次围度。

（3）大腿残端围度：从坐骨结节直到残端末端，每隔 5 cm 测量一次围度。

（4）小腿残端围度：从膝关节外侧间隙起直到残端末端，每隔 5 cm 测量一次围度。

6. 躯干围度测量

（1）头围（通常小儿测量）

测量体位：坐位或站立位或平卧位；

测量点：用软卷尺齐双眉上缘，后经枕骨结节，左右对称环绕一周。

正常成人头围约为 54～58 cm。胎儿头围为 32～34 cm。

（2）颈围

测量体位：坐位或站立位，上肢在体侧自然下垂；

测量点：通过喉结处量颈部的围度，应注意软尺与地面平行。

（3）胸围

测量体位：坐位或站立位，上肢在体侧自然下垂；

测量点：通过胸中点和肩胛骨下角点，绕胸一周。

测量应分别在被测者平静呼气末和吸气末时进行，正常人胸围约等于身高的一半。

（4）腹围

测量体位：坐位或站立位，上肢在体侧自然下垂；

测量点：通过脐或第 12 肋骨的下缘和髂前上棘连线中点的水平线。

测量腹围时，应考虑消化器官和膀胱内容物充盈程度对其结果的影响，男性＞85 cm 提示肥胖，女性＞80 cm 即为肥胖。

（5）臀围

测量体位：站立位，上肢在体侧自然下垂；

测量点：测量大转子与髂前上棘连线中间上臂部的最粗部分。

（6）腰臀比：即测量的腰围除以臀围的比值，正常男子为 0.85～0.90，女子为 0.75～0.80。如果腰臀比超过了上限，如"大腹便便"者，其冠心病发病率较正常人高 3～5 倍，糖尿病的发生率高 3～9 倍，胆肾结石的发病率是正常人的 4～6 倍。

7. 身高测量

测量方法:被测者应脱鞋赤足,背靠立柱,使足跟、骶骨正中线和两肩胛骨间三处与立柱贴紧,足尖分开成 60°,成立正姿势。并按测量者的指导,将头调整到耳眼平面,直至测量完成。测量者应站于被测者侧方,轻移滑动游标板贴紧被测者顶点,读数记录后,上推游标板,令被测者离去。操作误差不超过 0.5 cm。

8. 体重测量

被测者应轻踏称重计的秤台中央,身体不与其他物体接触,并保持平稳,直至测量完成。测量者待指示重量的标记稳定后,读数并记录。操作误差不超过 0.1 kg。

9. 身体质量指数

身体质量指数(BMI)是以体重和身高的相对关系来判断营养状况和肥胖程度的指标。

$$BMI=体重(kg)/身高(m^2)$$

(三) 体型评定

根据前述评定标准选择本单位有条件可行的评定项目。

(四) 身体成分评定

根据前述评定标准选择本单位有条件可行的评定项目。

六、实验见习的注意事项、总结反馈

(一) 讲解体格评定时注意事项

1. 检查项目的选择要有针对性。
2. 测量应按规定的方法操作。
3. 向被测量者说明测量目的和方法,以获得充分配合。
4. 使用仪器测量时每次测量前应对仪器进行校正。
5. 被测量者着装以宽松、不厚重为原则,被测量部位应充分暴露。
6. 在测量肢体周径或长度时,应作双侧相同部位的对比以保证测量结果可靠。
7. 评定表格设计科学,记录方法严格统一。

(二) 总结反馈

人体形态评定是人体测量学的一部分,最先出现于人类学,是康复功能评定学的重要组成内容。人体形态评定主要是从身体姿势、体格、体形及身体组成成分等四个方面进行测量和评价。体形评定多采用定性的评定方法对人体体形进行分类,目前有几十种有关体形分类方法。此外,常用的体型评定方法还有柯里顿评分标准、体型评价表、三角形体型评价法等。相比较而言,谢尔顿体形分类法和国内临床体形分类法简单易行,便于操作。通过对比判断,可以较清楚地判断出人体所属的类型。身体成分是指皮肤、脂肪、肌肉、骨骼及内脏器官等身体的组成成分。身体成分评定主要是对人体脂肪成分进行测量与评定,包括体脂和皮脂测定。人体形态的评定在临床上应用很广,特别是关于肢体的长度、围度对于疾病或发育状况的判断十分重要。矫形鞋、矫形垫近年来使用广泛,因此对于足弓的了解也相当重要。此外,使用身体质量指数指标来判断个体是否超重、肥胖也相对普遍。

七、参考文献

1. 恽晓平. 康复疗法评定学[M]. 2 版. 北京：华夏出版社，2014：189 - 207.

2. 高春刚，宋淑华，李大伟，等. 体育专业大学生肺活量与体质量指数、腰围、腰臀比的相关分析[J]. 科技信息，2010(26)：439 - 441.

3. 王宏博，高延征，施新革，等. 新型脊柱侧弯软件测量脊柱侧弯 Cobb 角的可靠性研究[J]. 中华实用诊断与治疗杂志，2020，34(07)：710 - 713.

4. Gorbeña Susana，Govillard Leila，Iraurgi Ioseba. A taxonomy of groups at risk based on reported and desired body mass index and its relationships with health[J]. Psychology，Health & Medicine，2021，26(1).

人体形态评定一
上下肢围度长度测量

第三章 神经系统反射的评定

一、实验见习内容

1. 反射发育的基本特点:反射活动是动作行为产生的前提,反射发育具有时间性,中枢神经系统的损害引起反射发育的延迟或倒退。

2. 评定方法:脊髓水平反射(原始反射),脑干水平反射,中脑水平反射,大脑水平反射,检查注意事项。

3. 评定结果与治疗技术的分析:评定结果的分析,治疗技术的考虑。

二、实验见习目的

1. 掌握各中枢水平反射的评估方法及其反应表现。
2. 熟悉其他常用反射的检查方法及其临床意义。
3. 熟悉反射发育的基本特点、反射的分类和评定目的。
4. 了解反射产生的基本过程和结构基础。

三、实验见习的工具及场景

1. 工具　棉签、叩诊锤。
2. 场景　评定实验室。

四、实验见习的方法程序

1. 复习反射产生的基本过程和结构基础的相关概念

(1) 反射(reflex):机体感受刺激引起的不随意运动的反应。

(2) 反射弧(reflex arc)的组成:感受器、传入神经、神经中枢、传出神经和效应器。

(3) 反射的基本过程:感受器接受刺激,经传入神经将刺激信号传递给神经中枢,由中枢进行分析处理,然后再经传出神经将指令传到效应器,产生效应。

(4) 反射的发育过程:出生 3~4 个月的小儿,原始的脊髓反射和脑干反射占优势;出生 6~10 个月的发育水平,是中脑的发育占优势,出现矫正反应,可以独自完成对身体姿势的矫正、翻身、爬与坐;1 岁以后的小儿脑皮质水平的发育,平衡反应出现,可站立,可用双足步行。

2. 复习各中枢水平反射的评估方法及其反应表现

(1) 脊髓水平反射(原始反射):出生后 2 个月内阳性反应是正常的,在这之后仍存在可能提示反射发育迟缓。

① 屈肌收缩反射

a. 检测体位:病人仰卧,头置正中,下肢伸展。

b. 诱发刺激:刺激一侧足底。

c. 阴性反应:受刺激的下肢维持伸展或对伤害性刺激快速地退缩。

d. 阳性反应:受刺激的下肢失去控制而屈曲。

② 伸肌伸展反射

a. 检测体位:病人仰卧,头置正中,两下肢一侧伸直,一侧屈曲。

b. 诱发刺激:刺激屈曲的一侧下肢的足底。

c. 阴性反应:屈曲的下肢维持姿势不变。

d. 阳性反应:屈曲的下肢失去控制而伸直。

③ 第一种交叉伸展反射

a. 检测体位:病人仰卧,头置正中,一侧下肢伸直,另一侧下肢屈曲。

b. 诱发刺激:屈曲伸直侧的下肢。

c. 阴性反应:在伸直侧下肢屈曲时,对侧下肢仍保持屈曲。

d. 阳性反应:在屈曲伸直侧下肢时,对侧屈曲的下肢伸直。

④ 第二种交叉伸展反射

a. 检测体位:病人仰卧,头置正中,双侧下肢伸直。

b. 诱发刺激:连续轻拍大腿内侧。

c. 阴性反应:双侧下肢对刺激无反应。

d. 阳性反应:对侧下肢内收、内旋和足跖屈(呈典型的剪刀位)。

(2) 脑干反射:出生后 4~6 个月出现阳性反应是正常的,出生 6 个月后阳性反应的存在可能提示反射发育迟缓。

① 不对称性紧张性颈反射

a. 检测体位:病人仰卧,头置正中,上下肢伸直。

b. 诱发刺激:将头转向一侧。

c. 阴性反应:两侧肢体无反应。

d. 阳性反应:面部朝向的一侧上下肢伸展或伸肌肌张力增高;对侧上下肢屈曲或屈肌张力增高。

② 第一种对称性紧张性颈反射

a. 检测体位:病人取手足着地俯卧位或趴在检查者膝上。

b. 诱发刺激:将头向腹侧屈曲。

c. 阴性反应:四肢肌张力无变化。

d. 阳性反应:上肢屈曲或屈肌张力增高;下肢伸展或伸肌张力增高。

③ 第二种对称性紧张性颈反射

a. 检测体位:病人取手足着地俯卧位或趴在检查者膝上。

b. 诱发刺激:将头向背侧屈曲。

c. 阴性反应:上下肢肌张力无变化。

d. 阳性反应:上肢伸展或伸肌张力增高;下肢屈曲或屈肌张力增高。

④ 仰卧位紧张性迷路反射

a. 检测体位:病人仰卧,头置正中,上下肢伸直。

b. 诱发刺激:维持仰卧位。

c. 阴性反应:当上下肢被动屈曲时,伸肌张力无变化。

d. 阳性反应:当上下肢被动屈曲时,伸肌张力增高。

(3)中脑反射(调正反应):属于出生后第一批发育的反射,正常在 5 岁末时消失。

① 颈调正反射

a. 检测体位:病人仰卧,头置正中,上下肢伸直。

b. 诱发刺激:被动地或主动地将头转向一侧。

c. 阴性反应:身体不旋转。

d. 阳性反应:整个身体向着与头一样的方向旋转。

② 身体调正反射

a. 检测体位:病人仰卧,头置正中,上下肢伸直。

b. 诱发刺激:主动地或被动地将头转向一侧。

c. 阴性反应:身体作为一个整体而不是分段旋转。

d. 阳性反应:在骨盆和肩之间的躯干部分的旋转,如先转头,然后转肩,最后是骨盆。

③ 第一种头部迷路调正反射

a. 检测体位:将病人遮上眼睛,置俯卧位。

b. 诱发刺激:维持俯卧位。

c. 阴性反应:头不能自动地抬至正常位置。

d. 阳性反应:头抬至正常位置,面部呈垂直位,口呈水平位。

④ 第二种头部迷路调正反射

a. 检测体位:将病人遮上眼睛,置仰卧位。

b. 诱发刺激:维持仰卧位。

c. 阴性反应:头不能自动抬至正常位置。

d. 阳性反应:头抬至正常位置,面部呈垂直位,口呈水平位。

⑤ 第三种头部迷路调正反射

a. 检测体位:将病人眼睛遮上,抱住病人骨盆处。

b. 诱发刺激:使病人向右侧倾斜。

c. 阴性反应:头不能自动调正至正常位置。

d. 阳性反应:头调正至正常位置,面部垂直,口呈水平位。

⑥ 第四种头部迷路调正反射

a. 检测体位:将病人眼睛遮上,抱住病人骨盆处。

b. 诱发刺激:使病人向左侧倾斜。

c. 阴性反应:头不能自动调正至正常位置。

d. 阳性反应:头调正至正常位置,面部垂直,口呈水平位。

⑦ 第一种视觉调正反射

a. 检测体位:双手抱病人并使之在空中呈俯卧位。

b. 诱发刺激:维持俯卧位。

c. 阴性反应:头不能自动抬至正常位置。

d. 阳性反应:头抬至正常位置,面部垂直,口呈水平位。

⑧ 第二种视觉调正反射

a. 检测体位:双手抱病人并使之在空中呈仰卧位。

b. 诱发刺激:维持仰卧位。

c. 阴性反应:头不能自动抬至正常位置。

d. 阳性反应:头抬至正常位置,面部垂直,口呈水平位。

⑨ 第三种视觉调正反射

a. 检测体位:双手抱骨盆处并维持在空中。

b. 诱发刺激:斜向右侧。

c. 阴性反应:头不能自动抬至正常位置。

d. 阳性反应:头抬至正常位置,面部垂直,口呈水平位。

⑩ 第四种视觉调正反射

a. 检测体位:双手抱骨盆处并维持在空中。

b. 诱发刺激:斜向左侧。

c. 阴性反应:头不能自动抬至正常位置。

d. 阳性反应:头抬至正常位置,面部垂直,口呈水平位。

⑪ 两栖动物反应

a. 检测体位:病人俯卧,头置正中,两下肢伸直、两上肢向头上伸直。

b. 诱发刺激:将骨盆一侧抬起。

c. 阴性反应:上肢、髋、膝不出现屈曲。

d. 阳性反应:骨盆抬起侧的上肢、髋、膝屈曲。

(4) 大脑皮质反应:出生后 6 个月直至终生出现阳性反应,6 个月后仍出现阴性反应可能是反射发育迟缓的一个征象。

① 不对称性紧张性颈反射

a. 检测体位:病人仰卧,头置正中,上下肢伸直。

b. 诱发刺激:将头转向一侧。

c. 阴性反应:两侧肢体无反应。

d. 阳性反应:面部朝向的一侧上下肢伸展或伸肌肌张力增高;对侧上下肢屈曲或屈肌张力增高。

② 第一种对称性紧张性颈反射

a. 检测体位:病人取手足着地俯卧位或趴在检查者膝上。

b. 诱发刺激:将头向腹侧屈曲。

c. 阴性反应:四肢肌张力无变化。

d. 阳性反应:上肢屈曲或屈肌张力增高;下肢伸展或伸肌张力增高。

③ 第二种对称性紧张性颈反射

a. 检测体位:病人取手足着地俯卧位或趴在检查者膝上。

b. 诱发刺激:将头向背侧屈曲。

c. 阴性反应:上下肢肌张力无变化。

d. 阳性反应:上肢伸展或伸肌张力增高;下肢屈曲或屈肌张力增高。

④ 仰卧位紧张性迷路反射

a. 检测体位:病人仰卧,头置正中,上下肢伸直。

b. 诱发刺激:维持仰卧位。

c. 阴性反应:当上下肢被动屈曲时,伸肌张力无变化。

d. 阳性反应:当上下肢被动屈曲时,伸肌张力增高。

⑤ 双膝立位平衡反应

a. 检测体位:病人呈双膝立位。

b. 诱发刺激:拉或使病人向一侧倾斜。

c. 阴性反应:头、胸不能自我调正,无平衡或保护性反应。

d. 阳性反应:头、胸调正,抬高的一侧上下肢外展、伸直(平衡反应),较低的一侧出现保护性反应。

⑥ 第一种跨步及跳跃反应

a. 检测体位:病人呈站立位,检测者握住病人双侧上臂。

b. 诱发刺激:使病人向右或左侧移动。

c. 阴性反应:头、胸不能自我调正,不能跨步维持平衡。

d. 阳性反应:头、胸调正,向侧方跨步以维持平衡。

⑦ 第二种跨步及跳跃反应

a. 检测体位:病人呈站立位,检查者双手握住病人上臂。

b. 诱发刺激:使病人向前活动。

c. 阴性反应:头、胸不能自我调正,不能跨步维持平衡。

d. 阳性反应:头、胸调正,向前跨步以维持平衡。

⑧ 第三种跨步及跳跃反应

a. 检测体位:病人呈站立位,检查者双手握住病人上臂。

b. 诱发刺激:使病人向后活动。

c. 阴性反应:头、胸不能自我调正,不能跨步维持平衡。

d. 阳性反应:头、胸调正,向后跨步以维持平衡。

⑨ 足背屈平衡反应

a. 检测体位:病人呈站立位,检查者两手握病人腋下。

b. 诱发刺激:使病人向后倾斜。

c. 阴性反应:头、胸不能自我调正,足无背屈。

d. 阳性反应:头、胸调正,足背屈。

⑩ 跷跷板平衡反应

a. 检测体位:病人站立位,检查者双手分别握住病人同侧的手、足,并屈膝、髋。

b. 诱发刺激:轻而慢地向前外侧拉手臂。

c. 阴性反应:头、胸不能自我调正,不能维持站立平衡。

d. 阳性反应:头、胸调正,手握的屈曲的膝完全伸直并稍外展以维持平衡。

(5) 其他常用的神经反射

① 浅反射:是身体表面部分的感受器受到刺激而引起的肌肉急速收缩反应。常见的浅反射有:角膜反射、咽反射、轻触咽后壁、呕吐反应、上腹壁反射、中腹壁反射、下腹壁反射、提睾反射、跖(足底)反射、肛门反射等。

② 深反射:是肌肉受突然牵引后引起的急速收缩反应,反射弧仅由两个神经元,即感觉神经元和运动神经元直接连接而成。深反射减弱或消失是下运动神经元瘫痪的一个

重要体征;深反射增强是上运动神经元损害的重要体征。

③ 病理反射:是在正常情况下不出现,中枢神经有损害时才发生的异常反射。病理反射如巴宾斯基(Babinski)征是最重要的锥体束受损害的体征。检查方法同一般跖反射,但踇趾不是跖屈而是背屈,亦称跖反射伸性反应,反应强烈时髋、膝部亦屈曲,或不需刺激而足趾自发地呈现本征的姿势。

3. 复习反射评定的注意事项

(1) 病人合作,肢体放松。

(2) 采用标准姿势及刺激部位、速度及强度,观察动作的反应,肌张力变化需触诊。

(3) 叩诊锤叩击力量均等适中。

(4) 注意神经反射是对称性的还是非对称性的。

(5) 多次反射检查,填写检查记录。

4. 各种中枢水平反射评定的操作　将学生进行分组,四人一组,组内分工。一名操作者,一名受试者,一名观察者,一名记录者。操作记录要求记录者尽可能详细、真实地记录受试者在操作中的反应情况,让阅读者能清晰地了解实验中受试者的动作反应,不得使用阳性、阴性及过多专业术语记录。

五、实验见习的总结反馈

发育性反射和反应是在某一水平的反射出现后才能完成与之相应的运动动作。原始的脊髓和脑干反射逐渐被抑制,而较高水平的调整和平衡反应则变得越来越成熟,并保留终生。神经系统反射的评定对神经系统疾病的定位与诊断具有重要意义,学生必须掌握该评定方法。

六、参考文献

1. 王玉龙. 康复功能评定学[M]. 3 版. 北京:人民卫生出版社,2018.

2. 励建安. 康复医学[M]. 北京:人民卫生出版社,2016.

3. Delisa. 物理医学与康复医学:理论与实践[M]. 北京:人民卫生出版社,2013.

4. Deborah Fritz,Maryann K Musial. Neurological Assessment[J]. Home Healthc Now,2016,34(1):16 - 22.

5. Sasha Reschechtko,J Andrew Pruszynski. Stretch reflexes[J]. Curr Biol,2020, 21,30(18):1025 - 1030.

6. Ewa Gieysztor,Anna Pecuch,Mateusz Kowal. Pelvic Symmetry Is Influenced by Asymmetrical Tonic Neck Reflex during Young Children's Gait[J]. Int J Environ Res Public Health,2020,2,17(13):47 - 59.

神经系统反射的
评定—病理反射

第四章　心肺功能评定

一、实验见习内容

心肺功能是人体新陈代谢和运动耐力的基础,泛指有氧运动系统通过肺呼吸和心脏活动推动血液循环向机体输送氧气和营养物质,从而满足各种人体生命活动物质与能量代谢需要的生理学过程,与人的体质健康和竞技运动能力有着极为密切的关系。

心肺功能评定实验主要介绍常用的几种评定方法,包括心电运动试验(目的、分类、方案、禁忌证、结果及意义),肺容量及肺通气功能测定,其他相关指标代谢当量,6 min 步行测试,以及心功能分级、呼吸困难分级和肺功能不全分级。

二、实验见习目的

1. 掌握心肺功能评定的定义。
2. 掌握常用的心肺功能评定方法、操作流程及注意事项。
3. 掌握肺容量及肺通气功能的测试方法。
4. 熟悉心肺功能评定的影响因素、适应证、禁忌证。
5. 熟悉各种量表的使用及各指标的正常值、偏低值、偏高值所代表的意义。

三、实验见习的工具、标准、量表

主观评定方法不需借助任何仪器,多采用量表进行评定。主要是心功能分级量表(表 4-1)、自觉用力程度分级、肺功能不全分级、肺通气功能障碍分型等。

客观评定方法借助的仪器包括:活动平板、功率自行车、训练用阶梯、便携式运动负荷仪、计时器、血压计、肺量计、气体代谢测试系统、心电监测系统等。

（一）心功能的评定标准

表 4-1　心功能分级量表

临床情况			持续一间歇活动的能量消耗（kcal/min）	最大代谢当量（METs）
功能分级	Ⅰ	患有心脏疾病，其体力活动不受限制。一般体力活动不引起疲劳、心悸、呼吸困难或心绞痛	4.0～6.0	6.5
	Ⅱ	患有心脏疾病，其体力活动稍受限制，休息时感到舒适。一般体力活动时，引起疲劳、心悸、呼吸困难或心绞痛	3.0～4.0	4.5
	Ⅲ	患有心脏疾病，其体力活动大受限制，休息时感到舒适，较一般体力活动为轻时，即可引起疲劳、心悸、呼吸困难或心绞痛	2.0～3.0	3.0
	Ⅳ	患有心脏疾病，不能从事任何体力活动，在休息时也有心功能不全或心绞痛症状，任何体力活动均可使症状加重	1.0～2.0	1.5
治疗分级	A	患有心脏疾病，其体力活动不应受任何限制		
	B	患有心脏疾病，其一般体力活动不应受限，但应避免重度或竞赛性用力		
	C	患有心脏疾病，其一般体力活动应中度受限，较为费力的活动应予中止		
	D	患有心脏疾病，其一般体力活动应严格受到限制		
	E	患有心脏疾病，必须完全休息，限于卧床或坐椅子		

（二）肺功能的评定标准

1. 呼吸困难分级量表（表 4-2）

表 4-2　呼吸困难分级量表

分值	评价	表现
1	正常	
2-	轻度	能上楼梯，从第1层到第5层
2		能上楼梯，从第1层到第4层
2+		能上楼梯，从第1层到第3层
3-	中度	如按自己的速度不休息能走 1 km
3		如按自己的速度不休息能走 500 m
3+		如按自己的速度不休息能走 200 m
4-	重度	如走走歇歇能走 200 m
4		如走走歇歇能走 100 m
4+		如走走歇歇能走 50 m
5-	极重度	起床、做身边的事就感到呼吸困难
5		卧床、做身边的事就感到呼吸困难
5+		卧床、说话也感到呼吸困难

2. 肺通气功能障碍分型(表 4 - 3)

表 4 - 3　肺通气功能障碍分型

项目	阻塞性	限制性	混合性
FEV1%	↓↓	正常/↑	↓
VC	正常/↓	↓↓	↓
MVV	↓↓	↑/正常	↓

四、实验见习的方法

1. 快速回顾梳理理论课内容,强调测试过程中的注意事项。

2. 分组带教,各组选取一位同学模拟受检患者,一位模拟家属,一位模拟检查者,进行评估并记录结果。(老师在旁指导纠正)

3. 老师依次讲解示范各种心肺功能的评定方法以及量表使用。

常用的心功能评定方法包括对体力活动的主观感觉分级(如心脏功能分级、自觉用力程度分级)、超声心动图、心脏负荷试验(如心电运动试验、超声心动图运动试验、6 min 步行试验)等。心脏负荷试验中最常用的是心电运动试验。运动试验前应禁食和禁烟 3 h,12 h 内需避免剧烈体力活动等。

五、心电运动试验分类

(一) 按设备分类

1. 活动平板试验　又称跑台试验,其是让受检者按预先设计的运动方案,在能自动调节坡度和速度的活动平板上,随着活动平板坡度和速度(运动强度)的提高进行走-跑的运动,以逐渐增加心率和心脏负荷,最后达到预期的运动目标(表 4 - 4)。

(1) 特点:METs 大小取决于活动平板运动速度和坡度的组合。

(2) 缺点:适用于可较正常行走者。超重、神经系统疾患、下肢运动障碍者受限。

2. 踏车试验　坐位和卧位踏车试验等为下肢用力的试验,用于下肢运动障碍者的手摇功率计(臂功率计)试验为上肢试验。每级 3 min,蹬车的速度一般选择 50～60 rpm。

(1) 特点:运动强度以功率表示,单位为瓦特(W)或(kg×m)/min。

$$1 \text{ W} = 6.12 \text{ kg} \cdot \text{m/min}$$

评定冠心病患者,心功能水平的价值与运动平板相似。

(2) 缺点:受个人体力、耐力、意志力、体重影响较大。

3. 台阶试验。

4. 便携式运动负荷仪。

(二) 按终止试验的运动强度分类

1. 极量运动试验(maximal exercise testing)　极量运动试验可按性别和年龄推算的预计最大心率(220-年龄)作为终止试验的标准。适用于运动员及健康的青年人,以测定个体最大做功能力、最大心率和最大摄氧量。

2. 亚(次)极量运动试验　运动至心率达到亚极量心率,即按年龄预计最大心率

(220－年龄)的85％或达到参照值(195－年龄)时结束试验。此试验可用于测定非心脏病患者的心功能和体力活动能力。

3. 症状限制运动试验 运动进行至出现必须停止运动的指征(症状、体征、心率、血压或心电图改变等)为止。症状限制性运动试验是临床上最常用的方法,用于冠心病诊断,评定正常人和病情稳定的心脏病患者的心功能和体力活动能力,为制定运动处方提供依据。

4. 低水平运动试验 运动至特定的、低水平的靶心率、血压和运动强度为止。即运动中最高心率达到130～140次/分,或与安静时比增加20次/分;最高血压达160 mmHg,或与安静时比增加20～40 mmHg;运动强度达3～4 METs作为终止试验的标准。此试验的目的在于检测从事轻度活动及日常生活活动的耐受能力。低水平运动试验是临床上常用的方法,适用于急性心肌梗死后或心脏术后早期康复病例,以及其他病情较重者,作为出院评价、决定运动处方、预告危险及用药的参考。

(三) 按试验方案分类

1. 单级运动试验 是指运动试验过程中运动强度始终保持不变的运动试验,如台阶试验。

2. 多级运动试验 是指运动试验过程中运动强度逐渐增加的运动试验,如活动平板试验、踏车试验,又称为分级运动试验、递增负荷运动试验。

六、运动试验的禁忌证

1. 绝对禁忌证
(1) 急性心肌梗死(2天内)。
(2) 药物未控制的不稳定型心绞痛。
(3) 引起症状和血流动力学障碍的未控制心律失常。
(4) 严重动脉新狭窄。
(5) 未控制的症状明显的心力衰竭。
(6) 急性肺动脉栓塞和肺梗死。
(7) 急性心肌炎或心包炎。
(8) 急性主动脉夹层。

2. 相对禁忌证
(1) 左右冠状动脉主干狭窄和同等病变。
(2) 中度瓣膜狭窄性心脏病。
(3) 肥厚型心肌病或其他原因所致的流出道梗阻性病变。
(4) 明显的心动过速或过缓。
(5) 电解质紊乱。
(6) 高度房室传导阻滞及高度窦房传导阻滞。
(7) 严重动脉压升高。
(8) 精神障碍或肢体活动障碍,不能配合进行运动。

七、常用评定项目

肺功能检查对临床康复具有重要价值。在此,仅就康复医学常用的评定项目进行简要介绍。

（一）肺容积

1. 潮气量（TC）　为1次平静呼吸，进出肺内的气量。正常成人约500 mL。

2. 深吸气量（IC）　为平静呼气末尽力吸气所吸入的最大气量，即潮气容积加补吸气容积。正常男性约2 600 mL，女性约1 900 mL。

3. 补呼气量（ERV）　为平静呼气末再用力呼气所呼出的气量。正常男性约910 mL，女性约560 mL。

4. 肺活量（VC）　肺活量为潮气量、补吸气量和补呼气量之和。为深吸气末尽力呼出的全部气量。正常男性约3 470 mL，女性约2 440 mL。

5. 功能残气量（FRC）及残气量（RV）测定　功能残气量及残气量分别是平静呼气后和最大深呼气后残留于肺内的气量。正常FRC在男性为（2 270±809）mL，女性为（1 858±552）mL；RV在男性为（1 380±631）mL，女性为（1 301±486）mL。增加见于肺气肿，减少见于弥漫性肺间质纤维化等病。

（二）通气功能

1. 每分钟通气量（VE）　是指每分钟出入肺的气量，等于潮气容积×呼吸频率。正常男性每分钟静息通气量为（6 663±200）mL，女性为（4 217±160）mL。

2. 最大通气量（MVV）　是以最快呼吸频率和最大呼吸幅度呼吸1 min的通气量。实际测定时，测定时间一般取15 s，将测得通气量乘4即为MVV。正常男性为（104±2.71）L，女性为（82.5±2.17）L，实测值占预计值的百分比低于70%为异常。判定通气功能储备能力多以通气储量百分比表示，正常值应大于95%，低于86%提示通气功能储备不佳。

3. 用力肺活量（FVC）　又称时间肺活量，是深吸气后以最大用力、最快速度所能呼出的气量。正常人FVC约等于VC，有通气阻塞时FVC＞VC。根据用力呼气肺活量描记曲线可计算出第1、2、3 s所呼出的气量及其各占FVC的百分率。正常值分别为83%、96%、99%，正常人在3 s内可将肺活量几乎全部呼出。在阻塞性通气障碍者，其每秒呼出气量及其占FVC百分率减少；在限制性通气障碍者，其百分率增加。临床也常采用1秒率（FEV1%）作为判定指标，其正常值应大于80%。

4. 肺泡通气量（VA）　是指每分钟进入呼吸性细支气管及肺泡的气量，只有这部分气量才能参与气体交换。正常人潮气量为500 mL，其中在呼吸性细支气管以上气道中的气量不参与气体交换，称解剖无效腔即死腔气，约150 mL。进入肺泡中气体，若无相应肺泡毛细血管血流与其进行气体交换，也会产生死腔效应，称为肺泡死腔，其与解剖死腔合称生理无效腔。呼吸越浅，无效腔占潮气量的比率越大，故浅快呼吸的通气效率较深慢呼吸差。临床上主要根据VC或MVV实测值占预计值的百分比和FEV1%判断肺功能情况和通气功能障碍类型。

（三）代谢当量

代谢当量又称梅脱值（METs），是一种表示相对能量代谢水平和运动。健康成年人坐位安静状态下耗氧量为3.5 mL/（kg·min），将此定为1 METs，根据其他活动时的耗氧量/（kg·min）可推算出其相应的代谢当量。尽管不同个体在从事相同的活动时其实际的耗氧量可能不同，但不同的人在从事相同的活动时METs值基本相等。故代谢当量用于表示运动强度、制定个体化运动处方、指导日常生活和职业活动、判定最大运动能力和心功能水平等。可参考表4-5中各种体力活动的代谢当量指导患者的各种活动和康复训练。

（四）6 min 步行测试（6MWT）

6MWT是一种对中、重度心肺疾病患者功能状态的运动测试，可以作为临床试验的重点观察指标之一，也是患者生存率的预测指标之一。

测试场地是一条30 m的走廊，对每一患者的每次试验应在一天中的相同时间进行，向患者介绍试验过程。计时器设定到6 min，请患者站在起步线上，一旦开始行走，立即起动计时器。患者在区间内尽自己体能往返行走。行走中不要说话，不能跑跳，折返处不能犹豫，医务人员不能伴随患者行走。允许患者必要时放慢速度，停下休息，但监测人员要鼓励患者尽量继续行走。监测人员每分钟报时一次。用规范的语言告知和鼓励患者：在患者行走中，需每分钟重复说："您做得很好，坚持走下去，您还有几分钟"。如患者中途需要休息，可以说："如果需要，您可以靠在墙上休息一会，但一旦感觉可以走了就请继续行走"。6 min步行总距离是主要结果指标。

八、实验见习的总结反馈

人体需要通过氧气参与代谢获取维系生命的能量，而心血管与呼吸系统主管氧气的摄取与转运工作，是人体存活的基础。心血管与呼吸系统的损伤会导致人的活动参与能力受影响，康复不当不仅可能会影响上述功能的恢复，也有可能导致心肺恶性事件的发生，因此如何评估心肺功能显得尤为重要。

心肺功能评定主要是掌握运动平板试验的原理和临床意义、心肺功能评定常用的指标及其临床意义，以及如何使用心肺功能评定的指标来判断心肺功能和指导康复训练。在操作课程中需要对评估过程中容易出现的错误操作进行集中点评讲解。随机抽取学生做随堂测验量表使用或者仪器操作，记录其平时成绩。并督促学生做好课后复习工作。

九、附件（参考的量表）

表4-4　Bruce平板运动试验方案

级别	速度		坡度（%）	持续时间（min）	耗氧量［ml/(kg·min)］	METs
	（mph）	（km/h）				
0	1.7	2.7	0	3	5.0	1.7
1/2	1.7	2.7	5	3	10.2	2.9
1	1.7	2.7	10	3	16.5	4.7
2	2.5	4.0	12	3	24.8	7.1
3	3.4	5.5	14	3	35.7	10.2
4	4.2	6.8	16	3	47.3	13.5
5	5.0	8.0	18	3	60.5	17.3
6	5.5	8.8	20	3	71.4	20.4
7	6.0	9.7	22	3	83.3	23.8

表 4-5　METs 量表

METs	平板运动试验	踏车运动试验	自理活动	家务活动	娱乐活动	职业活动
1～2	—	—	平卧,坐位、立位进餐,说话,更衣洗脸,1.7 km/h 的步行,乘车、乘飞机、驱动轮椅	用手缝纫,扫地,织毛衣,擦拭家具	看电视,听广播,下棋,坐位绘画	事务性工作,修表,打字,计算机操作
2～3	2.5 km/h 0%	—	稍慢的平地步行(3.2 km/h),骑自行车(8 km/h),床边坐马桶,立位乘车	削土豆皮,揉面团,洗小件衣服,扫床,擦玻璃,收拾庭院,机器缝纫,洗餐具	开汽车,划船(4 km/h),骑马慢行,弹钢琴(弦乐器)	修车(电器、鞋),裁缝,门卫,保姆,印刷工,售货员,饭店服务员
3～4	—	25 W	普通平地步行(4 km/h),骑自行车(10 km/h),淋浴	整理床铺,拖地,用手拧干衣服,挂衣服,做饭	广播操,钓鱼,拉风琴	出租车司机,瓦工,锁匠,焊工,拖拉机耕地,机器组装
4～5	2.5 km/h 10%	50 W	稍快的平地步行(5 km/h),骑自行车(13 km/h),下楼,洗澡	购物(轻东西),铲除草	跳舞,园艺,打乒乓球,游泳(18.3 m/min)	轻农活,贴壁纸,建筑工人(室外),木工(轻活),油漆工
5～6	3.5 km/h 10%	75 W	快速平地步行(5.5 km/h),骑自行车(17.5 km/h)	掘松土,育儿	骑快马,滑冰(14.5 km/h)	农活,木工,养路工,采煤工
6～7	4.5 km/h 10%	100 W	慢跑(4～5 km/h),骑自行车(17.5 km/h)	劈柴,扫雪,压水	网球(单打),轻滑雪	修路工程,水泥工,伐木工
7～8	5.5 km/h 10%	125 W	慢跑(8 km/h),骑自行车(19 km/h)	用铁锹挖沟,搬运(<36 kg 的重物)	登山,骑马飞奔,游泳,滑雪,打篮球	放牧,刨工
8～	5.5 km/h 14%	150 W	连续上 10 层楼梯,慢跑(8.9 km/h)	—	各种体育比赛	炉前工(用铁锹铲煤 >16 kg/min)

十、参考文献

1. 恽晓平.康复疗法评定学[M].2 版.北京:华夏出版社,2014:189-207.

2. 王宁夫.心肺功能诊断治疗学[M].杭州:浙江科学技术出版社,2011.

3. 李锦秀.运动康复治疗对慢性稳定性心力衰竭患者运动耐力、心肺功能及生活质量的影响[J].内科杂志,2019,14(5):557-559,566.

4. 张进,丁立群,范洁,等.运动康复治疗对慢性稳定性心力衰竭患者运动耐力、心肺功能及生活质量的影响[J].中国循环杂志,2017,32(11):1099-1103.

心肺功能评定—肺功能评定

第五章 认知功能的评定

一、实验见习内容

1. 认知功能障碍评定的常用量表及方法。
2. 意识状态的评定方法。
3. 焦虑和抑郁评定的常用量表。

二、实验见习目的

1. 掌握认知功能障碍的筛查常用量表；知觉障碍的评定方法及常用量表的使用；注意障碍的评定方法及常用量表的使用；记忆障碍的评定方法以及标准化的成套记忆测验。
2. 熟悉意识状态评定；焦虑和抑郁的评定方法。
3. 了解执行能力障碍的评定。

三、实验见习的工具及场景

1. 工具 认知障碍评定一般不需借助任何仪器，多采用量表进行评定，主要是 GCS、MMSE、MoCA 等。目前也可以借助计算机认知评定系统或数字化云平台评估方式来实现。
2. 实验场景 评定实验室。

四、实验见习的方法

1. 本实验主要采用量表评定，以示范操作教学、学生相互模拟进行主观评定。
2. 有条件的实验室可以开展数字化云平台评估评定。
3. 复习认知障碍的基本概念、分类及评定过程中的注意事项。
4. 将同学分组，每组选取 1 名同学模拟被检查者和测试者，按照教材中认知障碍常用评估方法进行演示，其余同学仔细观看并提出问题或建议。以小组为单位，给出评定结果。逐项核对评定分数，解释给分原因及依据。查看每组同学演示者和评估者的得分是否一致，分析不一致的原因。

五、实验见习的步骤

（一）意识状态的评定

1. 意识状态的初步判断 根据意识障碍轻重的程度分三种，无论患者处于何种程度的意识障碍，均不适合进行认知功能的评定。

（1）嗜睡：睡眠状态过度延长，当呼唤或推动患者肢体时即可唤醒，醒后能进行正确的交谈或执行指令,停止刺激后患者又入睡。

(2)昏睡:一般的外界刺激不能使其觉醒,给予较强烈的刺激时可有短时间的意识清醒,醒后可简短回答提问,刺激减弱后又进入睡眠状态。

(3)昏迷:分浅昏迷和深昏迷两种,当患者对强烈刺激有痛苦表情及躲避反应,无自发言语和有目的的活动,反射和生命体征均存在为浅昏迷;对外界任何刺激均无反应,深、浅反射消失,生命体征发生明显变化,呼吸不规则为深昏迷。

2. 格拉斯哥昏迷量表(Glasgow Coma Scale,GCS;具体量表见附件表 5-1)

评估要点及注意事项:

(1)分项报告每项的分数:E_V_M_,字母之间记录数字,如:E2V4M5,总分:11 分。

(2)眼睑水肿或面部骨折病人睁眼反应无法测,用 C 代替评分,如:ECV5M6,总分:11C。

(3)言语障碍病人言语反应无法测,用 D 代替评分,如:E4VDM6,总分:10D。

(4)气管切开或气管插管病人言语反应无法测,用 T 代替评分,如:E4VTM6,总分:10T。

(二)认知功能障碍的筛查

1. 简明精神状态检查(Mini-Mental State Examination,MMSE;具体量表见附件表 5-2)

(1)评分标准

Ⅰ. 定向力(最高分:10 分)

首先询问日期,之后再针对性地询问其他部分,如"您能告诉我现在是什么季节",每答对一题得 1 分。

请依次提问,"您能告诉我您住在什么省市吗?"(区县、街道、什么地方、第几层楼)每答对一题得 1 分。

Ⅱ. 记忆力(最高分:3 分)

告诉被测试者,你将问几个问题来检查他/她的记忆力,然后清楚、缓慢地说出 3 个相互无关的东西的名称[如:皮球、国旗、树木(树、钟、汽车),大约 1 s 说一个]。说完所有的 3 个名称之后,要求被测试者重复它们。被测试者的得分取决于他们首次重复的答案(答对一个得 1 分,最多得 3 分)。如果他们没能完全记住,你可以重复,但重复的次数不能超过 5 次。如果 5 次后他们仍未记住所有的 3 个名称,那么对于回忆能力的检查就没有意义了。(请跳过Ⅳ. 部分"回忆能力"检查)。

Ⅲ. 注意力和计算力(最高分:5 分)

要求病人从 100 开始减 7,之后再减 7,一直减 5 次(即 93,86,79,72,65)。每答对一个得 1 分,如果前次错了,但下一个答案是对的,也得 1 分。

Ⅳ. 回忆能力(最高分:3 分)

如果前次被测试者完全记住了 3 个名称,现在就让他们再重复一遍。每正确重复一个得 1 分,最高 3 分。

Ⅴ. 语言能力(最高分:9 分)

命名能力(0~2 分):拿出手表卡片给测试者看,要求他们说出这是什么,之后拿出铅笔问他们同样的问题。

复述能力(0~1 分):要求被测试者注意你说的话并重复一次,注意只允许重复一次。

这句话是"四十四只石狮子(瑞雪兆丰年/如果、并且、但是/大家齐心协力拉紧绳)",只有正确,咬字清楚的才记1分。

三步命令(0~3分):给被测试者一张空白的平纸,要求对方按你的命令去做(即:右手拿纸——两手对折——放在大腿上),注意不要重复或示范。只有他们按正确顺序做的动作才算正确,每个正确动作计1分。

阅读能力(0~1分):拿出一张"闭上您的眼睛"卡片给被测试者看,要求被测试者读它并按要求去做。只有他们确实闭上眼睛才能得分。

书写能力(0~1分):给被测试者一张白纸,让他们自发地写出一句完整的句子。句子必须有主语、动词,并有意义。注意你不能给予任何提示,语法和标点的错误可以忽略。

结构能力(0~1分):在一张白纸上画有交叉的两个五边形,要求被测试者照样准确地画出来。评分标准:五边形需画出5个清楚的角和5个边,同时,两个五边形交叉处形成菱形。线条的抖动和图形的旋转可以忽略。

(2)判定标准:最高得分为30分,分数在27~30分为正常(文盲小于17分、小学学历小于20分、中学学历以上小于27分为认知功能障碍)。痴呆严重程度分级方法:轻度,MMSE≥21分;中度,MMSE 10~20分;重度,MMSE≤9分。

2.蒙特利尔认知评估(Montreal Cognitive Assessment,MoCA;具体量表见附件表5-3)

(1)评估步骤及评分标准

① 交替连线测验

指导语:我们有时会用"1、2、3……"或者汉语的"甲、乙、丙……"来表示顺序。请您按照从数字到汉字并逐渐升高的顺序画一条连线。

评分标准:当被检查者完全按照"1-甲-2-乙-3-丙-4-丁-5-戊"的顺序进行连线且没有任何交叉线时给1分。当被检查者出现任何错误而没有立刻自我纠正时,给0分。

② 视结构技能(立方体)

指导语(检查者指着立方体):请您照着这幅图在下面的空白处再画一遍,并尽可能精确。

评分标准:完全符合下列标准时,给1分:图形为三维结构;所有的线都存在;无多余的线;相对的边基本平行,长度基本一致。上述标准中,只要违反其中任何一条,即为0分。

③ 视结构技能(钟表)

指导语:请您在此处画一个钟表,填上所有的数字并指示出11点10分。

评分标准:符合下列三个标准时,分别给1分:轮廓(1分);数字(1分);指针(1分)。上述各项目的标准中,如果违反其中任何一条,则该项目不给分。

④ 命名

指导语:(自左向右指着图片问被检查者)请您告诉我这个动物的名字。

评分标准:每答对一个给1分。正确回答是:狮子;犀牛;骆驼或单峰骆驼。

⑤ 记忆

指导语:(检查者以每秒1个词的速度读出5个词,并向被检查者说明)这是一个记忆力测验。在下面的时间里我会给您读几个词,您要注意听,一定要记住。当我读完后,把您记住的词告诉我。回答时想到哪个就说哪个,不必按照我读的顺序。(把被检查者回答正确的词在第一试的空栏中标出。当被检查者回答出所有的词,或者再也回忆不起来时,把这5个词再读一遍,并向被检查者说明。)我把这些词再读一遍,您努力去记并把您记住的词告诉我,包括您在第一次已经说过的词(把被检查者回答正确的词在第二试的空栏中标出,第二试结束后,告诉被检查者一会儿还要让他回忆这些词)。在检查结束后,我会让您把这些词再回忆一次。

评分标准:这两次回忆不记分。

⑥ 注意

• 数字顺背广度:

指导语:下面我说一些数字,您仔细听,当我说完时您就跟着照样背出来。(按照每秒钟1个数字的速度读出这5个数字)

• 数字倒背广度:

指导语:下面我再说一些数字,您仔细听,但是当我说完时您必须按照原数倒着背出来。(按照每秒钟1个数字的速度读出这5个数字)

评分标准:复述准确,每一个数列分别给1分。

• 警觉性:

指导语:(检查者以每秒钟1个的速度读出数字串,并向被检查者说明)下面我要读出一系列数字,请注意听,每当我读到1的时候,您就拍一下手,当我读其他的数字时不要拍手。

评分标准:如果完全正确或只有一次错误则给1分,否则不给分(错误是指当读1的时候没有拍手,或读其他数字时拍手)。

• 连续减7:

指导语:现在请您做一道计算题,从100中减去一个7,而后从得数中再减去一个7,一直往下减,直到我让您停下为止。(如果需要,可以再向被检查者讲一遍)

评分标准:本条目总分3分。全部错误记0分,一个正确给1分,两到三个正确给2分,四到五个正确给3分。从100开始计算正确的减数,每一个减数都单独评定,也就是说,如果被检查者减错了一次,而从这一个减数开始后续的减7都正确,则后续的正确减数要给分。

⑦ 句子复述

指导语:现在我要对您说一句话,我说完后请您把我说的话尽可能原原本本地重复出来(暂停一会儿):我只知道今天张亮是来帮过忙的人。(被检查者回答完毕后)现在我再说另一句话,我说完后请您也把它尽可能原原本本地重复出来(暂停一会儿):狗在房间的时候,猫总是躲在沙发下面。

评分标准:复述正确,每句话分别给1分。复述必须准确。

⑧ 词语流畅性

指导语:请您尽可能快、尽可能多地说出您所知道的动物的名称。时间是1分钟,请您想一想,准备好了吗? 开始。(一分钟后停止)

评分标准:如果被检查者1分钟内说出的动物名称≥11个则记1分。同时在检查表的背面或两边记下被检查者的回答内容。

⑨ 抽象

让被检查者解释每一对词语在什么方面相类似，或者说它们有什么共性。指导语从例词开始。

指导语：请您说说桔子和香蕉在什么方面相类似？（如果被检查者回答的是一种具体特征，如，都有皮，或都能吃等，那么只能再提示一次）请再换一种说法，它们在什么方面相类似？（如果被检查者仍未给出准确回答，即水果，则说）您说的没错，也可以说它们都是水果。（但不要给出其他任何解释或说明）（在练习结束后说）您再说说火车和自行车在什么方面相类似？（当被检查者回答完毕后，再进行下一组词）您再说说手表和尺子在什么方面相类似？（不要给出其他任何说明或启发）

评分标准：只对后两组词的回答进行评分。回答正确，每组词分别给 1 分。

⑩ 延迟回忆

指导语：刚才我给您读了几个词让您记住，请您再尽量回忆一下，告诉我这些词都有什么？（对未经提示而回忆正确的词，在下面的空栏中打"√"作标记。）

评分标准：在未经提示下自由回忆正确的词，每词给 1 分。

⑪ 定向

指导语：告诉我今天是什么日期？（如果被检查者回答不完整，则可以分别提示被检查者）告诉我现在是"哪年，哪月，今天确切日期，星期几"？（然后再问）告诉我这是什么地方，在哪个城市？

评分标准：每正确回答一项给 1 分。被检查者必须回答精确的日期和地点（医院、诊所、办公室的名称）。日期上多一天或少一天都算错误，不给分。

（2）总分计算与判定标准：把各项得分相加即为总分，满分 30 分。量表设计者的英文原版应用结果表明，如果受教育年限≤12 年则加 1 分，≥26 分属于正常。

（三）知觉障碍的评定

1. 单侧忽略的评定

（1）Schenkenberg 二等分线段测验（具体量表见附件表 5-4）

评估步骤：

① 准备一张 26 cm×20 cm 的白纸和一支笔。

② 在白纸上画三组平行线段，每组 6 条，其长度分别为 10 cm、12 cm、14 cm、16 cm、18 cm、20 cm。

③ 在最上边及下边各画一条 15 cm 长的线段。

④ 检查者在最上端和最下端线段的中点做标记示范。

⑤ 令被检者在每条线段的中点画一标记（每条线段只能画一个标记）。

⑥ 检查者通过粗略目测确定所画"中点"是否均偏向一侧，或漏掉偏向一侧的线段未标注中点。

⑦ 计算偏离百分数。

评定标准：切分点偏移距离超出全长的 10% 或与正常组对照而偏移大于 3 个标准差者为异常。

（2）Albert 线段划消测验（具体量表见附件表 5-5）：在一张 26 cm×20 cm 的白纸上画有 40 条线段，每条线段长 2.5 cm，分为 7 个纵行，中间一行为 4 条线段，其他 6 行有 6 条线段。要求患者划消每一个线段，最后分析遗漏的线段数及偏向。也可以划消字母、数字、相同的汉字或符号等。

（3）画图测验（具体量表见附件表 5-6）：检查者将画好的形状或花等大致左右对称的画出示给患者，让患者临摹，也可以要求受检者在画好的圆圈内填写表盘上的数字和指针，要求指向固定的时间。如果患者只画一半，或明显偏向一侧，提示存在单侧忽略。

（4）双侧同时刺激检查：首先给患者进行单侧感觉检查，如视觉、听觉、触觉刺激，然后对双侧同时刺激，观察患者的反应。严重的单侧忽略患者，即使只刺激一侧，对来自其忽略侧的刺激也毫无反应，而轻型患者可表现为反应迟钝，或只有刺激双侧时，才忽略一侧。

（5）功能检查：将实物放在患者视野中线内，让患者按指令去做，"将牙刷放在刷牙缸中"，"用毛巾擦擦嘴"等。

（6）凯瑟林-波哥量表（Catherine Bergego Scale，CBS；具体量表见附件表 5-7）：CBS 包括与日常生活活动密切相关的 10 个项目，如穿衣、洗漱、吃饭、交流、移动等，每项为 4 度：0 度为无空间忽略；1 度为轻度空间忽略，患者常常先注意右侧空间，向左侧移动时犹豫并迟缓；2 度为中度空间忽略，患者长时间出现明显的左侧忽略或撞击左侧物体；3 度为重度空间忽略，患者对左侧空间完全忽略。由主管医师观察患者的日常生活后进行评分，然后将各个项目的评分相加，得出 CBS 的总分。总分为 0 分时，患者不存在单侧忽略；1～10 分为强度忽略；11～20 分为中度忽略；21～30 分为重度忽略。CBS 是通过对患者日常生活的直接观察来评价其是否存在单侧忽略，被认为是一种简单可信的评定方法，且敏感性优于桌上实验，但存在评定不够客观和耗时长的缺点。

2. 左右分辨障碍的评定

（1）指令完成能力检查：检查者发出指令，被检者完成。如"伸出你的右手，去摸你的左耳"。

（2）动作模仿能力检查：检查者做一个动作，要求被检查者模仿。如检查者将左手放在右侧大腿前面，观察被检查者是否存在镜像模仿。

3. 视空间关系障碍的评定

（1）让被检查者去医院内的任意一个地方，确认是否迷路。

（2）让被检查者画自家或病房的图纸或让其画出从家到车站的路线图或者用口述的方法。有时在纸上画图或口述时无异常，可仍然出现了迷路的现象。迷路有多种原因，如痴呆、半侧空间忽视等，故在确认存在地理位置障碍时要排除痴呆或半侧空间忽视等。

（3）路线描述：按要求描述或画一个熟悉的路线图，如所在街区、居住的位置及主要十字路口。地形定向障碍者一般不能完成上述作业。

（4）在地图上确定位置：把所在城市的交通地图放在被检查者面前，治疗师指出当前所在位置，要求找出从该点回家的路线。找不出为异常。

（5）ADL 评价：向家属或陪护了解被检查者在日常生活中有无迷路的情况。让被检查者从治疗室自己回到病房，多次引领后仍迷路为异常。

4. 失认症的评定

（1）将图片和物品毫无规律地混放在一起，每一个物品从不同的角度呈现给被检者

（物品上下、正反颠倒），让其辨认，不能正确识别相似物品者为存在形态恒常性识别障碍。

（2）可将梳子、牙膏等物品（物品失认）、熟人的照片（相貌失认）、颜色匹配图（颜色失认）、不同形状图片（图形失认）放在桌上，不能辨认者为阳性。

（3）请被检查者听日常熟悉的声音（如雷声、闹钟声等），答不正确者为阳性。

（4）请被检查者闭目，用手触摸物体，识别其形状和材料，如金属、布等，不能辨认者为阳性。

5. 失用症的评定

（1）意念性失用：把牙膏、牙刷放在桌上，让被检查者打开牙膏盖，拿起牙刷，将牙膏挤在牙刷上，然后刷牙。被检查者动作顺序颠倒为阳性。

（2）意念运动性失用：模仿动作，检查者做举手、刷牙等动作，被检查者不能模仿者为阳性。发出口头指令让被检查者执行，不能完成者为阳性。

（3）运动性失用：让被检查者做刷牙、划火柴、用钥匙开门、做弹琴样动作、扣纽扣等，不能完成或动作笨拙为阳性。

Goodglass 失用测验：适用于运动性失用、意念运动失用、意念性失用者的评测。

评定步骤：

评价分 3 个步骤或在 3 个功能水平上进行：用手势执行动作口令；动作模仿；实物操作。先让被检查者按指令做如下动作；如不能完成，再模仿治疗师做动作；若仍不能完成，再提供实物。

颜面部动作：① 咳嗽；② 用鼻用力吸气或嗅；③ 吹火柴；④ 用吸管吸饮料；⑤ 鼓腮。

肢体动作：①"再见"；②"过来"；③ 手指放唇上作嘘声；④ 敬礼；⑤"停止"；⑥ 刷牙；⑦ 刮胡须；⑧ 钉钉子；⑨ 锯木板；⑩ 用螺丝刀。

全身动作：① 拳击；② 打高尔夫球；③ 正步走；④ 铲雪；⑤ 立正、向后转、再向后转、坐下。

失用测验结果判定：

正常：不用实物即可按指令完成大多数动作者。

阳性：给予实物时才能完成大多数动作者。

严重障碍：即使给予实物也不能完成动作者。

（4）结构性失用

① 复制几何图形：要求受试者复制二维的平面几何图形，如相互交叉的五边形，或三维几何图形，如立方体等。

② 复制图画：要求受试者按照给出的图画进行模仿绘画，内容包括表盘、菊花、大象、空心十字、立方体和房子。

③ 功能活动：令被检者进行实物组装及部分日常生活活动，如组装家具、穿衣、做饭等，观察其功能活动是否受到影响。

④ 拼图：出示拼图图案，图案不宜过于复杂。

（四）注意障碍的评定

1. 视跟踪　让被检查者看着一光源，医生将光源向被检查者左、右、上、下移动，观察被检查者随之移动的能力。

2. 形状辨别　让被检查者复制一根垂线、一个圆、一个正方形和大写字母 A，每项评 1 分，正常 4 分。

3. 删字母（具体量表见附件表 5 - 8）　给被检查者一支铅笔，让他以最快速度准确地删去下面字母列中的 C 和 E。要注意实际试验时上表中的字母应为正常大小的规格。删除中每列约需删去 18 个字母,100 s 内删错多于一个为注意有缺陷。

4. 听认字母　医生在 60 s 内以每秒 1 个的速度念无规则排列字母,其中有 10 个为指定的同一字母,让被检查者每听到此字母时举一下手,应举 10 次。

5. 重复数字　医生以每秒 1 个的速度给被检查者念随机排列的数目字,从两个开始,每念完一系列让被检查者重复一次,一直进行到被检查者不能重复为止。复述不到 5 个数字为异常。

6. 词辨认　向被检查者播放一录音带,内有一段短文,其中有一定数量的指定词(此例为"红"字),让被检查者每听到"红"字举一次手,短文如下:"昨晚我骑着我的红自行车回家时,晚霞将天染得红通通的,我向红色的天空望了一眼,看见了一些云彩。回家时,我妹妹小红在屋里穿着一件红毛衣和红运动裤,她告诉我她要和同学去红都餐厅吃晚饭,她骑上我的红车子走了。我打开窗看见对面三层的红房子的阳台上挂着三件红色上衣。"举手次数少于 9 次为有注意缺陷。

7. 听跟踪　让被检查者闭目听铃,将铃在被检查者左、右、前、后和头上方摇动,让他指出铃之所在。

8. 声认识　向被检查者放一录有"嗡嗡"声、电话铃声、钟表"卡嗒"声和号角声的录音带,让他每听到号角声时举一下手,号角声出现 5 次,举手不到 5 次为有缺陷。

9. 在杂音背景中辨认词　向被检查者放一段有喧闹集市背景声的短文,内容和安排类似 B 中之(C),其中亦有 10 个指定的词,让被检查者每听到此词时举一下手,举手不到 8 次为有缺陷。

10. 数字广度测验(具体量表见附件表 5-9)　数字距是检查注意广度的常用方法。方法是检查者说出一串数字,让被检者正向和逆向复述,能正确复述出的数字串最高位数为该被检者的复述数字距。测验从两位数开始,检查者以一位数/s 的速度说出一组数字,每一水平最多允许 2 次检测(2 次数字不同),通过一次即可晋级下一水平测试,两次测试均没通过,即结束测试。如 3-7,患者复述 3-7,正确后,晋级三位数,7-4-9,患者复述 7-4-9。正常人正数数字距为 7±2,倒数数字距为 6±2,数字距为 3 时,提示患者为临界状态,数字距为 2 时,可确诊为异常。数字距缩小是注意障碍的一个特征,数字距往往与患者的年龄和文化水平有关。

(五)记忆障碍的评定

1. 瞬时记忆的评定

(1)数字广度测试:见数字距测试方法,一次重复的数字长度(正数字距)为 7±2 为正常,低于 5 为瞬时记忆缺陷。

(2)词语复述测试:检查者说出 4 个不相关的词,如排球、菊花、桌子、汽车等,速度为 1 个词/s,要求被检者立即复述。正常时能复述 3～4 个词,复述 5 遍仍未正确者,为存在瞬时记忆障碍。

(3)视觉图形记忆测试:出示 4 个图形卡片(简单图形),令被检者注视 2 s 后,将卡片收起或遮盖,要求被检者根据记忆临摹画出图形,如绘出图形不完整或位置错误为异常。

2. 短时记忆的评定　短时记忆检测时间要求是注视 30 s 后,要求被检者回忆瞬时记忆检测的内容。

3. 长时记忆的评定

(1) 情节记忆测试:要求被检者回忆其亲身经历的事件或重大公众事件,包括事件的时间、地点、内容。

(2) 语义记忆测试:是指有关常识、概念及语言信息的记忆,包括常识测验、词汇测验、分类测验、物品命名及指物测验等,如提问患者"一年有几个月?""肮脏是什么意思?",或让被检者对物品进行分类、指认物品等。

(3) 程序性记忆测试:此项测试只要求被检者完成指定操作,如开启罐头、订书、按照给出的图画填充颜色等。

4. Rivermead 行为记忆测验(Rivermead Behavioral Memory Test,RBMT;具体量表见附件表 5 - 10)

评分标准:

① 记住姓和名:姓和名均答对,2 分;仅答出姓或名 1 分;否则 0 分。

② 记住藏起的物品:正确指出所藏的地点,1 分;否则 0 分。

③ 记住预约的申请:钟响当时能提出正确问题,1 分;否则 0 分。

④ 记住一段短的路线:5 段全记住,1 分;否则 0 分。

⑤ 延迟后记住一段短路线:全记住,1 分;否则 0 分。

⑥ 记住一项任务:立即和延迟后都对,1 分;否则 0 分。

⑦ 学一种新技能:3 次内成功,1 分;否则 0 分。

⑧ 定向:①②③④⑤⑥⑦全对,1 分;否则 0 分。

⑨ 日期:正确给 1 分,否则 0 分。

⑩ 辨认面孔:全对 1 分;否则 0 分。

⑪ 认识图画:全对 1 分;否则 0 分。

以上 11 题除第一题最高 2 分外,余各最高为 1 分,故满分为 12 分。正常人总分 9~12 分,平均 10.12 分,标准差为 1.16。脑损伤时至少 3 项不能完成,总分 0~9 分,平均 3.76,标准差为 2.84。对脑损伤的被检查者最难的是①、②、③、⑩题,对第② 题尤感困难。

(六) 执行能力障碍的评定

1. 启动能力的评定　要求被检查者在一分钟之内说出以"大"为开头的词或短语,正常人 1 min 之内可以说出 8~9 个(单词或短语)。如大家、大地、大方、大小、大全、大力支持、大权在握、大鸣大放、大大咧咧等。若为失语症被检查者,可提供设计好的图片让其挑选。

2. 变换能力的评定

(1) 检查者出示 1 个手指时,被检查者出示 2 个手指,检查者出示 2 个手指时,被检查者出示 1 个手指,共完成 10 遍。

(2) 检查者敲击桌子底面一下(避免视觉提示),被检查者出示 1 个手指,检查者敲击两下,被检查者不动,共完成 10 遍。上述两种检查如被检查者只是模仿检查者的动作,或反复重复某一个动作均为异常。

(3) 交替变化检查:检查者出示一个由方波和三角波交替并连续组成的图形,被检查者照图画出图形。表现一直重复一个图形而不是交替变化(也称持续状态)者为异常。

(4) 交替运动检查:检查者示范动作要求,即一手握拳,另一手同时五指伸开,然后左右手动作颠倒过来,要求被检查者按要求完成。

(5) 动作连续性检查:Luria 三步连续动作检查,要求被检查者连续做三个不同的动作,如握拳,将手的尺侧缘放在桌子上,手掌朝下平放在桌子上。

(6) ADL 检查(无运动功能障碍者):要求被检查者实际演示日常生活中常见的动作,如洗脸、刷牙、吃饭等,观察其是否存在反复进行片段动作,持续状态和不能完成者为异常。

(七) 心理障碍的评定

1. 焦虑自评量表(Self-rating Anxiety Scale,SAS;具体量表见附件表 5 - 11)

由 Zung 于 1971 年编制。本量表含有 20 个反映焦虑主观感受的项目,每个项目按症状出现的频度分为四级评分,其中 15 个正向评分,5 个(带 * 号)反向评分。

评估步骤:

(1) 在自评者评定以前,一定要让受测者把整个量表的填写方法及每条问题的含义都弄明白,然后做出独立的、不受任何人影响的自我评定。其评分标准为"1"表示没有或很少时间有;"2"是小部分时间有;"3"是相当多时间有;"4"是绝大部分或全部时间都有。

(2) 评定的时间范围是自评者过去一周的实际感觉。

(3) 如果评定者的文化程度太低,不能理解或看不懂 SAS 问题的内容,可由工作人员逐条念给他听,让评定者独自作出评定。

(4) 评定时,应让自评者理解反向评分的各题,SAS 有 5 项反向项目,如不能理解会直接影响统计结果。

(5) 评定结束时,工作人员应仔细检查一下评定结果,应提醒自评者不要漏评某一项目,也不要在相同一个项目上重复评定。

评定标准:

若为正向评分题,依次评为粗分 1、2、3、4 分;反向评分题,则评为 4、3、2、1 分。与 SDS 一样,20 个项目得分相加即得粗分(X),经过公式换算,即用粗分乘以 1.25 以后取整数部分,就得标准分(Y)。按照中国常模结果,SAS 标准差的分界值为 50 分,其中 50～59 分为轻度焦虑,60～69 分为中度焦虑,69 分以上为重度焦虑。

2. 抑郁自评量表(Self-rating Depression Scale,SDS;具体量表见附件表 5 - 12)

由 Zung 于 1965 年编制。本量表含有 20 个反映抑郁主观感受的项目,每个项目按症状出现的频度分为四级评分,其中 10 个为正向评分,10 个为反向评分。本量表可以评定抑郁症状的轻重程度及其在治疗中的变化,特别适用于发现抑郁症病人。其特点是使用简便,并能相当直观地反映抑郁患者的主观感受及其在治疗中的变化。

(1) 评估步骤

① 在自评者评定以前,一定要让受测者把整个量表的填写方法及每条问题的含义都弄明白,然后作出独立的、不受任何人影响的自我评定。填写时,要求受测者仔细阅读每一条,把意思弄明白,然后根据最近一周的实际感觉,在适当的数字上标记。

② 如果评定者的文化程度太低,不能理解或看不懂 SDS 问题的内容,可由工作人员逐条念给他听,让评定者独自作出决定。

③ 评定时,应让自评者理解反向评分的各题,SDS 有 10 项反向项目,如不能理解会直接影响统计效果。

④ 评定结束时,工作人员应仔细检查一下评定结果,应提醒自评者不要漏评某一项

目,也不要在相同一个项目上重复评定。

（2）评定标准：若为正向评分题,依次评为1、2、3、4分;反向评分题则评为4、3、2、1。待评定结束后,把20个项目中的各项分数相加,即得总粗分（X）,然后将粗分乘以1.25以后取整数部分,就得标准分（Y）。按照中国常模结果,SDS标准分的分界值为53分,其中53～62分为轻度抑郁,63～72分为中度抑郁,73分以上为重度抑郁。SDS总粗分的正常上限为41分,分值越低状态越好。标准分为总粗分乘以1.25后所得的整数部分。我国以SDS标准分≥50为有抑郁症状。抑郁严重度＝各条目累计分/80。结果:0.5以下者为无抑郁;0.5～0.59为轻微至轻度抑郁;0.6～0.69为中至重度;0.7以上为重度抑郁。（仅做参考）

六、实验见习的总结反馈

1. 认知功能属于脑高级功能的范畴,绝大多数脑损伤患者或多或少都会存在一定的认知功能障碍,但临床确诊率较低。认知功能的评定是明确患者是否存在认知功能障碍的基础。

2. 认知功能评定是每位治疗师必须掌握的技能,本课的重点在使学生掌握认知功能筛查量表评定操作和常用认知域评定的方法,难点在于量表的熟练使用。

3. 正确客观的评估建立在对于量表评定内容非常熟悉的基础上,因此应当加强量表本身的复习,并且要掌握量表的操作指南。在平时的理论和实践课程中,还要注重学生对异常得分的分析能力。在实践过程中学生模特无法完全表现出患者相应的状态,可给予学生模特更多时间的讲解与培训。

七、附件

1. 格拉斯哥昏迷评分量表（表5-1）

表5-1　格拉斯哥昏迷评分量表

项目	刺激	患者反应	评分
睁眼（E）	自发	自己睁眼	4分
	语言	呼叫时睁眼	3分
	疼痛	疼痛刺激时睁眼	2分
		任何刺激不睁眼	1分
	如因眼肿、骨折等不能睁眼,应以"C"（closed）表示		C分
言语反应（V）	语言	能正确会话	5分
		语言错乱,定向障碍	4分
		说话能被理解,但无意义	3分
		能发出声音,但不能被理解	2分
		不发声	1分
	因气管插管或切开而无法正常发声,以"T"（tube）表示		T分
	平素有言语障碍史,以"D"（dysphasic）表示		D分

（续表）

项目	刺激	患者反应	评分
运动反应（M）	口令	能执行简单的命令	6分
	疼痛	疼痛时能拨开医生的手	5分
		对疼痛刺激有反应，肢体会回缩	4分
		对疼痛刺激有反应，肢体会弯曲，呈"去皮质强直"姿势	3分
		对疼痛刺激有反应，肢体会伸直，呈"去大脑强直"姿势	2分
		对疼痛无任何反应	1分
总分			

[注] 记录方式：如果在晚上六点半测得评分为 9 分，其中 E2 分，V4 分，M3 分，则记作：GCS 9（2＋4＋3）18:30 或者 GCS 9＝E2＋V4＋M3 at 18:30；选评判时的最好反应计分。注意运动评分左侧右侧可能不同，用较高的分值进行评分，只有患者 GCS 评分达到 15 分时才有可能配合检查者进行认知功能评定。最高分为 15 分，最低分为 3 分，分数越低则意识障碍越重。3～8 分为重度损伤，预后差，9～11 分为中度损伤，12～14 分为轻度损伤，15 分意识清楚。

2. 简明精神状态检查量表（表5-2）

表 5-2　简易精神状态检查量表（MMSE）

定向力（10 分）	1. 今年是哪一年？	1	0
	现在是什么季节？	1	0
	现在是几月份？	1	0
	今天是几号？	1	0
	今天是星期几？	1	0
	2. 你住在哪个省？	1	0
	你住在哪个县（区）？	1	0
	你住在哪个乡（街道）？	1	0
	咱们现在在哪个医院？	1	0
	咱们现在在几楼？	1	0
记忆力（3 分）	3. 告诉你三种东西，我说完后，请你重复一遍并记住，待会还会问你（各 1 分，共 3 分）		
	皮球	1	0
	国旗	1	0
	树木	1	0

	4. 100－7＝? 连续减 5 次(93、86、79、72、65。各 1 分,共 5 分。若错了,但下一个答案正确,只记一次错误)			
注意力和计算力(5分)	－7		1	0
	－7		1	0
	－7		1	0
	－7		1	0
	－7		1	0
回忆能力(3分)	5. 现在请你说出我刚才告诉你让你记住的那些东西			
	皮球		1	0
	国旗		1	0
	树木		1	0
语言能力(9分)	6. 命名能力	出示手表,问"这个是什么东西?"	1	0
		出示钢笔,问"这个是什么东西?"	1	0
	7. 复述能力	我现在说一句话,请跟我清楚地重复一遍(四十四只石狮子)	1	0
	8. 阅读能力	(闭上你的眼睛)请你念念这句话,并按其意思去做!	1	0
	9. 三步命令我给您一张纸请您按我说的去做	用右手拿着这张纸	1	0
		用两只手将它对折起来	1	0
		放在您的左腿上	1	0
	10. 书写能力	要求受试者自己写一句完整的句子	1	0
	11. 结构能力	(出示图案)请你照上面图案画下来!	1	0
测评总分		测评医师		

[注] 该量表由 Folstein 编制于 1975 年,是使用最广泛的认知障碍筛选工具之一,评分易受到教育程度影响。主要用于痴呆的筛查和评估,耗时 5～10 min。判定标准:

1. 最高得分为 30 分,27～30 分为正常,分数＜27 为认知功能障碍。

2. 痴呆划分标准:文盲≤17 分,小学程度≤20 分,中学程度(包括中专)≤22 分,大学程度(包括大专)≤23 分。

3. 痴呆严重程度分级:轻度 MMSE≥21 分,中度 MMSE 为 10～20 分,重度 MMSE≤9 分。

MMSE 在鉴定早期痴呆,特别是轻度认知损伤方面不敏感。

3. 蒙特利尔认知评估(表 5 - 3)

表 5 - 3　蒙特利尔认知评估

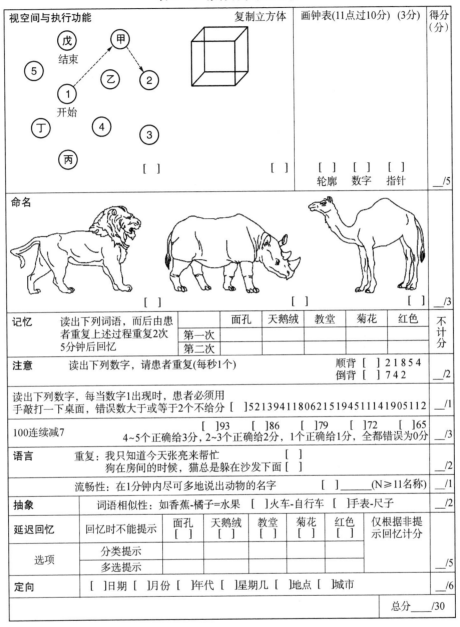

视空间与执行功能	复制立方体	画钟表(11点过10分)　(3分)	得分(分)
(戊结束 甲 乙 2 5 1开始 丁 4 3 丙) [ ]	(立方体) [ ]	[ ]　[ ]　[ ] 轮廓　数字　指针	__/5

命名			
(狮子) [ ]	(犀牛) [ ]	(骆驼) [ ]	__/3

记忆	读出下列词语,而后由患者重复上述过程重复2次 5分钟后回忆		面孔	天鹅绒	教堂	菊花	红色	不计分
		第一次						
		第二次						

注意	读出下列数字,请患者重复(每秒1个)	顺背 [ ] 2 1 8 5 4 倒背 [ ] 7 4 2	__/2

读出下列数字,每当数字1出现时,患者必须用手敲打一下桌面,错误数大于或等于2个不给分 [ ]5 2 1 3 9 4 1 1 8 0 6 2 1 5 1 9 4 5 1 1 1 4 1 9 0 5 1 1 2	__/1
100连续减7　　　　　　[ ]93　[ ]86　[ ]79　[ ]72　[ ]65 4~5个正确给3分,2~3个正确给2分,1个正确给1分,全都错误为0分	__/3

语言	重复:我只知道今天张亮来帮忙　　　　　　[ ] 狗在房间的时候,猫总是躲在沙发下面 [ ]	__/2
	流畅性:在1分钟内尽可多地说出动物的名字　　[ ]_____(N≥11名称)	__/1

抽象	词语相似性:如香蕉-橘子=水果　[ ]火车-自行车　[ ]手表-尺子	__/2

延迟回忆	回忆时不能提示	面孔 [ ]	天鹅绒 [ ]	教堂 [ ]	菊花 [ ]	红色 [ ]	仅根据非提示回忆计分	
选项	分类提示							__/5
	多选提示							

定向	[ ]日期　[ ]月份　[ ]年代　[ ]星期几　[ ]地点　[ ]城市	__/6
		总分____/30

4. Schenkenberg 二等分线段测验(表 5 - 4)

表 5 - 4 Schenkenberg 二等分线段测验

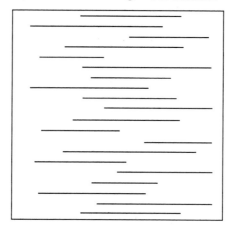

5. Albert 线段划消测验(表 5 - 5)

表 5 - 5 Albert 线段划消测验

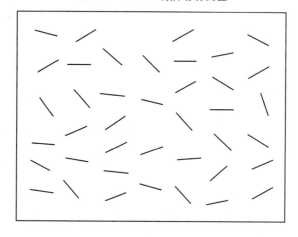

6. 画图测验(表 5 - 6)

表 5 - 6 画图测验

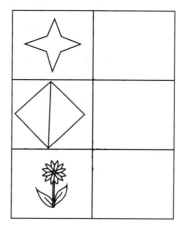

7. 凯瑟林-波哥量表(Catherine Bergego Scale,CBS;表5-7)

表5-7 凯瑟林-波哥量表

项目	评分(分)
洗左脸	
穿左袖或左边鞋	
吃左边盘子的食物	
吃饭后清洁左边口腔	
自发向左侧注视	
注意到左侧躯体	
对左侧的听觉刺激注意	
和左侧物体发生碰撞	
向左侧偏行	
找到左侧物品	
总分	

8. 供删除试验用的字母列(表5-8)

表5-8 供删除试验用的字母列

BEIFHEHFEGICHEICBDACFBBEDACDAFCIHCFEBAFEACFCHBDCFGHE
CAHEFACDCFEHBFCADEHAEIEGDEGHBCAGCIEHCIEFHICDBCGFDEBA
EBCAFCBEHFAEFEGCHGDEHBAEGDACHEBAEDGCDAFCBIFEADCBEACG
CDGACHEFBCAFEABFCHDEFCGACBEDCFAHEHEFDICHBIEBCAHCHEFB
ACBCGBIEHACAFCICABEGFBEFAEABGCGFACDBEBCHFEADHCAIEFEG
EDHBCADGEADFEBEIGACGEDACHGEDCABAEFBCHDACGBEHCDFEHAIE

9. 数字广度测验表(表5-9)

表5-9 数字广度测验表

第一套顺背数字广度测验表:	第二套顺背数字广度测验表:
2位:6-4	2位:9-1
3位:5-9-1	3位:2-3-9
4位:7-6-0-1	4位:4-9-3-7
5位:6-7-0-3-4	5位:8-7-0-1-4
6位:7-3-4-6-0-1	6位:1-4-0-2-6-5
7位:6-5-9-8-4-2-0	7位:7-9-6-0-2-1-4
8位:8-4-0-1-5-7-4-2	8位:5-7-3-9-6-2-6-9
9位:2-7-3-3-5-9-2-9-0	9位:8-4-1-7-6-0-2-9-2
10位:6-1-3-8-5-7-6-2-3-1	10位:1-5-9-8-7-2-3-7-3-2
11位:9-4-3-4-1-8-3-5-6-4-9	11位:8-1-9-0-6-4-5-1-2-9-6
12位:2-4-9-6-5-3-4-9-5-6-2-5	12位:6-8-9-0-3-2-5-6-8-1-4-7
13位:7-5-2-6-0-9-3-2-3-1-7-6-8	13位:2-1-8-0-4-6-7-9-1-2-3-5-7

（续表）

第一套顺背数字广度测验表：	第二套顺背数字广度测验表：
2位：5-1	2位：8-9
3位：7-5-6	3位：6-2-0
4位：4-8-3-9	4位：8-4-1-6
5位：4-5-9-3-2	5位：9-2-8-6-7
6位：8-0-6-7-1-3	6位：8-6-0-8-5-4
7位：2-8-0-7-9-6-3	7位：1-0-2-5-7-9-2
8位：2-5-9-7-0-6-2-7	8位：5-8-0-2-8-9-2-6
9位：1-8-2-6-2-0-5-0-2	9位：1-4-3-5-9-7-2-8-3
10位：7-1-9-6-5-7-8-6-0-4	10位：5-0-2-4-9-1-3-6-7-8

10. Rivermead 行为记忆测验(表 5 - 10)

表 5 - 10　Rivermead 行为记忆测验

检查项目	操作方法
记住姓和名	让被检查者看一张人像照片,并告知他照片上人的姓和名。延迟一段时间后让他回答照片上人的姓和名,延迟期间让他看一些其他东西。
记住藏起的物品	向被检查者借一些属于他个人的梳子、铅笔、手帕、治疗时间表等不贵重的物品,当着他的面藏在抽屉或柜橱内,然后让他进行一些与此无关的活动,结束前问被检查者上述物品放于何处。
记住预约的申请	告诉被检查者,医生将闹钟定于 20 min 后闹响,让他 20 min 后听到闹钟响时提出一次预约的申请,如向医生问"您能告诉我什么时候再来就诊吗?"
记住一段短的路线	让被检查者看着医生手拿一信封在屋内走一条分 5 段的路线:椅子→门→窗前→书桌,并在书桌上放下信封→椅子→从书桌上拿信封放到被检查者前面。让被检查者照样做。
延迟后记住一段短路线	方法同 4,但不立刻让被检查者重复,而是延迟一段时间再让他重复,延迟期间和他谈一些其他事。
记住一项任务	即观察 4 中放信封的地点是否对。
学一种新技能	找一个可设定时间、月、日的计算器或大一些的电子表,让被检查者学习确定月、日、时和分(操作顺序可依所用工具的要求而定)。① 按下设定钮(set);② 输入月份,如为 3 月,输入 3;③ 输入日,如为 16 日,输入 16;④ 接仪器上的日期(date)钮,通知仪器这是日期;⑤ 输入时间,如为 1 时 54 分,输入 1 - 5 - 4;按下时刻(time)钮,告诉仪器这是时刻。然后按复位钮,消除一切输入,让被检查者尝试 3 次。
定向	问被检查者下列问题:① 今年是哪一年? ② 本月是哪个月? ③ 今日是星期几? ④ 今日是本月的几号? ⑤ 现在我们在哪里? ⑥ 现在我们在哪个城市? ⑦ 您多大年纪? ⑧ 您何年出生? ⑨ 现在总理的名字是什么? ⑩ 谁是现届的国家主席?
日期	问"定向"中的第④题时记下错、对。

（续表）

检查项目	操作方法
辨认面孔	让被检查者细看一些面部照片，每张看 5 s，一共看 5 张。然后逐张问他这是男的还是女的？是不到 40 岁，还是大于 40 岁？然后给他 10 张面部照片，其中有 5 张是刚看过的，让他挑出来。
认识图画	让被检查者看 10 张用线条图绘的物体画，每次一张，每张看 5 s，让他叫出每张图中的物体的名字。在延迟后让被检查者从 20 张图画中找出刚看过的 10 张。

11. 抑郁自评量表(SAS;表 5－11)

表 5－11 抑郁自评量表(SAS)

	实际感觉	偶有	少有	常有	持续
	1. 我感到情绪沮丧	1	2	3	4
	2. 我感到早晨心情最好	4	3	2	1
＊	3. 我要哭或想哭	1	2	3	4
	4. 我夜间睡眠不好	1	2	3	4
＊	5. 我吃饭像平时一样	4	3	2	1
＊	6. 我的性功能正常	4	3	2	1
	7. 我感到体重减轻	1	2	3	4
	8. 我为便秘感到烦恼	1	2	3	4
	9. 我的心跳比平时快	1	2	3	4
	10. 我无故感到疲劳	1	2	3	4
＊	11. 我的头脑像往常一样清楚	4	3	2	1
＊	12. 我做事情像平时一样不感到困难	4	3	2	1
	13. 我坐卧不安,难以保持平衡	1	2	3	4
＊	14. 我对未来感到有希望	4	3	2	1
	15. 我比平时更容易激怒	1	2	3	4
＊	16. 我觉得决定什么事很容易	4	3	2	1
＊	17. 我感到自己是有用的和不可缺少的人	4	3	2	1
＊	18. 我的生活很有意义	4	3	2	1
	19. 假若我死了别人会过得更好	1	2	3	4
＊	20. 我仍旧喜爱自己平时喜爱的东西	1	2	3	4

　　[注] ＊为反序记分。抑郁严重度指数＝各条目累计分/80,0.5 以下者为无抑郁；0.5～0.59 为轻微至轻度抑郁；0.6～0.69 为轻度至中度抑郁；0.7 以上为重度抑郁。

12. 焦虑自评量表(SDS;表 5 - 12)

表 5 - 12　焦虑自评量表(SAS)

评定项目	没有或很少有	有时有	大部分时间有	绝大多数时间有
1. 我感到比往常更加神经过敏和焦虑	1	2	3	4
2. 我无缘无故感到担心	1	2	3	4
3. 我容易心烦意乱或感到恐慌	1	2	3	4
4. 我感到我的身体好像被分成几块,支离破碎	1	2	3	4
*5. 我感到事事都很顺利,不会有倒霉的事情发生	4	3	2	1
6. 我的四肢抖动和震颤	1	2	3	4
7. 我因头痛、颈痛、背痛而烦恼	1	2	3	4
8. 我感到无力且容易疲劳	1	2	3	4
*9. 我感到很平静,能安静坐下来	4	3	2	1
10. 我感到我的心跳较快	1	2	3	4
11. 我因阵阵的眩晕而不舒服	1	2	3	4
12. 我有阵阵要昏倒的感觉	1	2	3	4
*13. 我呼吸时进气和出气都不费力	4	3	2	1
14. 我的手指和脚趾感到麻木和刺痛	1	2	3	4
15. 我因胃痛和消化不良而苦恼	1	2	3	4
16. 我必须时常排尿	1	2	3	4
*17. 我的手总是很温暖而干燥	4	3	2	1
18. 我觉得脸发烧发红	1	2	3	4
*19. 我容易入睡,晚上休息很好	4	3	2	1
20. 我做噩梦	1	2	3	4

　　[注] *为反序记分。评定时间为过去一周内或现在。把 20 题的得分相加得总分,把总分乘以 1.25,四舍五入取整数,即得标准分。焦虑评定的分界值为 50 分,50～59 分为轻度焦虑,60～69 分为中度焦虑,70 分以上为重度焦虑。分值越高,焦虑倾向越明显。

八、参考文献

1. 王玉龙. 康复功能评定学[M]. 3 版. 北京:人民卫生出版社,2018.

2. 陈立典. 认知功能障碍康复学[M]. 北京:科学出版社,2018.

3. 郭起浩. 神经心理评估[M]. 3 版. 上海:上海科学技术出版社,2020.

4. 张玉梅,宋鲁平. 认知障碍新理论新进展[M]. 上海:科学技术文献出版社,2020.

认知功能的评定—
认知功能评定

第六章 言语-语言功能评定

一、实验见习的内容

1. 失语症评定 西方失语症成套测验(Western Aphasia Battery,WAB)、汉语标准失语症检查(CRRCAE)、汉语失语成套测验(ABC)的操作方法。

2. 儿童语言发育迟缓 S-S 评定法的操作方法。

3. 构音障碍评定 改良 Frenchay 评定法及中国康复研究中心构音障碍评定法的操作方法。

二、实验见习目的

1. 掌握西方失语症成套测验(WAB)以及改良 Frenchay 评定法的操作方法、结果分析及注意事项。

2. 了解言语-语言功能评定的其他评定量表,如汉语标准失语症检查(CRRCAE)、汉语失语成套测验(ABC)等、儿童语言发育迟缓 S-S 评定法、中国康复研究中心构音障碍评定法等。

3. 了解计算机辅助汉语失语症评估软件系统、失语症的脑功能影像学检测及神经电生理检测。了解构音障碍的言语清晰度测试电脑软件及发声器官的客观性评估。

三、实验见习的工具、量表

言语-语言功能评定主要采用量表评定,失语症评定具有代表性的是西方失语症成套测验(WAB),构音障碍评定主要采用改良 Frenchay 评定法。

失语症客观评定主要借助失语症评估软件系统、脑功能影像学检测及神经电生理检测。构音障碍客观评定主要有言语清晰度测试电脑软件及电声门图、喉肌电图及喉镜检查等客观性评估。

四、实验见习的方法

本实验主要采用量表评定,教师示范操作教学,学生分组对失语症患者及构音障碍患者进行评定。有条件的实验室可以开展言语-语言功能的客观评定。

(一)教师实验示教

1. 讲解言语-语言障碍的评定程序

资料收集:包括患者的临床专科资料,如临床诊断、病史、影像学检查以及患者的个人资料等。初步观察:包括患者的一般状况,如身体状况、意识水平、交流欲望等;患者的语言能力,如言语流畅性、反应能力、错误认识力及自我纠错力等。检查方法:采用相应的言语-语言障碍评定量表进行评定。总结判定：填写评定量表及报告书，诊断言语-语言障碍类型、严重程度，判断预后，制定治疗目标及治疗计划。

2. 示范操作西方失语症成套测验(WAB)

(1) 自发言语中信息量(共 10 分)、流畅度、语法能力和错语(共 10 分)的检查(表 6-1)。

表 6-1　自发言语中信息量、流畅度、语法能力和错语的检查

Ⅱ问题	完成	特征	备注
(1) 你今天好吗?			
(2) 你以前来过这里吗?			
(3) 你叫什么名字?			
(4) 你住在哪里?			
(5) 你做什么工作?			
(6) 说说你为什么到这儿来,好吗? 或你有什么不舒服吗?			
(7) 请你告诉我,你在这画中看见些什么? 试试用句子说给我听。			
总结　信息量得分:		流畅度、语法能力和错语得分:	

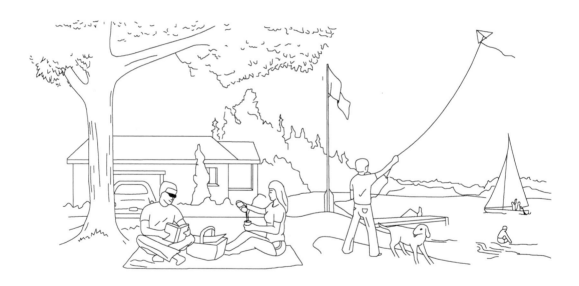

图 6-1　郊游风景画

提示：① 对患者说："下面有几个问题,请你来回答",然后按表 6-1 所列的顺序提问。② 把患者说的内容记录下来,并录音。③ 如果有必要,也可以换成更合适的类似的提问。④ 第 3 个问题:当患者姓也说不出来时,就对患者说"是老某某吗",以促使其说出名字。⑤ 当第 4 个问题不能回答很全面时,可对患者说："请再详细说一说",以促使其把市、街村及门牌号等都说出来。⑥ 第 7 个问题:向患者出示郊游风景画(如图 6-1)并说："说说你看到了什么,试着用句子说。"鼓励患者注意画的各个方面,将画移至患者的正常视野内。如患者只说出了几个词,要设法让患者作出他力所能及的最好回答。(视频 1)

评分标准：

① 信息量

0 分:完全无信息。

1分:只有不完全的回答,如仅说出姓或名等。

2分:前6题中,仅有1题回答正确。

3分:前6题中,仅有2题回答正确。

4分:前6题中,有3题回答正确。

5分:前6题中,有3题回答正确,并对图画有一些反应。

6分:前6题中,有4题回答正确,并对图画有一些反应。

7分:前6题中,有4题回答正确,对图画至少有6项说明。

8分:前6题中,有5题回答正确,对图画有不够完整的描述。

9分:前6题中,全部回答正确,对图画几乎能完全地描述,即至少能命名出人物或动作共10项,可能有迂回语言。

10分:前6题回答完全正确,有正常长度和复杂的句子来描述图画,对图画有合情合理的完整描述。

② 流畅度、语法能力和错语

0分:完全无词或仅有短而无意义的言语。

1分:以不同的音调反复刻板的言语,有一些意义。

2分:说出一些单个的词,常有错语、费力和迟疑。

3分:流利的反复语言或含糊的话,有很少量杂乱语(难懂的话、莫名其妙的话)。

4分:蹉踌,电报式的言语,大多数为一些单个的词,常有错词,但偶有动词和介词短语,仅有"噢,我不知道"等自发言语。

5分:电报式的、有一些文法结构的较为流畅的言语,错语仍明显,有少数陈述性句子。

6分:有较完整的陈述句,可出现正常的句型,错语仍有。

7分:流畅,可能滔滔不绝,在6分的基础上可有句法和节律与汉语相似的音素奇特语,伴有不同的音素错语和新词症。

8分:流畅,句子常完整,但可与主题无关,有明显的找词困难和迂回说法,有语义错语,可有语义奇特语。

9分:大多数是完整的与主题有关的句子,偶有蹉踌和(或)错语,找词有些困难,可有一些发音错误。

10分:句子有正常的长度和复杂性,无确定的缓慢、蹉踌或发音困难,无错语,无语序错乱。

(2)听理解检查

① 回答是非题(表6-2,共60分,修正仍给3分)

表6-2 是非题

问题、答案、表达方式与评分			3分	
问题	正确答案	表达方式 言语、手势、闭眼	评分	言语特征
(1)你叫张明华吗?	不是			
(2)你叫李飞翔吗?	不是			
(3)你叫(患者真姓名)吗?	是			
(4)你住在乌鲁木齐吗?	不是			
(5)你住在(患者所住地址)吗?	是			
(6)你住在郑州吗?	不是			

(续表)

问题、答案、表达方式与评分			3分	
问题	正确答案	表达方式	评分	言语特征
		言语、手势、闭眼		
(7) 你是男(女)人吗?	是			
(8) 你是医生吗?	不是			
(9) 我是男(女)人吗?	是			
(10) 这房间的电灯亮着吗?	是			
(11) 门是关着的吗?	是			
(12) 这是旅馆吗?	不是			
(13) 这是医院吗?	是			
(14) 你穿着红色睡衣吗?	不是			
(15) 纸在火里会燃烧吗?	是			
(16) 三月是在六月之前吗?	是			
(17) 香蕉若没剥皮,你会吃吗?	不是			
(18) 七月份会下雪吗?	不是			
(19) 马比狗大吗?	不是			
(20) 你用斧子割草吗?	不是			
总分				

提示:向患者解释将问他一些问题,要用"是"或"不是"来回答。假如不能用言语或手势来回答是或不是,就用闭眼来表示"是"。如有必要在检查中指导语可重复。在患者准备回答问他的问题时可给患者些帮助,但避免指点或解说特指的物品。假如患者自行纠正,按最后答案给分。假如患者的答案模棱两可,重复指示及问题并相应给分。假如回答仍模棱两可,给0分。每一个正确答案给3分。记录答案并注明患者实际的表达方式:口语的、手势的或闭眼的。

② 听词辨认(表6-3,每词一分,共60分,更正后仍得1分,指2物以上0分)

表6-3 听词辨认

内容				
(1) 实物	(2) 绘制的物体	(3) 形状	(4) 拼音字母	(5) 数字
杯子	火柴	正方形	J	5
火柴	杯子	三角形	F	61
铅笔	梳子	圆形	B	500
花	螺丝刀	箭头	K	1 867
梳子	铅笔	十字	M	32
螺丝刀	花	圆柱体	D	5 000

（续表）

内容				
(6) 颜色 蓝 棕 红 绿 黄 黑	(7) 家具 窗 椅子 写字台 电灯 门 房顶	(8) 身体部分 耳 鼻 眼 胸 颈 颏	(9) 手指等 拇指 环指 示指 小指 中指	(10) 身体左右部位 右耳 右肩 左膝 左踝 右腕 左肘 右颊
总分				

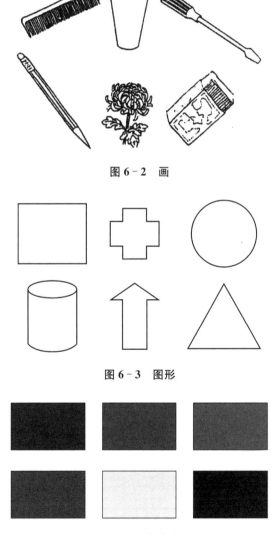

图 6-2　画

图 6-3　图形

图 6-4　颜色卡

提示:将任意顺序的一组实物放在患者面前,假如患者有偏盲要确认是在患者的未受损视野内。将物品的画(图 6-2)(视频 2)、图形(图 6-3)、字母、数字和颜色卡(图 6-4)放在患者面前,按列出的顺序请患者指出家具、自己的身体部位和手指。让患者指每一样东西时可说:"指一下××",或"把××指给我看"。每一指令允许重复一次。假如患者指出一个以上物品给 0 分,除非患者自行纠正时除外。对于左右辨别的 7 个问题,患者要正确知道左右和身体部位名称时答案才可信。假如室内无这些物品,可用类似的问题代替。

③ 相继指令(表 6-4,共 80 分)

表 6-4　指令与评分

指令	总分	评分
(1) 举起你的手	2	
(2) 闭上你的眼睛	2	
(3) 指一下椅子	2	
(4) 先指向窗户[(2)],然后指门[(2)]	4	
(5) 指一下钢笔[(2)]和书[(2)]	4	
(6) 用钢笔[(4)]指一下书[(4)]	8	
(7) 用书[(4)]指一下钢笔[(4)]	8	
(8) 用钢笔[(4)]指一下梳子[(4)]	8	
(9) 用书[(4)]指一下梳子[(4)]	8	
(10) 把钢笔[(4)]放在书的上面[(6)]然后给我[(4)]	14	
(11) 把梳子[(5)]放在钢笔的另一边[(5)],然后拿起,书[(5)]翻过来[(5)]	20	

提示:部分执行指令根据正确执行的每一动作上方的数字给分。假如患者要求重复或看起来没懂,可用完整的句子重复指令。患者面前的桌子上依次分别摆好钢笔、梳子和书,并口头说明:"看到钢笔、梳子和书了吗? 请你按我说的指出来并用这些物品做动作,准备好了吗?"假如患者好像不明白让他干什么,可用梳子指钢笔做一下示范后再重新开始。

(3) 复述的检查(表 6-5,最高 100 分,音素错或语序错扣 1 分)

表 6-5　复述的检查

题号	问题	满分	评分	言语特征
(1)	床	2		
(2)	鼻子	2		
(3)	烟斗	2		
(4)	窗户	2		
(5)	香蕉	2		
(6)	雪球	4		
(7)	45	4		
(8)	95%	6		
(9)	62.5	10		
(10)	电话响着呢	8		

(续表)

题号	问题	满分	评分	言语特征
(11)	他不回来了	10		
(12)	做糕点令人兴高采烈	10		
(13)	英国第一门野战炮	8		
(14)	没有,假如,和,或,但是	10		
(15)	把5打饮料罐的装潢装进我的盒子	20		
总分				

提示:让患者复述下面的词和句,然后记录答案。假如患者要求重复或患者似乎未听到的话可重复一次。假如复述不完全,每一个可辨认的词给2分。较轻的构音错误也可算正确,给2分。语序错误或每一个音素错误减1分。

(4) 命名检查(表6-6,共60分,音素错得2分,后者加触觉得1分)

① 物体命名

表6-6 铅物体命名

内容记录				
物体	反应	触觉提示	音素提示	评分(分)
(1) 枪				
(2) 球				
(3) 刀				
(4) 茶杯				
(5) 别针				
(6) 锤子				
(7) 牙刷				
(8) 橡皮				
(9) 挂锁				
(10) 铅笔				
(11) 螺丝刀				
(12) 钥匙				
(13) 纸夹子				
(14) 烟斗				
(15) 梳子				
(16) 橡皮筋				
(17) 汤匙				
(18) 透明胶纸卷				
(19) 叉				
(20) 火柴				
总分				

提示:将上述表格中的物品依次摆好(视频3)。记录项目包括:反应、触觉提示、音素提示及分数。假如患者凭眼睛视觉不能回答或回答错误,让者用手触摸物品,假如仍不能回答或回答不正确,提示一个音素或给一个语义提示(词的前半部分)。每题最长20秒,假如命名正确有较轻发音错误给3分,每一个可辨别出的错语给1分,需要语音或触觉提示的给1分。

② 自发命名(1分钟动物最高20分)

提示:让患者在1分钟内说出尽量多的动物名称,假如患者不知所措就提示他:"想想驯养的动物,比如马;或野生动物,比如虎"。到30秒时可催促患者。除例子之外每说出一个动物给1分,即使因语音错误而变调也给1分。

③ 完成句子(10分,音素错给1分)

表6-7 完成句子

句子和答案			
句子	答案	评分(分)	言语特征
(1) 草是……的	绿		
(2) 糖是……的	甜或白		
(3) 玫瑰是红的,紫罗兰是……的	蓝紫		
(4) 他们打架打得像猫和……一样	狗		
(5) 腊八是在农历……月	12		
总分			

提示:让患者完成你说的话。举个例子,如"冰是(冷的)"。每一个正确答案给2分,每一个发音不准给1分。合理的改变可以,如"糖是(养胖的),草是(黄的)"。

④ 反应性命名(10分,音素错给1分)

表6-8 反应性命名

问题及答案			
问题	答案	评分(分)	言语特征
(1) 你用什么写字?	钢笔或铅笔、毛笔		
(2) 雪是什么颜色的?	白色		
(3) 每星期有几天?	7天		
(4) 护士在哪里工作?	医院		
(5) 你在哪里买邮票?	邮局、商店		
总分			

提示:每一个可接受的答案给2分,每一个发音不准给1分。

(5) WAB评定结果分析

① 失语商AQ计算方法(表6-9)

表 6-9　失语商 AQ 计算方法

项目		评分(分)	折算
Ⅰ. 自发言语	① 信息量		10
	② 流畅度		10
Ⅱ. 理解	① 是非题	60	(60＋60＋80)/20＝10
	② 听词辨认	60	
	③ 相继指令	80	
Ⅲ. 复述		100	100/10＝10
Ⅳ. 命名	① 物体命名	60	(60＋20＋10＋10)/10＝10
	② 自发命名	20	
	③ 完成句子	10	
	④ 反应性命名	10	

AQ＝右项评分之和×2＝100 分

AQ 的意义:正常 AQ＝98.4～99.6;AQ＜93.8 可评为失语;AQ＝93.8～98.4 时,可能为弥漫性脑损伤、皮质下损失。

② 失语症类型鉴别(表 6-10)

表 6-10　失语症类型鉴别

失语类型	流畅	理解	复述	命名
Broca 性	0～4	4～10	0～7.9	0～8
Wernicke 性	5～10	0～6.9	0～7.9	0～9
传导性	5～10	7～10	0～6.9	0～9
完全性	0～4	0～3.9	0～4.9	0～6
经皮质运动性	0～4	4～10	8～10	0～8
经皮质感觉性	5～10	0～6.9	8～10	0～9
经皮质混合性	0～4	0～3.9	5～10	0～6
命名性	5～10	7～10	7～0	0～9

3. 示范改良 Frenchay 评定法　改良 Frenchay 评定法用于判断运动性构音障碍的严重程度,每项按损伤严重程度分级,从 a 至 e 五级,a 为正常,e 为严重损伤,包括 8 个方面 28 个小项目的内容。

(1) 反射

① 咳嗽

提出问题:"当你吃饭或喝水时,你咳嗽或咳呛吗?","你清嗓子有困难吗?"

a 级——没有困难。

b 级——偶有困难,咳、呛或有时食物进入气管,患者主诉进食必须小心。

c 级——患者必须待别小心,每日咳呛 1～2 次,清痰可能有困难。

d级——吃饭或喝水时频繁咳呛,或有吸入食物的危险。偶尔不是在吃饭时咳呛,例如,咽唾液时也可咳呛。

e级——没有吞咽、咳嗽反射,用鼻饲管进食或在吃饭、喝水、咽唾液时连续咳嗽。

② 吞咽:如有可能,亲眼观察患者喝下 140 mL 温开水和吃两块饼干,要求其尽可能快地完成。并询问患者是否吞咽时有困难,记录有关进食的速度及饮食情况。

注:喝一定量的水,正常时间是 4~15 s,平均 8 s,超过 15 s 为异常缓慢。

a级——没有异常。

b级——吞咽有一些困难,吃饭或喝水缓慢。喝水时停顿比通常次数多。

c级——进食明显缓慢,避免一些食物或流质饮食。

d级——患者仅能吞咽一种特殊的饮食,例如单一的或绞碎的食物。

e级——患者不能吞咽,须用鼻饲管。

③ 流涎:询问患者是否有流涎,并在会话期间观察之。

a级——没有流涎。

b级——嘴角偶有潮湿,患者可能叙述夜间枕头是湿的(正常人在夜间也可有轻微的流涎),当喝水时轻微流涎。

c级——当倾身向前或精力不集中时流涎,略能控制。

d级——在静止状态下流涎非常明显,但不连续。

e级——连续不断的过多流涎,不能控制。

(2) 呼吸

① 静止状态:根据患者坐时和没有说话时的情况,靠观察作出评价;当评价有困难时,需要向患者提出下列要求:让患者闭嘴深吸气,当听到指令后尽可能缓慢地呼出,并记下所用的秒数。正常能平稳地呼出而且平均用时为 5 s。

a级——没有困难。

b级——吸气或呼气不平稳或缓慢。

c级——有明显的吸气或呼气中断,或深吸气时有困难。

d级——吸气或呼气的速度不能控制,可能显出呼吸短促,比 c 级更加严重。

e级——患者不能完成上述动作,不能控制。

② 言语时同患者谈话并观察呼吸:问患者在说话时或其他场合下是否有气短。下面的要求常用来辅助评价:让患者尽可能快地一口气数到 20(10 s 内),检查者不应注意受检者的发音,只注意完成所需呼吸的次数,正常情况下要求一口气完成,但是对于腭咽闭合不全者很可能被误认为是呼吸控制较差的结果,这时可让患者捏住鼻子来区别。

a级——没有异常。

b级——由于呼吸控制较差,极偶然地中止平稳呼吸,患者可能申明他感到必须停下来,做一次外加的呼吸完成这一要求。

c级——患者必须说得快,因为呼吸控制较差,声音可能消失,可能需要 4 次呼吸才能完成这一要求。

d级——用吸气或呼气说话,或呼吸非常表浅只能运用几个词,不协调,且有明显的可变性。患者需要 7 次呼吸来完成这一要求。

e级——由于整个呼吸缺乏控制,言语受到严重障碍。可能一次呼吸只能说一个词。

（3）唇的运动

① 静止状态：当患者不说话时，观察唇的位置。

a 级——没有异常。

b 级——唇轻微下垂或不对称，只有熟练检查者才能观察到。

c 级——唇下垂，但是患者偶尔试图复位，位置可变。

d 级——唇不对称或变形是显而易见的。

e 级——严重不对称，或两侧严重病变，位置几乎不变化。

② 唇角外展：要求患者做一个夸张的笑。示范并鼓励患者唇角尽量抬高，观察患者双唇抬高和收缩的运动。

a 级——没有异常。

b 级——轻微不对称，熟练的检查者才能观察到。

c 级——严重变形，只有一侧唇角抬高。

d 级——患者试图做这一动作，但是外展和抬高两项均在最小范围。

e 级——患者不能在任何一侧抬高唇角，没有唇的外展。

③ 闭唇鼓腮：让患者按要求完成下面的一项或两项动作，以帮助建立闭唇鼓腮时能达到的程度：让患者用气鼓起面颊并坚持 15 s，示范并记录患者所用的秒数，注意是否有气从唇边漏出。若有鼻漏气，治疗师应该用拇示指捏住患者的鼻子；让患者清脆的发出"P"音 10 次，并鼓励患者夸张这一爆破音，记下所用的秒数并观察发"P"音后闭唇的连贯性。

a 级——极好的唇闭合，能保持唇闭合 15 s 或用连贯的唇闭合来重复发出"P""P"之音。

b 级——偶尔漏气，气冲出唇在爆破音的每次发音中唇闭合不一致。

c 级——患者能保持唇闭合 7～10 s，在发音时观察有唇闭合，但不能坚持，听不到发音。

d 级——很差的唇闭合，唇的的一部分闭合丧失，患者试图闭合，但不能坚持，听不到发音。

e 级——患者不能保持任何唇闭合，看不见也听不到患者发音。

④ 交替动作：让患者在 10 s 内重复发"u""i"10 次，让患者夸张动作并使速度与动作相一致（每秒做一次），记下所用秒数，可不必要求患者发出声音。

a 级——患者能在 10 s 内有节奏地连续做这两个动作，显示出很好的唇收拢和外展。

b 级——患者能在 15 s 内连续做这两个动作，在唇收拢及外展时，可能出现有节奏的颤抖或改变。

c 级——患者试图做这两个动作，似乎很费力，一个动作可能在正常范围内，但是另一个动作严重变形。

d 级——可辨别出唇形有所不同，或一个唇形的形成需做 3 次努力。

e 级——患者不可能做任何动作。

⑤ 言语时：观察会话时唇的动作（运动），重点注意唇在所有发音时的形状。

a 级——唇动作（运动）在正常范围内。

b 级——唇动作（运动）有些减弱或过度，偶有漏音。

c 级——唇动作（运动）较差，听起呈现微弱的声音或爆破音、嘴唇形状有许多遗漏。

d 级——患者有一些唇动作（运动），促听不到发音。

e 级——没有观察到两唇的动作(运动),或在试图说话时唇的运动。

(4) 颌的位置

① 静止状态:当患者没有说话时观察颌的位置。

a 级——颌自然地处于正常位置。

b 级——颌偶尔下垂,或偶尔过度闭合。

c 级——颌下垂松弛地张开,偶然试图闭合或频繁试图复位。

d 级——大部分时间颌松弛地张开,且可看到缓慢不随意的运动。

e 级——颌下垂很大地张开着,或非常紧地闭住,偏斜非常严重,不能复位。

② 言语时:当患者说话时观察其颌的位置。

a 级——无异常。

b 级——疲劳时有最小限度的偏离。

c 级——颌没有固定的位置或颌明显地痉挛,但是在有意识的控制之下。

d 级——明显存在一些有意识的控制,但是有严重的异常。

e 级——在试图说话时,颌没有明显的运动。

(5) 软腭运动

① 反流:观察并询问患者吃饭或喝水时是否进入鼻腔。

a 级——无进入鼻腔。

b 级——偶尔进入鼻腔,咳嗽时偶然出现。

c 级——患者诉述说一周内发生几次。

d 级——在每次进餐时,至少有一次。

e 级——患者进食流质或食物时,接连发生困难。

② 抬高让患者发"啊—啊—啊"5 次。在每个"啊"之间有一个充分的停顿,为的是使软腭有时间下降,观察患者在活动时间内软腭的运动。

a 级——软腭运动充分保持对称性。

b 级——轻微的不对称,但是运动能完成。

c 级——在所有的发音中软腭运动减退,或严重不对称。

d 级——软腭仅有一些最小限度的运动。

e 级——软腭无抬高或无运动。

③ 言语时:在会话中出现鼻音和鼻漏气音。可以用下面的要求来帮助评价:让患者说"妹(mei)","配(pei)","内(nei)","贝(bei)"。治疗师注意此时唇的变化。

a 级——共鸣正常没有鼻漏气音。

b 级——轻微的鼻音过重和不平稳的鼻共鸣或偶然有轻微鼻漏气音。

c 级——中度的鼻音过重或缺乏鼻共鸣,有一些鼻漏气音。

d 级——中到过重的鼻音或缺乏鼻共鸣,或明显的鼻漏气音。

e 级——严重的鼻音或鼻漏气音。

(6) 喉的运动

① 发音时间:让患者尽可能地说"啊",记下所用的秒数和每次发音清晰度。

a 级——患者能持续发"啊"15 s。

b 级——患者能持续发"啊"10 s。

c 级——患者能持续发"啊"5~10 s,发音断续沙哑或中断。

d 级——患者能清楚持续发"啊"3～5 s,或能发"啊"5～10 s,但是明显沙哑。

e 级——患者不能持续清楚地发"啊"3 s。

② 音高:让患者唱音阶(至少 6 个音符),并在患者唱时作评价:

a 级——无异常。

b 级——好,但是患者显出一些困难,嗓音嘶哑或吃力。

c 级——患者能表现 4 个清楚的音高变化,不均匀地上升。

d 级——音高变化极小,显出高低音间有差异。

e 级——音高无变化。

③ 音量:让患者从 1 数到 5,逐次增大音量。开始用低音,结束用高音。

a 级——患者能用有控制的方式来改变音量。

b 级——中度困难,偶尔数数声音相似。

c 级——音量有变化,但是有明显的不均匀改变。

d 级——音量只有轻微的变化,很难控制。

e 级——音量无变化或者全部过小或过大。

④ 言语:注意患者在会话中是否发音清晰,音量和音高是否适宜。

a 级——无异常。

b 级——轻微的沙哑,或偶尔不恰当地运用音量或音高,只有治疗师能注意到这一轻微的改变。

c 级——由于话语长,音质发生变化,频繁地调整发音或音高困难。

d 级——发音连续出现变化,在持续清晰地发音及音量音调上都有困难。如果其中任何一项始终有困难,评分应该定在这一级上。

e 级——声音严重异常,可以明显出现两个或全部下面特征——连续的沙哑,连续不恰当地运用音高和音量。

(7) 舌的运动

① 静止状态:让患者张开嘴,在静止状态下观察舌 1 min,如果患者保持张嘴有困难,可用压舌板放在其牙齿两边的边缘。

a 级——无异常。

b 级——舌显出偶尔的不随意运动,或最低限度的偏离。

c 级——舌明显偏向一边,或不随意运动明显。

d 级——舌的一侧明显皱缩,或成束状。

e 级——舌显出严重的不正常,即舌体小,皱缩或过度肥大。

② 伸出:让患者完全伸出舌,并收回 5 次,速度要求是 4 s 内收缩 4 次,记下所用的秒数。

a 级——舌在正常范围的平稳活动。

b 级——活动慢(4～6 s),其余正常。

c 级——伸舌不规则,或伴随面部怪相,伴有明显的震颤或在 6～8 s 完成。

d 级——患者只能把舌伸出唇,或运动不超过两次,完成时间超过 8 s。

e 级——患者不能做这一动作,舌不能伸出唇。

③ 抬高:让患者把舌伸出指向鼻,然后向下指向下颌,连续 5 次。在做这一动作时鼓励保持张嘴,速度要求为 6 s 内运转 5 次。记录测试时间。

a 级——无异常。

b级——活动好,但慢(8 s内)。

c级——两方面都能运动,但吃力或不完全。

d级——只能向一方向运动,或运动迟钝。

e级——患者不能完成这一活动,舌不能抬高或下降。

④ 两侧运动:让患者伸舌,从一边到另一边运动5次,在4 s内示范这一要求,记录所用的秒数。

a级——无异常。

b级——活动好,但慢5～6 s完成。

c级——能向两侧运动,但吃力或不完全,可在6～8 s内完成。

d级——只能向一侧运动或不能保持,8～10 s完成。

e级——患者不能做任何运动,或要超过10 s才可能完成。

⑤ 交替运作:让患者尽可能快地说"喀(ka)""拉(la)",共10次,记录完成所需的秒数。

a级——无困难。

b级——有一些困难,轻微的不协调,稍慢,完成要求需要5～7 s。

c级——一个发音较好,另一个发音较差,需10 s才能完成。

d级——舌在位置上有变化,能识别出不同声音。

e级——舌没有位置的改变。

⑥ 言语时,记下舌在会话中的运动。

a级——无异常。

b级——舌运动轻微不准确,偶尔发错音。

c级——在会话过程中需自行纠正发音,由于缓慢的交替运动使言语吃力,个别辅音省略。

d级——严重的变形运动,发音固定在一个位置上,舌位置严重改变,元音歪曲,且辅音频繁遗漏。

e级——舌没有明显的运动。

(8)言语

① 读字:下面的字应一个字写在一张卡片上。

居 热 爹 诺 刘 子 呼 洞

名 乐 贴 若 牛 冲 哭 伦

法 字 骄 船 女 围 南 搬

瓦 次 悄 床 吕 肥 兰 攀

方法:打乱卡片,字面朝下放置,随意选12张卡片。注意:治疗师不要看卡片,患者自己或帮其揭开卡片,让患者读字,治疗师记下所能听明白的字。12个卡片中的前两个为练习卡,其余10个为测验卡。当患者读出所有的卡片时,用这些卡片对照所记下的字,把正确的字加起来,记下数量,用下列分级法评分。

a级——10个字均正确,言语容易理解。

b级——10个字均正确,但是治疗师必须特别仔细听,并猜测所听到的字。

c级——7～9个字说得正确。

d级——5个字说得正确。

e 级——2 个或更少的字说得正确。

② 读句:清楚地将下列句子写在卡片上。

这是风车　这是一半　这是工人

这是蓬车　这是一磅　这是功臣

这是人名　这是阔绰　这是果子

这是人民　这是过错　这是果汁

这是公司　这是木船　这是诗词

这是工资　这是木床　这是誓词

方法与分级:运用这些卡片,按照前一部分所做的方法进行,用同样的分级法评分。

③ 会话:鼓励患者会话,大约持续 5 min,询问有关工作、业余爱好和亲属等。

a 级——无异常。

b 级——言语异常,但可理解,偶尔需患者重复。

c 级——言语严重障碍,其中能明白一半,经常重复。

d 级——偶尔能听懂。

e 级——完全听不懂患者的语言。

④ 速度:从会话分测验的录音带中,判断患者的言语速度,计算每分钟字的数量.填在图表中适当的范围内。正常言语速度约为 2 个字/s,100～200 字/min,每一级为每分钟 12 个字。

a 级——每分钟 108 个字以上。

b 级——每分钟 84～95 个字。

c 级——每分钟 60～71 个字。

d 级——每分钟 36～47 个字。

e 级——每分钟 23 个字以下。

改良 Frenchay 评定法结果分析(表 6-11):

表 6-11　Frenchay 构音障碍评定表

姓名:_____　性别:____　年龄:____　床号:____　住院号:____　　入院日期:_____

项目	功能	损伤严重程度				
		a 正常←　　　　→严重损伤 e				
		a	b	c	d	e
反射	咳嗽					
	吞咽					
	流涎					
呼吸	静止状态					
	言语时					

（续表）

项目	功能	损伤严重程度				
		a 正常← →严重损伤 e				
		a	b	c	d	e
唇	静止状态					
	唇角外展					
	闭唇鼓腮					
	交替发音					
	言语时					
颌	静止状态					
	言语时					
软腭	进流质食物					
	软腭抬高					
	言语时					
喉	发音时间					
	音调					
	音量					
	言语时					
舌	静止状态					
	伸舌					
	上下运动					
	两侧运动					
	交替发音					
	言语时					
言语	读字					
	读句子					
	会话					
	速度					

评定指标	评定级别				
a 项数/总项数	正常	轻度障碍	中度障碍	重度障碍	极重度障碍
	27－28/28	26－18/28	17－14/28	13－7/28	6－0/28
评定级别					
评定医师					
评定日期					

（二）在教师指导下学生分组对患者进行评估

1. 学生对患者进行 WAB 评估　选取临床上 4 个典型失语症病例,将学生分为4组,每组学生采用西方失语症成套测验(WAB)对一名失语症患者进行评估。评估结束后由学生提问评估过程中遇到的问题,老师进行解答。之后在老师指导下计算失语商(AQ),并诊断失语症类型。

2. 学生对患者进行改良 Frenchay 评定　选取临床上 4 个典型构音障碍病例,将学生分为 4 组,每组学生采用改良 Frenchay 评定法对一名构音障碍患者进行评估。评估结束后由学生提问评估过程中遇到的问题,老师进行解答,之后在老师的指导下填写构音障碍评价总结表(表 6-11)。

3. 总结判定　对每一例患者的评估结果进行分析,判断严重程度及预后,制定相应的治疗目标及方案。进一步分析该患者是否合并其他的言语-语言障碍,是否需进一步进行其他相关评定。

（三）教师介绍其他言语-语言功能量表评定方法

1. 北京医科大学汉语失语症检查法(ABC)　此测验是由北医大神经心理研究室参考西方失语症成套测验结合国情编制,包括会话、理解、复述、命名、阅读、书写、结构与视空间、运用和计算、失语症总结十大项目组成。

2. 中国康复研究中心汉语标准失语症检查(CRRCAE)　此检查是中国康复研究中心听力语言科以日本的标准失语症检查为基础,同时借鉴国外有影响的失语评价量表的优点,按照汉语的语言特点和中国人的文化习惯所编制,亦称汉语标准失语症检查。此检查包括两部分内容,第一部分是通过患者回答 12 个问题了解其语言的一般情况。第二部分由 30 个分测验组成,分为 9 个大项,包括听理解、复述、说、出声读、阅读理解、抄写、描写、听写和计算。

3. 语言发育迟缓检查法(S-S 法)　是由日本音声语言医学会审定,中国康复研究中心修订成中国版的 S-S 法。适用于 1.5～6.5 岁的语言发育迟缓儿童。S-S 评定法包括促进学习有关的基础性过程、符号与指示内容的关系、交流态度三个方面。

4. 中国康复研究中心构音障碍评定法　该评定法主要评估有无构音障碍、构音障碍的种类和程度,推断原发病及其损伤程度,包括构音器官及构音检查两部分。

（四）教师介绍言语-语言功能客观评定

1. 失语症客观评定方法

(1) 计算机辅助汉语失语症评估软件:包括语言障碍诊治仪 ZM2.1(简称语言障碍 ZM2.1)、失语症计算机评测系统、语言认知训练评估系统 OTSoft 等。其中,语言障碍 ZM2.1 的临床使用较为广泛,其诊断设计是基于语言链中每一个环节检测及计算机智能运算的基础之上,通过优选各种失语症检查方法的敏感指标,结合汉语和计算机应用的特点设计,实现病历管理-检测评估-各残存功能显示-康复建议-康复实施等程序化管理。该检查可实现自动分析音量、语速等语音参数,并根据汉语特点设计了利手检测。通过对听、视、语音、口语表达四部分共 65 题检查,囊括表达、理解、复述、命名、阅读等失语症检测的各项指标,其中语音检测方面,系统可对输入的语言进行即时客观分析。该评估系统已通过多中心临床验证,并投入临床应用十余年。

(2) 汉语失语症的脑功能影像学检测:通过 SPECT、PET、BOLD-fMRI、MRS、DTI

影像学技术可观察到语言某一加工过程或步骤的脑区激活及协同情况；对不同层次的语言加工过程和不同类型失语症机制进行研究。如图片命名过程中，涉及视觉加工、认知、语言理解及表达等多个过程。

（3）汉语失语症的神经电生理检测：事件相关电位技术（Event-Related Potentials，ERPs）可作为探讨汉语失语症病态内部语言、辅助失语症评价的重要工具，在语言认知加工反应时间和反应预期上意义重大。

2. 构音障碍客观评定方法

（1）言语清晰度测试电脑软件（Speech Intelligibility Test，SIT）：SIT 是一款有效可靠的构音障碍清晰度计算机评估工具，测验结构清晰，易学易用，结果可靠。SIT 整合多个清晰度测验于一体，包括构音障碍清晰度评估（Assessment of Intelligibility in Dysarthric Speakers，AIDS）、构音障碍清晰度计算机评估、音位清晰度测验 Windows 平台等，广泛应用于运动性言语障碍、喉癌、口腔癌、方言和腭裂的言语清晰度测量。测验包括：句子的言语清晰度、语速和沟通效率；单个词汇的清晰度、正确元音/辅音百分比，还可以统计塞音、擦音、塞擦音、半元音和鼻音的数量；朗读或自发言语的测量等。目标词和句子在语音学上是经过平衡的，通过随机呈现刺激来减少听者的学习效应，自动计算多项测试结果，并可出具简单报告，为治疗师节省宝贵时间。

（2）发声器官客观性评估：喉功能的器械评估意在评估喉的生理功能状态，主要包括嗓音客观物理声学分析（Acous-Tic Analysis）、电声门图（Electroglottography，EGG）、喉的气流动力学、喉肌电图（Laryngeal Electromyography，LEMG）、喉镜检查（Laryngoscopy）等。电声门图是通过测量发声时声门接触面积的变化来研究声带的振动情况，声带相互接触时电流量高于声门开放时的电流量，用电极片测得声带振动时声门电阻抗变化引起的体表电流量改变而描记出来的声门开闭曲线即为电声门图。喉肌电图是一种测试喉肌及其支配神经肌电活动的重要检查方法。通过测试喉部在发声、呼吸、吞咽等不同生理活动时后部肌肉电生理活动的状况，以判断喉神经肌肉功能状态，为喉运动性发声障碍、吞咽障碍及其他喉神经肌肉疾病的诊断治疗及预后的判定提供科学依据。喉镜检查是通过直接观察喉部、共鸣腔及发声器官的情况，了解发声及发声器官的生理病理状态，主要包括间接喉镜、纤维喉镜、电子喉镜、直管放大喉镜及动态频闪喉镜检查。其中动态喉镜检查主要用于观察发声时声带的振动特性，是唯一能看到声带黏膜波移动方式的检查。

五、实验见习的总结反馈

1. 随着医学的发展以及人们生活水平的提高，各种疾病所致功能障碍患者的生存率在提高，人们对康复的需求不再满足于日常生活活动能力的改善，逐渐注重社会参与、生存质量的改善。各种原因所致的言语-语言障碍严重影响患者的交流与参与能力，因而日益得到重视。

2. 言语-语言障碍相关评估量表，评估项目多且繁杂，评估及记录过程中细节易出现错误或偏差。

3. 选取临床常用的失语症量表[西方失语症成套测验（WAB）]及构音障碍评定量表（改良 Frenchay 评定法），运用案例分析进行演示，除了重点讲解评估中遇到的难点，还应对量表进行完整讲解，并分析评估结果。

六、参考文献

1. 王玉龙. 康复功能评定学[M]. 3 版. 北京：人民卫生出版社，2018.

2. 陈卓铭. 言语治疗学[M]. 3 版. 北京：人民卫生出版社，2018.

3. 王荫华. 西方失语症成套测验（WAB）介绍（一）[J]. 中国康复理论与实践，1997，3（2）：87－89，135－140.

4. 陈卓铭. 汉语语言心理加工与失语症评估[J]. 中国康复医学杂志，2015，30(11)：1091－1094.

5. Davida Fromm，Margaret Forbes，Audrey Holland. Discourse Characteristics in Aphasia Beyond the Western Aphasia Battery Cutoff[J]. American Journal of Speech-Language Pathology，2017，26(3)：762－768.

6. 庞子建，刘恒鑫，高立群. 成人运动性构音障碍言语清晰度评估的研究进展[J]. 中国康复理论与实践，2019，25(2)：140－145.

7. 朱守娟，屈云，刘珂. 运动性构音障碍的评估进展[J]. 中国康复医学杂志，2012，27(1)：92－95.

8. Bipasha Kashyap，Pubudu N Pathirana，Malcolm Horne. Quantitative Assessment of Syllabic Timing Deficits in Ataxic Dysarthria[J]. IEEE：Engineering in Medicine and Biology Society，2018：425－428.

言语—语言
功能评定

第七章　感觉功能评定

一、实验见习内容

1. 感觉功能评定步骤及注意事项。
2. 感觉障碍的检查方法。
3. 感觉障碍检查相关的病变定位诊断。

二、实验见习目的

1. 熟悉感觉的解剖及生理学基础。
2. 熟悉感觉障碍的临床分类和分型。
3. 掌握感觉功能评定步骤及注意事项。
4. 掌握浅感觉、深感觉、复合感觉功能检查方法及量表的选择。
5. 熟悉量表的选择及填写。
6. 熟悉感觉障碍的病变定位诊断思路。
7. 了解定量感觉测定。

三、实验见习的工具、量表

1. 工具　棉签、软毛笔、大头针、试管、音叉（256H）、两角规、叩诊锤、铅笔、具有明显轮廓的日常物件（橡皮、钥匙、硬币等，大小不要超过肢体接触面）、不同质地的布（丝绸、麻布、磨砂纸等）、不同重量的物体、彩色记号笔。

2. 评定方法及量表　Semmes-Weinstein 单丝评定、Moberg 触觉识别评定、Lindmark 感觉运动功能评定（感觉功能评定记录表）、Fugl-Meyer 感觉运动功能评定（感觉功能评定记录表）。

四、实验见习的方法

1. 感觉障碍分类及分型　感觉是指人脑对直接作用于感受器的客观事物的个别属性的反应。感觉障碍分为刺激性症状和抑制性症状两类。感觉通路刺激性病变可引起感觉过敏及感觉障碍（感觉倒错、感觉过度、感觉异常及疼痛），感觉通路受破坏时出现感觉减退或消失。根据病变部位不同可分为周围神经型感觉障碍、脊髓型感觉障碍、脑干型感觉障碍、丘脑型感觉障碍、内囊型感觉障碍、皮质型感觉障碍。

2. 感觉功能评定步骤及注意事项

评定操作步骤：

（1）简要评估患者意识、精神状态，评估患者配合度和注意力，不能口头表达者需建立有效沟通方式,必要时可先完善认知、情绪及疼痛等评估。

（2）向患者介绍检查目的、方法和要求,取得患者的合作并进行检查示范。

（3）遮蔽双眼,给予刺激并双侧对比,观察患者的反应。

（4）在两次测试之间,请患者睁眼,告知新的指令。

（5）在节段性感觉支配的皮肤分布图中标示,将检查结果记录在评定表中。

注意事项:检查者需要根据感觉神经和分布皮节进行检查;检查前应充分暴露检查部位并进行两侧对称比较,先检查浅感觉,再检查深感觉和复合感觉;检查过程中宜先进行全身检查或者检查整个部位,再从感觉消失或减退区查至正常区,然后至过敏区;当检查出感觉障碍,需注意感觉障碍的类型;一次检查时间不宜过长,可反复多次检查以获得准确的结果。

3. 感觉功能检查方法

（1）浅感觉:受外界环境的理化刺激而产生,感受器大多表浅,位于皮肤内,包括触觉、痛觉、温度觉和压觉。

① 触觉:让患者闭目,检查者用棉签(棉花)、软毛笔或单丝对其体表的不同部位依次接触,询问患者有无(轻痒的)感觉。刺激的动作要轻,刺激不应过频,刺激时间间隔不要有规律。要在两侧对称的部位进行比较。检查四肢时刺激的方向应与长轴平行,检查胸腹部的方向应与肋骨平行。检查顺序为面部、颈部、上肢、躯干、下肢。

② 痛觉:用大头针的针尖以均匀的力量轻刺病人皮肤,让病人立即陈述具体的感受。为了避免主观或暗示作用,病人应闭目接受测试。测试时注意两侧对称部位的比较,检查后记录感觉障碍的类型(正常、过敏、减退、消失)和范围。痛觉的评定可以分为单维度疼痛量表(视觉模拟量表,VAS;修订版 Wong-Baker 面部表情疼痛评估法,FPS-R;数字评定量表,NRS;口头评分法,VRS)、多维度疼痛综合评估量表(简明疼痛量表,BPI,17 项长版和 9 项简版;麦吉尔疼痛问卷,MPQ,原版和简版;健康调查简表,SF-36;整体疼痛评估量表,GPS)、神经病理性疼痛筛查专用量表(ID 疼痛量表,ID Pain;DN4 神经病理性疼痛量表,DN4;NPQ 神经病理性疼痛量表,NPQ;利兹神经病理性疼痛症状与体征评价量表,LANSS;疼痛识别问卷,PD-Q),具体详见第二十二章。

③ 温度觉:包括冷觉与温觉。冷觉用装有 5～10 ℃的冷水试管,温觉用 40～45 ℃的温水试管。在闭目的情况下交替接触患者皮肤,嘱患者说出冷或热的感觉。选用的试管直径要小。管底面积与皮肤接触面不要过大,接触时间以 2～3 s 为宜,检查时两侧部位要对称,并进行比较。

④ 压觉:让患者闭眼,检查者用大拇指使劲地去挤压肌肉或肌腱,请患者指出感觉。对瘫痪的患者,压觉检查常从有障碍部位到正常的部位。

（2）深感觉:是深部组织感觉,受刺激的肌肉收缩,刺激肌肉、肌腱、关节和骨膜处的神经末梢,即本体感受器(肌梭、腱梭等)而产生的感觉,包括位置觉、运动觉、震动觉。

① 位置觉:患者闭目,检查者将患者手指、脚趾或一侧肢体被动摆在一个位置上,让患者说出肢体所处的位置,或用另一侧肢体模仿出相同的位置。

② 运动觉:患者闭目,检查者以手指夹住患者手指或足趾两侧,上下移动 5°左右,让患者辨别是否有运动及移动方向(向上、向下,图 7-1),如不明确可加大幅度或测试较大关节,让患者说出肢体运动的方向,或用对侧肢体进行模仿。患肢做 4～5 次位置的变化,记录准确回答的次数,将检查的次数作为分母,准确地说出或模仿出关节位置的次数

作为分子记录(如上肢关节觉 4/5)。

③ 震动觉:让患者闭目,用每秒震动 128 次或 256 次的音叉柄置于患者骨骼突出部位上(图 7-2),请患者指出音叉有无震动和持续时间,并作两侧、上下对比。检查时常选择的骨突部位:胸骨、锁骨、肩峰、鹰嘴、尺桡骨茎突、棘突、髂前上棘、股骨粗隆、腓骨小头、内外踝等。

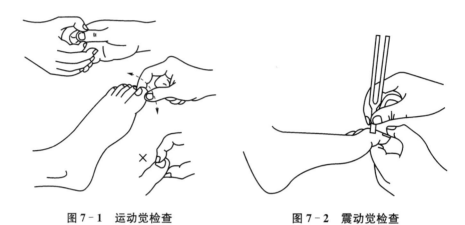

图 7-1　运动觉检查　　　　　　　图 7-2　震动觉检查

(3) 复合感觉:大脑皮质(顶叶)对感觉刺激的综合分析、判断能力,因此又称为皮质感觉,包括皮肤定位觉、两点辨别觉、体表图形觉、重量识别觉、实体觉和材质分辨觉。复合感觉必须在深、浅感觉均正常时,检查才有意义。

① 皮肤定位觉:嘱患者闭目,检查者用手指或棉签轻触一处皮肤,请患者用手指出受触的部位,然后测量并记录与刺激部位的距离。正常误差手部小于 3.5 mm,躯干部小于 1 cm。

② 两点辨别觉:嘱患者闭目,用特制的两点辨别尺或双脚规或叩诊锤两尖端,两点分开至一定距离,同时轻触患者皮肤(沿所查区域长轴),两点的压力要一致(图 7-3)。让患者回答感觉到的是"一点"或"两点"。若感到两点时,再缩小距离,直至两接触点被感觉为一点为止。测出两点间最小的距离。美国手外科学会将两点辨别觉和手功能的关系确定了相应的标准(表 7-1、表 7-2)。

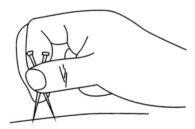

图 7-3　两点辨别觉检查

表 7-1　两点辨别觉正常值

部位	正常值范围
口唇	2～3 mm
指尖	3～6 mm
手掌、足底	15～20 mm
手背、足背	30 mm
胫骨前缘	40 mm
背部	40～50 mm

表 7-2 两点辨别觉与上肢功能的关系

程度	数值	功能
正常	<6 mm	可做上表弦等精细工作
尚可	6～10 mm	可持小器械(镊子等)
差	11～15 mm	可持大器械(拖把、锹)
保护性	仅有一点感觉	持物有困难
感觉缺失	无任何感觉	不能持物

③ 体表图形觉:嘱患者闭目,用铅笔或火柴棒在患者皮肤上写数字或画图形(如圆形、方形、三角形等),询问患者能否感觉并辨认,也应双侧对照(图 7-4)。

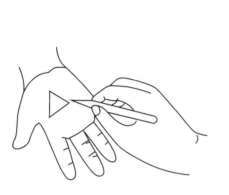

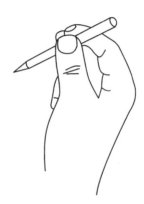

图 7-4 体表图形觉检查   图 7-5 实体觉检查

④ 重量识别觉:将形状、大小相同,但重量逐渐增加的物品逐一放在受检者手上,或双手同时分别放置不同重量的上述检查物品,要求受检者将手中重量与前一重量比较或双手进行比较后说出哪个轻或重。

⑤ 实体觉:嘱患者闭目,将日常生活中熟悉的某物品放于患者手中(如火柴盒、刀子、铅笔、橡皮、手表等)。让患者抚摸辨认并说出该物的名称、大小及形状等(图 7-5)。先测患侧,然后两手比较。

⑥ 材质分辨觉:分别将棉、毛、丝、橡皮等不同质地的物质放入患者手中,让患者触摸分辨,说出材料的名称(如丝绸或光滑/粗糙)。

(4) 定量感觉测定(Quantitative Sensory Testing,QST):是一种躯体神经纤维功能的心理生理学方法,也是目前评价小神经纤维病变的唯一方法。利用 QST 方法可以评价粗体感纤维、细体感纤维及其中枢传统通路的功能,具有无创性和定量化的优点。标准的 QST 测试分为机械刺激测试和温度刺激测试。不同形式的压迫刺激,显示记录受力的大小。目前使用的定量感觉测试除机械的(毛发针、弹簧针)以外,还有辐射热的、电流的、化学的、电热的和温控的等。

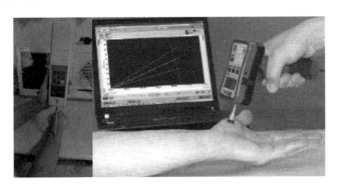

图 7-6 温度觉测试

① 温度觉:起始测试温度为 32 ℃,选取数平方厘米的皮肤作为被测试区域,使探头与皮肤接触(图 7-6),直至受试者产生感觉,按下停止按钮,记录的终末温度即为温度觉阈值。操作过程中温度变化率为 ±(0.5~5.0)℃/s,中断温度为 0 ℃ 及 50 ℃。

② 机械觉或针刺觉:测量基本方法同上,测试过程中使用 Von Frey 纤维刺激被测试区域皮肤,每次持续 2~5 s,刺激强度逐渐增加,直至受试者感觉到针刺感,记录机械感觉阈值。

③ 震动觉:测试过程中使用分级音叉,至于骨性突起部位,直至受试者振动觉完全消失为止,记录持续时间。

4. 感觉评定及记录量表

(1) 全身区域感觉功能评定及记录表(图 7-7、表 7-3)

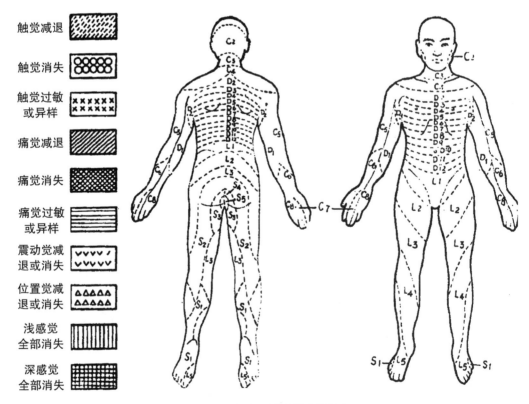

图 7-7 全身区域感觉功能评定

表7-3 全身感觉功能评定表

左侧			检查项目		右侧		
躯干	下肢	上肢			上肢	下肢	躯干
			浅感觉	触觉			
				痛觉			
				温度觉			
				压觉			
N			深感觉	位置觉			N
N				运动觉			N
				震动觉			
			复合觉	皮肤定位觉			
				两点辨别觉			
				双侧同时刺激			
				图形觉			
N	N			重量觉		N	N
N	N			实体觉		N	N
N	N			材质分辨觉		N	N

[注] N为在该部位不需要检查的项目。

（2）四肢感觉功能评定及记录表（表7-4、表7-5）

表7-4 Lindmark感觉运动功能评定（感觉功能评定记录表）

	轻触觉		评分标准		关节位置觉		评分标准
	左	右			左	右	
上臂				肩			
手掌				肘			
腿部				腕			0分:不能答出关节所处位置
足底				拇指			1分:4次回答只有3次正确
			0分:无感觉	手指			2分:每次回答均正确
			1分:感觉异常	髋			
			2分:感觉正常	膝			
				踝			
				足大踇趾			

表 7－5　Fugl-Meyer 感觉运动功能评定（感觉功能评定记录表）

轻触觉		本体感觉	
部位	记录	部位	记录
上肢		肩	
手掌		肘	
大腿		腕	
足跟		拇指	
		髋	
		膝	
		踝	
		足趾	

评分标准：
轻触觉：0 分：无感觉、感觉麻木；1 分：感觉过度/异常；2 分：感觉正常。
本体感觉：0 分：无感觉；1 分：与健侧比，75％回答正确；
　　　　　2 分：全部回答正确，与健侧相比没有或只有少许差异。
最高分：16 分

［注］上述量表均为四肢感觉运动功能评定量表的感觉功能评定部分，一般不进行独立评估。

（3）上肢感觉功能评定及记录表

① Semmes-Weinstein 单丝法（S－W 单丝法；表 7－6）：S－W 单丝法是一种精细的轻触-深压觉检查，可客观地将触觉障碍分为 5 级，以评定触觉的障碍程度和在康复中的变化。检查时采用单丝为粗细不同的一组笔直的尼龙丝，一端游离，另一端装在手持塑料棒的一端上，丝与棒成直角，测量时为避免受测手移动，可让患者将手背放在预先置于桌子上的一堆油腻子上。用隔帘或其他物品遮住患者双目，检查者持数值最小的单丝开始试验，使丝垂直作用在患者手指掌面皮肤上，不能打滑。预先与患者约定，当患者有触感时即应告知检查者。用 1.65～4.08# 丝时，每号进行 3 次，施加在皮肤上 1～1.5 s，提起 1～1.5 s 为一次。当丝已弯而患者仍无感觉时，换较大的一号再试，直到连续两次丝刚弯曲患者即有感觉时为止，记下该号码，然后查表找结果。用 4.17～6.65# 丝时，仅需做一次。

表 7－6　S－W 单丝法测定数据

单丝编号	相当的力（g）	记录用颜色	功能意义
1.65～2.83#	0.004 5～0.068	绿	正常
3.22～3.61#	0.178	蓝	轻触减弱
3.84～4.31#	0.305	紫	保护感减弱
4.56～6.55#	0.356	红	丧失保护感
＞6.65#	＞447	红线	无法测试

② Moberg 触觉识别评定（图 7-8、图 7-9，表 7-7）：试验时在桌上放一个约
12 cm×15 cm 的纸盒，在纸盒的旁边放置螺母、回形针、硬币、别针、尖头螺丝、钥匙、铁垫
圈、约 5 cm×2.5 cm 的双层绒布块、直径 2.5 cm 左右的绒布制棋子或绒布包裹的圆钮等
9 种物体，让患者尽快地、每次一件地将桌面上的物体拾到纸盒内。先用患手进行，在睁
眼情况下拾一次，再闭眼拾一次；然后用健手睁闭眼做一次。计算每次拾完所需的时间，
并观察患者拾物时用哪几根手指，采用何种捏法。将物品散布在纸盒旁 20 cm×15 cm
的范围内，在睁眼时，利手需 7~10 s，非利手需 8~11 s，在闭眼情况下，利手需 13~17 s，
非利手需 14~18 s。

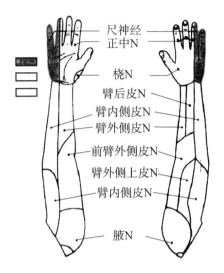

图 7-8　前臂的神经支配

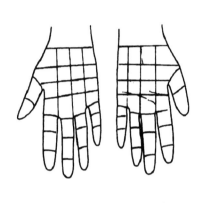

图 7-9　S-W 单丝检查的手部分区

表 7-7　Moberg 触觉识别评定

触觉		痛觉/温度觉		本体感觉		两点辨别觉*	
左	右	左	右	左	右	左	右
C_4					肩关节		C_6
C_5					肘关节		C_7
C_6					腕关节		C_8
C_7					手		实体觉
C_8							图形觉
T_1							重量觉

［注］ *两点辨别觉结果记录：3~6 mm 为正常；6~12 mm 为部分异常；>12 mm 为严重异常

5. 感觉障碍定位诊断实践操作

（1）课前分成 6 组，教师按照 6 类感觉障碍分型提供病历资料，包括主诉、病史及辅
助检查等，各小组课前准备并完善疾病病史，感觉障碍分布、性质及程度的患者模型。课
堂抽签决定检查及诊断患者模型。

（2）询问病史，判断患者意识情况，确定疾病类型，选择感觉检查工具及评定量表，确

定感觉障碍分布、性质及程度,对疾病的定位诊断做出判断并给出结论。

(3)小组讨论,教师补充并总结。

五、实验见习的总结反馈

感觉功能评定是临床评定工作的重要内容之一,中枢及周围神经损伤通常合并感觉障碍,通常与运动功能障碍并存。感觉功能评定联合神经电生理检查在神经定位诊断及康复治疗效果评价等方面具有实际意义。

本课的重点在使学生系统地掌握感觉功能评定的方法,并且初步建立感觉障碍的诊断思路。课程的难点在于感觉功能检查需要熟练掌握脊髓节段性感觉支配及周围神经分布知识,理论知识需要进行回顾讲解并巩固。感觉检查依靠患者的主观感受和表达,对患者状态、环境及操作者检查过程中的沟通方式及操作手法要求较高,需要学生在操作前明确检查目的并熟练掌握方法。

感觉功能检查的最终目的是进行功能评定并进行神经定位诊断,在临床检查过程中需要快速对感觉障碍的部位、性质、程度以及对感觉障碍的类型进行判断,因此熟练掌握感觉障碍分型并针对相关疾病的特点进行综合分析是教学的难点。通过课前分组及患者模型的建立,能够帮助学生更好地转化理论知识,提高鉴别能力,建立临床诊疗思维,有利于提高感觉功能评定实际操作能力。同时,对任课教师提出更高的要求,包括:病例的选择需要具有典型性,诊疗思路清晰,诊断相对明确,干扰项与鉴别点的把握等。在操作过程中需要任课教师实时把控全局,在讨论环节能够准确地指正并做好总结工作。

六、参考文献

1. 王玉龙.康复功能评定学[M].北京:人民卫生出版社,2019:151-155.

2. 励建安.实用脊髓康复学[M].北京:人民军医出版社,2015:93-94.

3. 万丽,赵晴,陈军,等.疼痛评估量表应用的中国专家共识(2020版)[J].中华疼痛学杂志,2020,16(03):177-187.

4. 刘璠,Lois Carlson,H Kirk Watson.腕管综合征主要症状体征敏感性与特异性的比较[J].中华手外科杂志,2004,20(3):140-142.

5. Carlsson H,Gard G,Brogardh C. Upper-limb sensory impairments after stroke:Self-reported experiences of daily life and rehabilitation[J]. Journal of Rehabilitation Medicine,2017,50(1).

6. 邵伟波,孙美红.脑卒中后感觉障碍的康复训练作用探讨[J].中国康复理论与实践,2004,10(12):747-748.

7. Wolny T,Linek P,Michalski P. Inter-rater reliability of two-point discrimination in acute stroke patients[J]. Neurorehabilitation,2017:1-8.

感觉功能评定一
感觉评定—单丝法

第八章　肌张力评定

一、实验见习内容

肌张力是指人体在安静休息的情况下，肌肉保持一定紧张状态的能力。指肌肉组织在静息状态下的一种不随意的、持续的、微小的收缩。正常人无论是在睡眠中还是进行各种活动时，肌肉都会处于不同程度的紧张状态。肌张力是维持身体各种姿势和正常活动的基础。

肌张力异常是中枢神经系统或外周神经系统损伤的重要特征。

肌张力评定实验主要介绍常用的主观评定方法，包括异常肌张力的分类、徒手肌张力评定分级，上肢、下肢、躯干主要肌肉的手法肌张力测定，电生理评定肌张力等。

二、实验见习目的

本实验的目的是学习肌张力的评定方法并了解其临床意义。

掌握肌张力形成机制以及异常肌张力的常见类型，掌握改良 Ashworth 分级法评定标准、四肢及躯干主要肌肉的手法肌张力测定方法及注意事项。

掌握常用的评定方法，主要是徒手检查或临床观察以判断患者是否存在肌张力异常及肌张力异常的程度。通过视诊观察患者有无异常姿势、肌肉短缩、关节挛缩，触诊检查肌肉僵硬程度，被动运动评估肌肉伸展性、肌肉紧张程度和阻力的大小与范围，反射检查是否存在腱反射亢进等。

了解神经电生理学方法、生物力学检查、组织形态学评估等肌张力评定的客观评价手段，主要借助一定的仪器，通过相应的测量指标来判断痉挛的严重程度。

三、实验见习的工具、标准与量表

主观评定方法不需借助任何仪器，多采用量表进行评定，主要是改良的 Ashworth 量表。

客观评定方法借助的仪器包括：神经电生理方法的测定仪器是肌电图；生物力学方法的测定仪器是三维运动分析系统、等速肌力测试仪；组织形态学评估的仪器有肌肉骨骼超声、Myoton 肌肉检测仪。

（一）量表

1. 肌张力的神经科分级（表 8-1）

表 8-1 肌张力的神经科分级

分级	评定标准
0级	肌张力降低
1级	肌张力正常
2级	肌张力稍高,但肢体活动未受限
3级	肌张力高,肢体活动受限
4级	肌肉僵硬,肢体被动活动困难或不能

2. 肌张力弛缓评定量表（表 8-2）

表 8-2 肌张力弛缓评定量表

分级	评定标准
轻度	肌力下降,肢体放在可下垂的位置并放下时仅有短暂抗重力的能力,随即落下,能完成功能性动作
中、重度	肌力明显下降或消失（MMT 0 或 1 级）,将肢体放在抗重力肢位,肢体迅速落下,不能维持规定肢位,不能完成功能性动作

3. 痉挛评定量表（改良的 Ashworth 法；表 8-3）

表 8-3 痉挛评定量表

分级	评定标准
0级	无肌张力增加
1级	肌张力略微增加:受累部分被动屈伸时,在 ROM 之末出现最小的阻力或突然卡住和释放感
1⁺级	肌张力轻度增加:在 ROM 后 1/2 出现突然卡住,在 ROM 后 1/2 均有最小阻力
2级	肌张力明显增加:在 ROM 前 1/2 出现阻力,但受累部分能较容易被移动
3级	肌张力严重增加:被动运动困难
4级	僵直:受累部分被动屈伸时呈现僵直状态,不能活动

（二）评定标准

1. 正常肌张力的评定标准

（1）关节近端的肌肉可进行有效的同时收缩使关节固定。

（2）可维持主动肌和拮抗肌间的平衡。

（3）具有完全抗重力及外界阻力的运动能力。

（4）将肢体被动地放在空间某一位置上,突然松手时,肢体有保持不变的能力。

（5）具有随意使肢体由固定到运动和在运动中变为固有姿势的能力。

（6）可以完成某肌群的协同动作,也可以完成某块肌肉独立的运动功能的能力。

(7) 被动运动时具有一定的弹性和轻度的抵抗。

2. 异常肌张力的评定标准

(1) 肌张力降低(弛缓):肌张力低于正常静息水平。检查者对关节进行被动运动时几乎感受不到阻力。

(2) 肌张力增高(痉挛或僵硬):肌张力高于正常静息水平。痉挛是以肌肉自发的紧张性牵张反射增强伴腱反射亢进为特征的运动障碍,最常见的是折刀样痉挛。僵硬是无论做哪个方向的关节被动活动,对同一肌肉,运动的起始和终末的抵抗感不变,即主动肌和拮抗肌张力同时增加,又分为齿轮样僵硬和铅管样僵硬。僵硬和痉挛可在某一肌群同时存在。

(3) 肌张力障碍:是一种以肌肉张力损害、持续的和扭曲的不自主运动为特征的运动亢进性障碍,肌肉收缩可快可慢,表现为重复、模式化(扭曲),张力以不可预料的形式由低到高变动。

四、实验见习的方法

本实验主要采用量表评定,以示范操作教学、学生相互模拟进行主观评定。

有条件的实验室可以开展肌电图、等速肌力测试、Myoton 肌肉检测仪等客观肌力评定。

(一) 教师实验示教

1. 肌张力评定示教讲解

(1) 病史采集:痉挛发作的频率和严重程度、受累的肌肉、痉挛发作的原因和诱因等。

(2) 视诊:观察肌肉外形,有无异常姿势、肌肉短缩、关节挛缩,有无刻板的运动模式,能否完成抗重力运动,有无波动化的不自主运动等。

(3) 触诊:检查肌肉有无弹性、肌肉僵硬程度。

(4) 被动运动:评估肌肉紧张程度、肌肉伸展性、阻力的大小与范围。

(5) 反射检查:是否存在腱反射减弱、消失或亢进等。

(6) 摆动运动检查:包括手、上肢、下肢的摆动运动检查。以关节为中心,主动肌与拮抗肌交替快速地收缩,使肢体摆动。若肢体肌张力降低,则活动度大,振幅大;若肢体肌张力增高,则活动度受限,振幅小。

(7) 钟摆试验:常用于下肢痉挛评定,尤其是股四头肌和腘绳肌。在肢体自抬高位沿重力方向下落运动中,观察肢体摆动然后停止的过程。正常人的摆动角度运动呈典型的正弦曲线,而存在痉挛的肢体则摆动运动受限,痉挛越严重,摆动受限越显著。

(8) 评定结果:肌张力弛缓、痉挛、僵硬、肌张力障碍。

2. 肌张力评定时的步骤

(1) 向患者简单扼要地解释检查目的和步骤。

(2) 确定与被检肌相关的 PROM。

(3) 确定被检查者的检查体位,固定被检肢体远端。

(4) 讲解检查动作,在正式检查前让患者至少实际操练、体会一次。

(5) 肌张力检查与评级。

(6) 记录检查结果。

3. 讲解肌张力评定时的注意事项

(1) 对清醒受检者,评定前说明检查目的、步骤、方法和感受,消除紧张。中枢神经系统的状态和患者对运动的主观作用可影响肌张力。

（2）摆好受检者体位、充分暴露被评定肢体，不良的姿势和肢体位置可使肌张力增高。

（3）先检查健侧肌肉，再检查患侧同名肌（或对应肌），两侧比较。

（4）应避免在运动后、疲劳及情绪激动时进行检查，紧张和焦虑等不良的心理状态可使肌张力增高。

（5）评定痉挛时，选择合适的评定量表，需考虑与痉挛有密切关系的腱反射和阵挛。

（6）合并症如尿路结石、感染、膀胱充盈、便秘、压疮、静脉血栓、疼痛、挛缩及局部肢体受压等可使肌张力增高；疾病如发热、感染、代谢和（或）电解质紊乱也可影响肌张力。

（7）注意药物和环境温度等对肌张力评定的影响。

（二）学生模拟操作

在教师指导下学生相互模拟进行主观评定。

1. 肩伸肌群

体位：仰卧位，上肢置于体侧。

检查法：检查者一手置于肩关节，另一只手置于肱骨远端，做肩关节前屈。

2. 肩屈肌群

体位：侧卧位，上肢置于体侧。

检查法：检查者一手置于肩关节，另一只手置于肱骨远端，做肩关节后伸。

3. 肩外展肌群

体位：仰卧位，肩关节外展至最大范围。

检查法：检查者一手置于肩关节，另一只手置于肱骨远端，做肩关节内收。

4. 肩内收肌群

体位：仰卧位，上肢置于体侧。

检查法：检查者一手置于肩关节，另一只手置于肱骨远端，做肩关节外展。

5. 肩外旋肌群

体位：仰卧位，上肢置于床边，肩关节外展90°，肘关节屈曲90°。

检查法：检查者一手置于肘关节，另一只手置于腕关节，做肩关节内旋。

6. 肩内旋肌群

体位：仰卧位，上肢置于床边，肩关节外展90°，肘关节屈曲90°。

检查法：检查者一手置于肘关节，另一只手置于腕关节，做肩关节外旋。

7. 肘伸肌群

体位：仰卧位，肘关节伸展位，前臂旋后。

检查法：检查者一手置于肘关节，另一只手置于腕关节，做肘关节屈曲。

8. 肘屈肌群

体位：仰卧位，肘关节至最大屈曲位，前臂旋后。

检查法：检查者一手置于肘关节，另一只手置于腕关节，做肘关节伸展。

9. 前臂旋后肌群

体位：仰卧位，上肢置于体侧，肘关节屈曲，前臂中立位。

检查法：检查者一手置于肘关节，另一只手置于腕关节，做前臂旋前。

10. 前臂旋后肌群

体位：仰卧位，上肢置于体侧，肘关节屈曲，前臂中立位。

检查法:检查者一手置于肘关节,另一只手置于腕关节,做前臂旋后。

11. 腕伸肌群

体位:仰卧位,上肢置于体侧,肘关节屈曲。

检查法:检查者一手固定肘关节,另一只手握住手掌,做腕关节屈曲。

12. 腕屈肌群

体位:仰卧位,上肢置于体侧,肘关节屈曲。

检查法:检查者一手固定肘关节,另一只手握住手掌,做腕关节背伸。

13. 腕尺偏肌群

体位:仰卧位,上肢置于体侧,肘关节伸展。

检查法:检查者一手固定腕关节,另一只手握住被检查者虎口,做腕关节桡偏。

14. 腕桡偏肌群

体位:仰卧位,上肢置于体侧,肘关节伸展。

检查法:检查者一手固定腕关节,另一只手握住被检查者虎口,做腕关节尺偏。

15. 髋屈肌群

体位:侧卧位,髋膝关节屈曲至最大处。

检查法:检查者一手固定髋关节,另一只手置于膝关节内侧,使其托住小腿,做髋关节伸展。

16. 髋伸肌群

体位:侧卧位,髋关节伸展至最大处,膝关节屈曲。

检查法:检查者一手置于膝关节内侧,使其大腿至水平位,另一只手置于踝关节,做髋关节屈曲。

17. 髋外展肌群

体位:仰卧位,髋、膝、踝关节中立位。

检查法:一检查者将对侧肢体抬离床面,另一检查者一手置于膝关节,一手握住踝关节,做髋关节内收。

18. 髋关节内收肌群

体位:仰卧位,髋、膝、踝关节中立位。

检查法:检查者一手置于膝关节,一手握住踝关节,做髋关节外展。

19. 髋关节内旋肌群

体位:仰卧位,髋膝屈曲 90°,大腿中立位。

检查法:检查者一手置于膝关节,一手握住踝关节,做髋关节外旋。

20. 髋关节外旋肌群

体位:仰卧位,髋膝屈曲 90°,大腿中立位。

检查法:检查者一手置于膝关节,一手握住踝关节,做髋关节内旋。

21. 膝伸肌群

体位:侧卧位,髋关节、膝关节伸直,中立位。

检查法:检查者一手置于膝关节内侧,一手握住踝关节,做膝关节屈曲。

22. 膝屈肌群

体位:侧卧位,髋关节伸直,膝关节屈曲至最大。

检查法:检查者一手置于膝关节内侧,一手握住踝关节,做膝关节伸展。

23．踝跖屈肌群

（1）腓肠肌

体位：仰卧位，髋膝关节伸直，踝关节中立位。

检查法：检查者一手置于踝关节上方，一手握住脚掌部，做踝关节背伸。

（2）比目鱼肌

体位：仰卧位，髋膝屈曲 45°，踝关节中立位。

检查法：检查者一手置于踝关节上方，一手握住脚掌部，做踝关节背伸。

24．踝背伸肌群

体位：仰卧位，踝关节中立位。

检查法：检查者一手置于踝关节上方，一手握住脚背部，做踝关节跖屈。

25．足内翻肌群

体位：仰卧位，踝关节中立位。

检查法：检查者一手置于踝关节上方，一手握住脚掌部，做踝关节外翻。

26．足内翻肌群

体位：仰卧位，踝关节中立位。

检查法：检查者一手置于踝关节上方，一手握住脚背部，做踝关节内翻。

五、实验见习的总结反馈

1．肌张力的评定对物理治疗师开展中枢神经系统损伤的康复具有重要的意义。依据评定结果确定病变部位、预测康复结局，根据肌张力的表现特点制订治疗计划，并及时治疗，降低并发症的发生率。

2．肌张力评定是每位治疗师必须掌握的技能，本章主要内容是了解肌张力的概念、内容及其评定的方法。正确评定病人肌张力是本章的重点和难点，也是指导康复医师和康复治疗师临床工作的基础。

3．改良 Ashworth 痉挛评定标准是临床目前较常用的方法，在评定过程中 1 级和1＋级容易出现错误。因此在平时的理论和实践课程中，要注重学生临床操作的能力。

六、附件

（一）参考量表

1．Penn 痉挛频率量表

表 8 - 4　Penn 痉挛频率量表

分级	评定标准
0 级	无痉挛
1 级	刺激肢体时，诱发轻度痉挛
2 级	痉挛偶有发作，≤1 次/h
3 级	痉挛经常发作，>1 次/h
4 级	痉挛频繁发作，>10 次/h

［注］由患者自己记录每小时的痉挛次数。

2. 每天痉挛频率量表

表 8 - 5　每天痉挛频率量表

分级	评定标准
0 级	无痉挛
1 级	极少或 1 次痉挛
2 级	1～5 次痉挛
3 级	6～9 次痉挛
4 级	10 次以上或持续性收缩

［注］由患者自己记录每天的痉挛次数。

3. 两侧内收肌肌张力分级量表

表 8 - 6　两侧内收肌肌张力分级量表

分级	评定标准
0 级	肌张力不增高
1 级	肌张力增高,一人可轻易使髋关节外展到 45°
2 级	肌张力增高,一人轻微用力即可使髋关节外展到 45°
3 级	一人需用较大力才可使髋关节外展到 45°
4 级	需两人才能使髋关节外展到 45°

［注］用于评定髋内收肌群的特异性量表。

4. Clonus 踝阵挛分级量表

表 8 - 7　Clonus 踝阵挛分级量表

分级	评定标准
0 级	无踝阵挛
1 级	踝阵挛持续 1～4 s
2 级	踝阵挛持续 5～9 s
3 级	踝阵挛持续 10～14 s
4 级	踝阵挛持续≥15 s

［注］以踝阵挛持续的时间长短为评级依据。

（二）客观评定参考

1. 表面肌电测试仪(sEMG)　表面肌电信号在一定程度上反映运动单位募集和同步化等中枢控制因素,以及肌肉兴奋传导速度等外周因素的共同作用,可以用来评价上运动神经元损伤患者神经肌肉系统功能状态。主要是测定一段时间内瞬间肌电图振幅平均的放电有效值,反映肌肉活动时运动单位激活的数量、参与活动的运动单位的类型以及同步化程度,与中枢控制功能有关,可以作为评估肌张力的指标。sEMG 可以区分出痉挛和挛缩,从而指导痉挛评估和治疗,当关节被动活动阻力增大,但拮抗肌 sEMG 信号静息,则可认为是挛缩;如果 sEMG 信号活跃,则为痉挛的表现。对临床肌张力评估和痉挛的治疗提供量化的参考。

操作注意:电极片会受其他肌肉串扰影响,因此检测电极应置于肌腹中间,离其他肌肉足够远,电极片的贴放顺序应与肌梭方向平行(图 8 - 1)。并在贴放电极前,对皮肤表面进行剃毛、打磨、祛脂处理,以减小电极与皮肤之间的电阻。

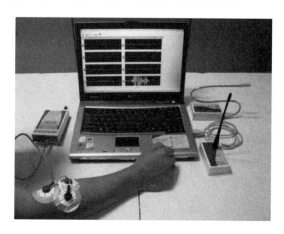

图 8 - 1　电极片位置

2. MyotonPro 肌肉检测仪(图 8 - 2)　采用阻尼振荡模型,通过施加短时脉冲在肌肉表面,可以直观、简便、快速、无创地同时检测出能反映肌肉的肌张力和粘弹性的各项生物力学指标。包括:肌肉完全放松状态下受激振动的频率(F)反映了肌肉的内在张力;肌肉处于外力牵拉时的动态硬度(S)也是评价肌肉肌张力的重要生物力学指标;反映肌肉的粘弹性,衰减系数(D)反映的是肌肉的弹性,它揭示了肌肉收缩或受到挤压后恢复到原始形态的能力;松弛时间(R)则指肌肉牵拉后撤掉外力时恢复至初始状态所需的时间,德博系数(C)则指肌肉变形与松弛时间的比值。当肌张力增高时,硬度增高,弹性下降。

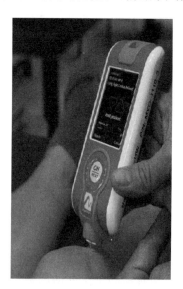

图 8 - 2　MyotonPro 肌肉检测仪

3. Biodex 等速肌力测试仪　美国 Biodex 公司等速肌力评估训练系统已经为全世界许多知名医疗机构和科研院所应用,来提供连续准确的客观数据进而能够为患者提供的康复方案,对运动员进行运动能力的评估,可以大大降低医疗费用,节省医疗保险费的开支和个人的医疗支出。用于测试和康复的等速肌力运动模式,在整个运动范围中都是完全适用的。System 4 型等速肌力评估训练系统的独特的无冲击加速和减速肌力训练可以消除关节再伤的可能,允许患者能够尽早地进入肌力锻炼并以更高的功能速度进行测试。等速阻抗力与训练者的持续主动发力相匹配,从而适应由于个人的运动范围内的特定部位的疲倦、疼痛而导致的患者输出力的变动。等速肌力评估训练系统已成为用于肌肉和关节评估的等速测试的标准。

等速肌力测试仪的肌力测试可以同时测试关节运动中主动肌和拮抗肌的任何一点肌肉输出的力矩值,得到峰力矩体重比及力矩曲线,并可同时进行肌肉功能力、爆发力及耐力等功能测试。其主要指标有峰力矩、力矩速度曲线、峰力矩体重比、峰力矩角度、总做功和单次最大做功、平均功率、力矩加速能、耐力比、主动肌与拮抗肌峰力矩之比、平均关节活动范围等。

所以广泛应用于骨关节伤病和神经系统伤病的康复评定、运动系统和神经系统康复训练、偏瘫患者肌力测试与训练、不完全性脊髓损伤患者肌力测试与训练、四肢大关节肌肉测试、功能和疗效评价、运动的肌肉力量和耐力评价、运动系统伤病评价、预防运动创伤、提高肌力、辅助诊断。

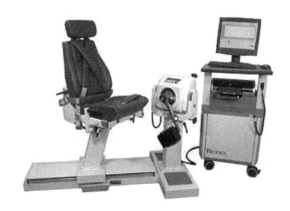

图 8 - 3　等速肌力测试仪

4. 上肢肌张力测量装置(专利号 201510047102.3)

该装置利用建立的恒驱动力矩被动测试系统和等速被动测试系统,模拟 Ashworth 评定时患肢被动牵张过程,患者肘关节伸直的拮抗肌群(屈曲肌群)的阻抗力,会通过弹簧、摆动杆、主轴传递给扭矩传感器,并被记录下来。同时患侧肘关节的伸展角度会通过大齿轮、小齿轮传递给编码器,并被记录下来,然后与预先编写的肌张力量化表做比较,即可以将肘关节伸展期间遇到的阻抗力的具体角度(范围在 $0°\sim140°$),还可检测到患侧肘关节伸展期间遇到的阻抗力(范围在 $0\sim200$ N)及阻抗力出现的时间(精确到秒),实现了准确客观的测量患者患侧肘关节屈肌肌群的肌张力。该装置既可以测量脑损伤患者的患肢,也可以测量健肢,医生/治疗师通过比较同一伤员的双侧上肢数据做出评测,排除了一些外界因素干扰,如患者的体质量、体形等,实现了上肢肌张力的客观、精确评定,即定量评定。特别是,使用上肢肌张力测量装置时,患者的张力是以肘关节被动伸展过程中遇到阻力时的角度表示,根据患者的不同情况,可以从 0°~140°。

上肢肌张力定量评估装置对上肢肌张力的评估不仅可以精确到关节活动的具体角度,而且还可以检测到上肢肘关节的阻抗力,可以更客观、直观及精确地评估肌痉挛的程度。

(三)高肌张力评估工具

高肌张力评估工具(表 8-8)是目前国际上唯一用于鉴别高肌张力类型的临床评价量表,为了便于不同国度或不同机构间进行高肌张力类型的鉴别探讨与研究,并避免文化和语言学环境不同所导致的差异,制定了适用于中国高肌张力儿童人群的 HAT,并重新确定翻译版的信度和效度。HAT 是 Jethwa 等于 2010 年设计、用于鉴别痉挛型、肌张力障碍型、强直型高肌张力类型的。最早的 HAT 有 14 个项目,经过效度研究后删减为 7 个项目,其中三个项目用于鉴别肌张力障碍型高肌张力,两个项目检测痉挛型,两个项目检测强直型。HAT 的最大优点是简便性与鉴别性。

表 8-8 中文版 HAT 记分表、评分汇总-HAT 诊断

中文版 HAT 记分表	评分汇总-HAT 诊断
高肌张力评估工具(HAT)-记分表 姓名:＿＿＿＿＿ 病历/文档号:＿＿＿＿＿ 临床诊断:＿＿＿＿ 出生日期:＿＿＿＿＿＿ 评估肢体:＿＿＿＿ 性别:□男 □女 □上肢 □左 □右 评估人:＿＿＿＿ □下肢 □左 □右 评估日期:＿＿＿	核对表 肌张力障碍-项目 1、2、6 中至少有 1 项 1 分 是 否 痉挛 项目 3、4 中,任一个或者两个全部 1 分 强直 项目 5、7 中,任一个或者两个全部 1 分 混合 1 个或多个亚型(例如,肌张力障碍、痉挛、强直) HAT 诊断(填写所有适用的):＿＿＿＿＿＿＿

高肌张力评估工具(HAT)			
HAT 项目	**评分指引(0=阴性,1=阳性)**	**分数 (0＝阴性 1＝阳性)**	**高肌张力的类型**
1. 通过触觉刺激其他躯体部位,被试肢体的不随意运动或姿势增加	0 分＝没有观察到不随意运动或姿势	0	肌张力障碍
	1 分＝观察到不随意运动或姿势	1	
2. 有目的地活动其他躯体部位,被试不随意运动或姿势增加	0 分＝没有观察到不随意运动或姿势	0	肌张力障碍
	1 分＝观察到不随意运动或姿势	1	
3. 牵伸引起的速度依赖性阻力	0 分＝和慢速牵伸相比,快速牵伸时阻力没有增高	0	痉挛
	1 分＝和慢速牵伸相比,快速牵伸时阻力有所增高	1	

（续表）

高肌张力评估工具（HAT）			
HAT 项目	**评分指引（0＝阴性，1＝阳性）**	**分数 （0 ＝ 阴 性 1＝阳性）**	**高肌张力的类型**
4. 存在痉挛卡住点	0 分＝无痉挛卡住点	0	痉挛
	1 分＝有痉挛卡住点	1	
5. 被动牵伸引起关节双向运动，阻力相等	0 分＝随意运动后肌张力无增加	0	强直
	1 分＝随意运动后肌张力增加	1	
6. 活动其他躯体部位，肌张力增高	0 分＝随意运动后肌张力无增加	0	肌张力障碍
	1 分＝随意运动后肌张力增加	1	
7. 被动运动后，肢体位置保持不变	0 分＝肢体回复（部分或者完全）到起始位置	0	强直
	1 分＝肢体保持于牵伸终末位置	1	

七、参考文献

1. 恽晓平.康复疗法评定学[M].2 版.北京：华夏出版社，2014：189-207.

2. 张心培，刘楠，周谋望.肌张力评定方法的研究进展[J].中国康复医学杂志，2021，36(7)：873-880.

3. 吴晓燕，石丽红，吕君玲.痉挛定量评定研究进展[J].中国康复，2019，34(7)：383-385.

4. Meseguer-Henarejos A B，Sanchez-Meca J，Lopez-Pina J A，et al. Inter-and intra-rater reliability of the Modified Ashworth Scale：a systematic review and meta-analysis [J]. Eur J Phys Rehabil Med，2018，54(4)：576-590.

5. 穆晶晶，徐莉力，张巧莹，等.剪切波弹性成像技术在骨骼肌及周围神经系统的应用研究进展[J].中华医学超声杂志，2018，15(7)：494-496.

6. 王赛华，马艳，郭铁成.电生理检查在痉挛评估中的应用[J].中华物理医学与康复杂志，2017，39(10)：787-789.

7. Akpinar P，Atici A，Ozkan F U，et al. Reliability of the Modified Ashworth Scale and Modified Tardieu Scale in patients with spinal cord injuries[J]. Spinal Cord，2017，55 (10)：944-949.

肌张力评定

第九章 肌力评定

一、实验见习内容

1. 徒手肌力评定分级。
2. 上肢、下肢、躯干主要肌肉的手法肌力测定。
3. 口、面部主要肌肉的手法肌力测定。
4. 应用仪器评定肌力 常用的设备及方法,等速运动测定。
5. 评定的注意事项。

二、实验见习目的

1. 掌握四肢及躯干主要肌肉的手法肌力测定方法及注意事项。
2. 熟悉口、面部主要肌肉的手法肌力测定方法。
3. 了解握力计、捏力计等在肌力评定中的应用。
4. 了解等速肌力测试仪的使用。

三、实验见习的工具、量表

1. 工具 握力计,捏力器,等速肌力测试仪。
2. 量表 徒手肌力评定量表。

四、实验见习的方法

1. 快速复习肌力的定义 指肌肉收缩产生最大的力量,又称绝对肌力。
2. 复习手法肌力测定(MMT) 检查时要求受试者在特定的体位下,分别在减重力、抗重力和抗阻力的条件下完成标准动作。测试者同时通过触摸肌腹、观察肌肉的运动情况和关节的活动范围以及克服阻力的能力,来确定肌力的大小。
3. 肌力分级标准(MRC 分级,表 9 - 1)

表 9 - 1 肌力分级标准

级别	MRC 分级标准
$5/5^-$	能抗重力及正常阻力运动至测试姿位或维持此姿位
$4^+/4$	能抗重力及正常阻力运动至测试姿位或维持此姿位,但仅能抗中等阻力
$4^-/3^+$	能抗重力及正常阻力运动至测试姿位或维持此姿位,但仅能抗小阻力
3	能抗肢体重力运动至测试体位或维持此姿位

级别	MRC 分级标准
3$^-$	抗肢体重力运动至接近测试姿位,消除重力时运动至测试姿位
2$^+$	在消除重力姿位做中等幅度运动
2	在消除重力姿位做小幅度运动
2$^-$/1	无关节活动,可扪到肌收缩
0	无可测知的肌肉收缩

4. 老师讲解示范　我们先介绍一下肌力评定时的步骤：

① 向患者简单扼要地解释检查目的和步骤。

② 确定与被检肌肉相关的 PROM。

③ 确定被检查者的检查体位,固定被检肢体远端。

④ 讲解检查动作,在正式检查前让患者至少实际操练、体会一次。

⑤ 肌力检查与评级。

⑥ 记录检查结果。

5. 在评定时的注意事项

① 选择适合的测试时机。

② 充分说明,争取配合。

③ 正确体位,避免代偿、近端固定、远端施阻。

④ 正确的检查顺序。

⑤ 先健侧、后患侧；先被动、再主动。

⑥ 从 3 级开始。

五、演示各组肌群的手法测定方法

（一）上肢肌肉

1. 肩胸关节内收

主动肌:斜方肌、大菱形肌、小菱形肌。

5、4 级　俯卧位,两臂后伸做肩胛骨内收动作,阻力将肩胛骨外推。

　3 级　坐位,两臂后伸可做全范围肩胛骨内收动作。

2、1 级　坐位可见肩胛骨运动或可触及肌肉收缩。

2. 肩胸关节内收、下压

主动肌:斜方肌(下部纤维)。

5、4 级　俯卧位,两臂前伸位做下拉动作,阻力将肩胛下角向上外推。

　3 级　体位同上,两臂前伸位可做全范围下拉动作。

2、1 级　同上,可见肩胛骨运动或触及肌肉收缩。

3. 肩胸关节上提(耸肩)

主动肌:斜方肌上部肩胛提肌。

5、4 级　坐位,做耸肩动作,阻力在肩锁关节上方向下压。

3 级 体位同上,可做全范围耸肩动作。

2、1 级 俯卧位,能耸肩或触及肌肉收缩。

4. 肩胸关节外展 外旋

主动肌:前锯肌。

5、4 级 坐位,上臂前平举,肘屈曲,上臂做向前移动作,阻力将肘部后推。

3 级 体位同上,上臂可做全范围向前移动作。

2、1 级 体位同上,托住上臂可见肩胛骨活动或触及肌肉收缩。

5. 肩肱前屈

主动肌:三角肌前部、喙肱肌。

5、4 级 坐位,上肢做前平屈动作,阻力加于上臂远端向下压。

3 级 坐位,上肢能抗重力前平屈。

2、1 级 对侧卧位,悬挂起上肢可主动前屈或扪及三角肌前部收缩。

6. 肩肱后伸

主动肌:背阔肌、大圆肌、三角肌后部。

5、4 级 俯卧位,上肢做后伸动作,阻力加于上臂远端向下压。

3 级 俯卧位,上肢能抗重力后伸。

2、1 级 对侧卧位,悬起上肢可主动后伸或触及肌肉收缩。

7. 肩肱外展

主动肌:三角肌中部、冈上肌。

5、4 级 坐位,肘屈,上臂做外展动作,阻力加于上臂远端向下压。

3 级 体位同上,上臂能抗重力外展。

2、1 级 仰卧,悬起上肢能主动外展或触及肌肉收缩。

8. 肩肱后平伸

主动肌:三角肌后部。

5、4 级 俯卧,肩外展,肘屈曲,上臂做后平伸动作,阻力于肘后下压。

3 级 体位同上,上臂能抗重力后平伸。

2、1 级 坐位,悬起上肢能后平伸或触及肌肉收缩。

9. 肩肱前平屈

主动肌:胸大肌。

5、4 级 仰卧位,上臂做前平屈动作、阻力加于上臂远端向外拉。

3 级 仰卧位,上臂能抗重力前平屈。

2、1 级 坐位,悬起上肢能主动前平屈或触及肌肉收缩。

10. 肩肱外旋

主动肌:冈下肌、小圆肌。

11. 肩肱内旋

主动肌:肩胛下肌、胸大肌、背阔肌、大圆肌。

5、4 级 俯卧位,肩外展,前臂桌外下垂,做肩内、外旋动作,阻力加于前臂远端。

3 级 同上,无外加阻力时肩可做全范围的内、外旋动作。

2、1 级 同上,肩可做部分范围的内、外旋动作或触及肩胛外缘肌肉收缩。

12. 肘屈曲

主动肌:肱二头肌、肱肌、肱桡肌。

5、4级　坐位,测肱二头肌时前臂旋后,测肱桡肌时旋前,做屈肘动作,阻力加于前臂远端。

　　3级　坐位,上臂下垂,前臂可抗重力屈肘。

2、1级　坐位,肩外展悬起前臂时可屈肘或触及肌肉收缩。

13. 肘伸展

主动肌:肱三头肌、肘肌。

5、4级　俯卧位,肩外展,前臂桌外下垂,做伸肘动作,阻力加于前臂远端。

　　3级　体位同上,可抗重力伸直肘关节。

2、1级　坐位,肩外展,悬起前臂时可伸肘或触及肌肉收缩。

14. 前臂旋后

主动肌:肱二头肌、旋后肌。

15. 前臂旋前

主动肌:旋前圆肌、旋前方肌。

5、4级　坐位,肘屈90°,做前臂旋后、旋前动作,握住腕部施加相反方向阻力。

　　3级　体位同上,无外加阻力时前臂可做全范围旋后、旋前动作。

2、1级　体位同上,可做部分范围的旋转动作或触及肌肉收缩。

16. 腕掌屈

主动肌:尺侧、桡侧屈腕肌。

5、4级　坐位,前臂旋后,手放松,固定前臂做屈腕动作,阻力加于手掌侧。

　　3级　体位同上,无外加阻力时能做全范围的屈腕动作。

2、1级　坐位,前臂中立位,固定前臂,能做全范围的屈腕动作或可触及肌肉收缩。

17. 腕背伸

主动肌:尺侧腕伸肌、桡侧腕伸肌。

5、4级　坐位,前臂旋前,手放松,固定前臂做伸腕动作,阻力加于手背侧。

　　3级　体位同上,无外加阻力时能做全范围的伸腕动作。

2、1级　坐位,前臂中立位,固定前臂,能做全范围的伸腕动作或可触及肌肉收缩。

18. 掌指屈

主动肌:蚓状肌、骨间掌侧、背侧肌。

5、4级　做屈掌指关节动作,同时伸指间关节,阻力加于近节指腹。

　　3级　无外加阻力时能做全范围掌指关节屈曲动作。

2、1级　仅能做部分范围的掌指关节屈曲动作或触及掌心肌肉收缩。

19. 掌指伸

主动肌:伸指总肌、示指伸肌、小指伸肌。

5、4级　做伸掌指关节动作,同时维持指间关节屈,阻力加于近节指背。

　　3级　无外加阻力时能做全范围掌指关节伸直动作。

2、1级　仅能做部分范围的掌指关节伸直动作或触及掌背肌腱活动。

20. 掌指内收

主动肌:骨间掌侧肌。

5、4 级　做指内收动作,阻力加于 2、4、5 指内侧。

　3 级　无外加阻力时能做全范围的指内收动作。

2、1 级　稍有内收运动或在指基部触及肌腱活动。

21. 掌指外展

主动肌:骨间背侧肌、小指外展肌。

5、4 级　做指外展动作,阻力加于手指外侧。

　3 级　无外加阻力时能做全范围的指外展动作。

2、1 级　稍有外展运动或在指基部触及肌腱活动。

22. 近侧指间　屈

主动肌:指浅屈肌

23. 远侧指间　屈

主动肌:指深屈肌。

5、4 级　固定关节近端,做屈指动作,阻力加于远端。

　3 级　无外加阻力时能做全范围的屈指动作。

2、1 级　有一定屈指运动或触及肌腱活动。

24. 拇指腕掌　内收

主动肌:拇内收肌。

5、4 级　拇伸直位做内收动作,阻力加于拇指尺侧。

　3 级　无外加阻力时能做全范围的拇内收动作。

2、1 级　有一定内收动作或扪到肌肉收缩。

25. 外展

主动肌:拇长、短展肌。

5、4 级　拇伸直位做外展动作,阻力加于拇指桡侧。

　3 级　无外加阻力时能做全范围的拇外展动作。

2、1 级　有一定外展动作或触及肌肉收缩。

26. 对掌

主动肌:拇对掌肌、小指对掌肌。

5、4 级　做拇指与小指对指动作,阻力加于拇指与小指掌骨头掌面。

　3 级　无外加阻力时能做全范围的对掌动作。

2、1 级　有一定对掌运动或触及肌肉收缩。

27. 拇指掌指指间　屈

主动肌:拇短屈肌、拇长屈肌。

5、4 级　做屈拇动作,阻力加于拇指近节或远节掌侧面。

　3 级　无外加阻力时能做全范围的屈拇动作。

2、1 级　有一定屈拇运动或触及肌腱活动。

28. 拇指掌指指间　伸

主动肌:拇短伸肌、拇长伸肌。

5、4 级　做伸拇动作,阻力加于拇指近节或远节掌侧面。

　3 级　无外加阻力时能做全范围的伸拇动作。

2、1 级　有一定伸拇运动或触及肌腱活动。

（二）下肢主要肌肉

1. 髋屈

主动肌:髂腰肌。

5、4级　仰卧,小腿在桌缘外,做屈髋动作,阻力加于膝上。

　　3级　体位同上,可抗重力做屈髋动作。

2、1级　侧卧可主动屈髋或于腹股沟上缘触及肌肉活动。为防止检查过程中腘绳肌收缩,患者膝关节应屈曲约80°。

2. 髋伸

主动肌:臀大肌、腘绳肌。

5、4级　俯卧,测臀大肌时屈膝、测腘绳肌时伸膝,做伸髋动作,阻力加于股远端。

　　3级　体位同上,可抗重力做伸髋动作。

2、1级　侧卧可伸髋或触及肌肉收缩。

3. 内收

主动肌:内收肌群、股薄肌、耻骨肌。

5、4级　向同侧侧卧,托起对侧下肢,做髋内收动作,阻力加于股下端。

　　3级　体位同上,可抗重力做髋内收动作。

2、1级　仰卧,可在滑板上做髋内收或触及肌肉收缩。

4. 髋外展

主动肌:臀中、小肌、阔筋膜张肌。

5、4级　对侧侧卧,做髋外展动作,阻力加于股下段外侧。

　　3级　体位同上,可抗重力做髋外展动作。

2、1级　仰卧,可在滑板上做外展或触及肌肉收缩。

5. 外旋

主动肌:股方肌、梨状肌、臀大肌。

6. 内旋

主动肌:臀小肌、阔筋膜张肌。

5、4级　仰卧位,小腿下垂于桌外,做髋外、内旋动作使小腿向内、向外摆,阻力加于小腿下端。

　　3级　体位同上,可做全范围髋外、内旋动作。

2、1级　仰卧位,伸腿,髋可做部分范围向外或内旋,或触及大转子上方肌肉收缩。

7. 膝屈

主动肌:股二头肌、半腱肌、半膜肌。

5、4级　俯卧位,做屈膝动作,阻力加于小腿下端。

　　3级　俯卧位,可抗重力做屈膝动作。

2、1级　同侧卧位,可屈膝或触及肌肉收缩。

8. 膝伸

主动肌:股四头肌。

5、4级　仰卧,小腿下垂于桌外,做伸膝动作,阻力加于小腿下端。

　　3级　体位同上,可抗重力做伸膝动作。

2、1级　同侧卧位,能伸膝或触及肌肉收缩。

9. 踝跖屈

主动肌:腓肠肌、比目鱼肌。

5、4级　俯卧,测腓肠肌时膝伸,测比目鱼肌时膝屈,做踝跖屈动作,阻力加于足掌。

　　3级　体位同上,可抗重力做踝跖屈动作。

2、1级　侧卧可跖屈或触及跟腱活动。

10. 踝内翻背伸

主动肌:胫骨前肌。

5、4级　坐位,小腿下垂,做足内翻踝背伸动作,阻力加于足背内缘向下、外方推。

　　3级　体位同上,可抗重力做足内翻踝背伸动作。

2、1级　侧卧可做踝内翻背伸或触及胫前肌收缩。

11. 内翻跖屈

主动肌:胫骨后肌。

5、4级　同侧侧卧,做足内翻跖屈动作,阻力加于足内缘向外上方推。

　　3级　体位同上,可抗重力做足内翻跖屈动作。

2、1级　仰卧位,可做踝内翻跖屈或触及内踝后肌腱活动。

12. 外翻跖屈

主动肌:腓骨长、短肌。

5、4级　对侧卧位,做足跖屈外翻动作、阻力在足外缘向内上方推。

　　3级　体位同上,可抗重力做足跖屈外翻动作。

2、1级　仰卧位,可做踝外翻跖屈,或触及外踝后肌腱活动。

13. 跗趾　屈

主动肌:蚓状肌、短屈肌。

14. 跗趾　伸

主动肌:趾长、短伸肌。

5、4级　做屈趾或伸趾动作,阻力加于趾近节跖侧或背侧。

　　3级　能做全范围屈趾或伸趾动作。

2、1级　能做部分范围屈趾或伸趾活动或触及肌腱活动。

15. 趾间　屈

主动肌:趾长、短屈肌。

5、4级　做屈趾或伸趾动作,阻力加于趾远节趾跖侧或背侧。

　　3级　能做全范围屈趾或伸趾动作。

2、1级　能做部分范围屈趾或伸趾活动或触及肌腱活动。

(三)躯干主要肌肉

1. 颈屈

主动肌:斜角肌、颈长肌、头长肌、胸锁乳突肌。

5级　仰卧位,做抬头动作,能抗较大阻力。

4级　体位同上,能抗中等阻力。

3级　体位同上,能抬头,不能抗阻力。

2级　侧卧托住头部可屈颈。

1级　体位同上,可扪到肌肉活动。

2. 颈伸

主动肌:斜方肌 颈部骶棘肌。

5 级　俯卧位,做抬头动作,能抗较大阻力。

4 级　体位同上,能抗中等阻力。

3 级　体位同上,能抬头,不能抗阻。

2 级　侧卧托住头部可仰头。

1 级　同上,可触及肌肉活动。

3. 躯干　屈

主动肌:腹直肌。

5 级　仰卧位,髋及膝屈曲,双手抱头后能坐起。

4 级　体位同上,双手前平举能坐起。

3 级　体位同上,能抬起头及肩胛部。

2 级　体位同上,能抬起头部。

1 级　体位同上,能触及上腹部肌肉活动。

4. 躯干　伸

主动肌:骶脊肌、腰方肌。

5 级　俯卧,胸以上在桌缘外,固定下肢,抬起上身时能抗较大阻力。

4 级　体位同上,能抗中等阻力。

3 级　体位同上,能抬起上身不能抗阻。

2 级　俯卧位,能做头后仰动作。

1 级　体位同上,能触及背肌收缩。

5. 躯干　旋转

主动肌:腹内斜肌、腹外斜肌。

5 级　仰卧位,下肢屈曲固定,抱头能坐起并向一侧转体。

4 级　体位同上,双手前平举坐起及转体。

3 级　仰卧位,能旋转上体使一侧肩离床。

2 级　坐位,能大幅度转体。

1 级　体位同上,能触及腹外斜肌肉收缩。

6. 骨盆侧向倾斜

主动肌:腰方肌。

5 级　仰卧位,向头侧提拉一侧腿能抗较大阻力。

4 级　体位同上,能抗中等阻力。

3 级　体位同上,能抗较小阻力。

2 级　体位同上,能拉动一侧腿不能抗阻。

1 级　腰部触及腰方肌收缩。

(四) 面部主要肌肉的手法检查

1. 分级标准

5 级　正常(完成运动既随意又容易)。

4 级　良(能完成运动,但与健侧相比略有不对称)。

3 级　中(基本能完成运动,但活动幅度均有正常的 50%)。

2级　差(有收缩现象,但完成运动比较困难,活动幅度只有正常的25%左右)。

1级　微(略有收缩痕迹)。

0级　无(无收缩)。

2. 面部肌群检查的方法及内容

(1) 眼肌

① 眼轮匝肌:睑部产生眨眼动作,睑部和眶部共同收缩可使眼裂闭合,泪囊部参与泪液引流。

② 上睑提肌:收缩时,开大眼裂。

③ 右上直肌和右下斜肌:收缩时眼球向右上方运动。

④ 右上斜肌和左下直肌:收缩时眼球向左下方运动。

⑤ 内直肌、外直肌:同时收缩两眼聚集中线。

(2) 前额和鼻部肌肉

① 额肌:收缩时可使眉毛抬起。

② 鼻肌:开大或缩小鼻孔的作用。

③ 皱眉肌:皱眉头。

(3) 口肌

① 口轮匝肌:紧缩口唇。

② 提口角肌、提上唇肌和颧肌:提口角与上唇。

③ 降口角肌和降下唇肌:降口角与下唇。

④ 笑肌:并拢口唇后向外牵拉口角。

⑤ 颊肌:收缩时使唇颊贴紧牙齿,帮助咀嚼和吸吮、牵口角向外;与口轮匝肌共同作用,可做吹口哨动作。

(4) 咀嚼肌

① 颞肌、咬肌与翼内肌:做咬牙动作,紧闭上下颌。

② 翼外肌和二腹肌:做张口动作,下拉下颌骨。

3. 演示仪器的操作

(1) 握力:用握力计测试,测试时上肢在体侧下垂,握力计表面向外,将把手握至适当宽度,测2～3次,取最大的数值(图9-1a)。

(2) 捏力:用拇指与其他手指相对,捏压捏力器的指板(图9-1b)。

(3) 背拉力:测试时两膝伸直,将拉力计把手调节到膝盖高度,然后做伸腰动作上提把手。

4. 腹、背肌等长耐力检查

(1) 俯卧位:两手抱头后,脐以上身体在桌缘外,固定两下肢,伸直脊柱使上体凌空或水平位,维持此姿势的时间超过60 s,腰背肌肌力为正常。

(2) 仰卧位:两下肢伸直并拢,抬高45°,维持此姿势的时间超过60 s,腹肌肌力为正常。

5. 等速肌力测试的步骤

(1) 测试前准备:测试前应使受试者了解等速肌力测试的基本方法和要领及如何快速启动并达到最大用力。测试前受试者可先做一些简单准备活动,以活动关节、牵伸肌肉,最好先让受试者在等速测试仪器上以较小负荷体会测试过程。

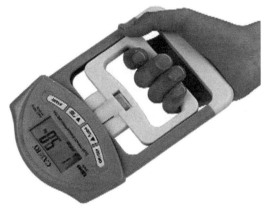
（a）握力测试

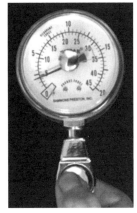
（b）捏力测试

图9-1　握、捏力测试

（2）开机校正：系统在每次开机时均需进行校正。

（3）测试的次序：对健康者应先测优势侧肢体，对患者先测健侧肢体，再测患侧肢体，便于患者熟悉测试的整个过程，体验测试时的感觉，消除对测试的顾虑。

（4）体位和关节轴心：安置体位时应按照测试操作说明的要求进行，注意正确记录各种体位参数，如坐椅靠背的倾斜角度、座椅相对于动力头的位置等（图9-2）。

操作时应尽量使关节运动轴心与仪器动力头轴心处于同一轴线。

（5）固定。

（6）开始测试。

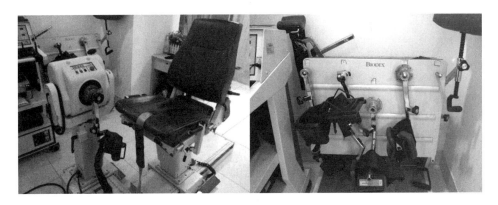

图9-2　座椅靠背倾斜角度与动力头位置

6. 演示完毕后学生分组，小组相互操作

注意事项：

（1）做好适当的动员。

（2）严格按照测试的规范操作要求。

（3）不宜在疲劳、饱餐或受试者易被干扰的环境下进行肌力测试。

（4）年老体弱与心血管系统疾病病人慎用。

（5）骨折愈合不良、严重疼痛、骨关节肿瘤等不宜进行肌力检查。

六、实验见习的总结反馈

肌肉功能检查和评价是康复医学中一项最基本、最重要的内容之一。本节课的重点是让学生掌握肌力评定的分级,上肢、下肢、躯干及口面部肌群的手法肌力测定具体操作方法,难点是让学生熟练掌握手法肌力测定方法。

根据课堂反映发现,部分学生不熟悉肌群,部分学生不熟悉肌力分级量表,部分学生操作时忽略注意事项或者操作缺乏连贯性。

因此老师示范操作时,要讲清楚,做明白,督促学生课后及时复习肌肉的解剖,课余时间和同学多互相操作,多熟悉内容。

部分院校没有等速肌力测试仪器,学生见习缺乏直观感受及操作技能,可用多媒体等手段来作为见习课的补充教学手段,弥补见习空缺。

七、附件

表 9-2 徒手肌力评定量表

姓名: 性别: 年龄: 床号: 住院号: 诊断:

左侧			部位	肌群	右侧		
			日期				
			肩	三角肌前部			
				背阔肌、大圆肌			
				三角肌中部			
				三角肌后部			
				胸大肌			
			肘	肱二头肌			
				肱桡肌			
				肱肌			
				肱三头肌			
			前臂	旋前肌群			
				旋后肌群			
			腕	腕屈肌			
				腕长、短伸肌			
			髋	髂腰肌			
				臀大肌			
				臀中肌			

（续表）

左侧			部位	肌群	右侧		
			日期				
				内收肌群			
				外旋肌群			
				内旋肌群			
			膝	腘绳肌			
				股四头肌			
			踝	胫骨前肌			
				小腿三头肌			
				胫骨后肌			
				腓骨长、短肌			

八、参考文献

1. 王玉龙.康复功能评定学[M].3版.北京:人民卫生出版社,2020.

2. 恽小平.康复功能评定学[M].2版.北京:华夏出版社,2014.

3. 顾晓松.系统解剖学[M].2版.北京:科学出版社,2017.

肌力评定一
徒手肌力评定

第十章　关节活动度评定

一、实验见习内容

1. 各种关节测量工具包括量角器、带刻度的尺子、电子测角器的使用方法介绍。
2. 测量肩关节、肘关节、腕关节、髋关节、膝关节、踝关节的 AROM 和 PROM 的运动方法。
3. 量角器测量肩关节 ROM、肘关节 ROM、腕关节 ROM、髋关节 ROM、膝关节 ROM、踝关节 ROM 的操作方法。

二、实验见习目的

1. 掌握肩关节 ROM、肘关节 ROM、腕关节 ROM、髋关节 ROM、膝关节 ROM、踝关节 ROM 的测量方法。
2. 熟悉 ROM 评定测量工具的使用方法；ROM 评定的原则及注意事项。
3. 了解各关节 ROM 正常范围；ROM 受限原因。

三、实验见习的工具、量表

1. 工具　量角器、带刻度的尺子、电子测角器。
2. 量表　见表 10-1。

表 10-1　关节活动度量表

关节	运动	测量姿位	量角器放置标志			0点	正常值	检测值
			轴心	固定臂	移动臂			
肩	屈、伸	解剖位，背贴立柱站立	肩峰	腋中（铅垂线）	肱骨外上髁	两尺臂相重	屈 180°	
							伸 50°	
	外展	同上	同上	同上	同上	同上	外展 180°	
	内、外旋	仰卧，肩外展肘屈 90°	鹰嘴	铅垂线	尺骨茎突	同上	内旋 90°	
							外旋 90°	
肘	屈、伸	解剖位	肱骨外上髁	骨峰	尺骨茎突	两尺臂成一直线	屈 150°	
							伸 0°	
腕	屈、伸	解剖位	桡骨茎突	前臂纵轴	第二掌骨头	两尺臂成一直线	屈 90°	
							伸 90°	
	尺、桡屈	解剖位	腕关节中点	同上	第三掌骨头	同上	桡屈 25°	
							尺屈 65°	

（续表）

关节	运动	测量姿位	量角器放置标志			0 点	正常值	检测值
			轴心	固定臂	移动臂			
髋	屈	仰卧，对侧髋过伸	股骨大粗隆	水平线	股骨外髁	两尺臂成一直线	屈 125°	
	伸	俯卧，对侧髋屈曲	同上	同上	同上	同上	伸 15°	
	内收、外展	仰卧，避免大腿旋转	髂前上棘	对侧髂前上棘	髌骨中心	两尺臂成直角	内收 45°	
							外展 45°	
	内外旋	仰卧，两小腿桌缘外下垂	髌骨下端	铅垂线	胫骨前缘	两尺臂相重	内旋 45°	
							外旋 45°	
膝	屈、伸	仰卧	股骨外侧髁	股骨大粗隆	外踝	两尺臂成一直线	屈 150°	
							伸 0°	
踝	屈、伸	仰卧	内踝	股骨内髁	第一跖骨头	两尺臂成直角	屈 150°	
							伸 0°	
	内、外翻	俯卧	踝后方两踝中点	小腿后纵轴	足跟中点	两尺臂成一直线	内翻 35°	
							外翻 25°	

四、实验见习的方法

1. 教师实验示教

（1）介绍量角尺：由一个带有半圆形（0°～180°）或圆形（0°～360°）角度计的固定臂（近端臂）及一个移动臂（远端臂）组成，移动臂通过铆钉固定在角度计上并随着远端肢体的运动在角度计上读出关节活动度数。

（2）强调评定注意事项

① 确定 ROM 测量的起始位置。通常以解剖位作为零起始点。测量旋转度时，选取正常旋转范围的中点作为零起始点。

② 同一患者应由专人测量，每次测量应取相同位置，两侧对比。

③ 关节的 AROM 与 PROM 不一致时，提示有关节外的肌肉瘫痪、肌腱挛缩或粘连等问题存在，应以关节被动活动的范围为准，或同时记录主动及被动时的 ROM。

④ 测量 AROM 时应考虑患者不愿意移动、无法听从指令、关节灵活性受限、肌肉无力、疼痛等因素的影响。

⑤ 若对 AROM 与 PROM 进行比较，则二者的起始部位、量角器的类型、量角器的放置方法等均应相同。

⑥ 关节测量之后，检查者应对数据进行分析。

⑦ 注意排除相邻关节的相互影响或互相代偿，并提醒患者注意，在测量过程中使患者处于合适的体位，充分稳定近端关节，另外应注意排除疼痛、瘢痕、衣服过紧等其他因素影响。

（3）授课者演示一个关节各方向的 ROM 的测量步骤

① 患者处于舒适的位置，关节处于解剖位。

② 向患者简明扼要地解释测量过程和测量的原因以取得患者的配合,并鼓励患者随时提出问题。在测量过程中症状可能会暂时性加重,但会在短时间内消失。

③ 暴露将要测量的关节。视诊,观察患者的面部表情、身体姿势、功能活动、皮肤状态等。

④ 触诊骨骼和软组织,注意畸形或异常,确定测量关节的骨性标志。

⑤ 借助于被测者的体位、体重以及测量者所施加的外力,稳定测量关节的近端关节。

⑥ 被动活动该关节以了解可能的活动范围和有无抵抗感。

⑦ 使关节处于起始位。

⑧ 量角器的轴心对准关节轴,固定臂与构成关节的近端骨平行,活动臂与构成关节的远端骨平行,避免采用使角度针偏离角度计的运动方向。

⑨ 测量 AROM,主动运动过程中如出现 ROM 受限,检查者继续被动运动该关节,如果被动运动时较容易达到该关节正常运动范围终点,提示 AROM 受限,注意分析原因。如果患者能够完成全关节活动范围的运动且无疼痛、不适等症状,一般来说无需测量 PROM。

⑩ 测量 PROM,在运动末时体会运动终末感的性质,如被动运动不能达到该关节正常运动范围的终点,提示 PROM 受限,判断受限原因。

⑪ 记录关节起始位的角度后移走量角器。不要尝试在关节运动过程中固定量角器。

⑫ 移走量角器让患者的肢体处于休息位。

⑬ 记录 ROM。

2. 在教师指导下学生相互模拟进行主观评定

（1）学生分组进行练习,授课者逐组进行指导。

（2）根据学生分组情况,每组学生分配 1～2 个未演示的关节,根据理论课所学,自行讨论研究,测量其 ROM。

（3）逐组上台演示其所分配的关节的 ROM 测量方法,授课者在旁及时进行纠正指导并帮助其余组学生进行练习。

五、实验见习的总结反馈

关节活动度评定是康复功能评定学的基础内容之一,本节课的重点是了解活动度测量的基本原则,掌握四肢大关节关节活动度的测量方法。

根据课堂反馈情况发现部分学生操作时易忽略注意事项或者遗漏所测关节某个方向运动的关节活动度。

因此老师示范操作时,要演示得清楚细致,课后督促学生反复练习,利用课余时间与同学互相操作。

六、附件

各个关节具体测量方法：

1. 肩关节屈伸、外展 受测者解剖位背贴立柱站立,将量角器轴心对准肩峰,固定臂与腋中线平行,移动臂与肱骨外上髁对齐,嘱受测者屈肩、伸肩或外展肩,将移动臂移至终末位置再次与肱骨外上髁对齐,读出量角器数值并记录。

2. 肩关节内、外旋 受测者仰卧位,肩外展肘屈 90°,将量角器轴心对准鹰嘴,固定臂与铅垂线平行,移动臂与尺骨茎突对齐,嘱受测者肩关节旋内或旋外,将移动臂移至终末位置再次与尺骨茎突对齐,读出量角器数值并记录。

3. 肘关节屈伸 受测者解剖位,将量角器轴心对准肱骨外上髁,固定臂与肱骨长轴平行,移动臂与尺骨茎突对齐,嘱受测者屈肘或伸肘,将移动臂移至终末位置再次与尺骨茎突对齐,读出量角器数值并记录。

4. 腕关节屈伸 受测者解剖位,将量角器轴心对准桡骨茎突,固定臂与前臂纵轴平行,移动臂与第二掌骨头对齐,嘱受测者屈腕或伸腕,将移动臂移至终末位置再次与第二掌骨头对齐,读出量角器数值并记录。

5. 腕关节尺桡偏 受测者解剖位,将量角器轴心对准腕关节中点,固定臂与前臂纵轴平行,移动臂与第三掌骨头对齐,嘱受测者腕关节尺偏或桡偏,将移动臂移至终末位置再次与第三掌骨头对齐,读出量角器数值并记录。

6. 髋关节屈 受测者仰卧,将量角器轴心对准股骨大粗隆,固定臂与水平线平行,移动臂与股骨外髁对齐,嘱受测者屈髋,将移动臂移至终末位置再次与股骨外髁对齐,读出量角器数值并记录。

7. 髋关节伸 受测者俯卧,将量角器轴心对准股骨大粗隆,固定臂与水平线平行,移动臂与股骨外髁对齐,嘱受测者伸髋,将移动臂移至终末位置再次与股骨外髁对齐,读出量角器数值并记录。

8. 髋关节内收、外展 受测者仰卧,将量角器轴心对准髂前上棘,固定臂与对侧髂前上棘对齐,移动臂与髌骨中心对齐,嘱受测者髋关节内收或外展,将移动臂移至终末位置再次与髌骨中心对齐,读出量角器数值并记录。

9. 髋关节内外旋 受测者仰卧,两小腿床沿外下垂,将量角器轴心对准髌骨下端,固定臂与铅垂线平行,移动臂与胫骨前缘平行,嘱受测者髋关节内旋或外旋,将移动臂移至终末位置再次与胫骨前缘平行,读出量角器数值并记录。

10. 膝关节屈伸 受测者仰卧,将量角器轴心对准股骨外髁,固定臂与股骨大粗隆平行,移动臂与外踝对齐,嘱受测者屈膝或伸膝,将移动臂移至终末位置再次与外踝对齐,读出量角器数值并记录。

11. 踝关节屈伸 受测者仰卧,将量角器轴心对准内踝,固定臂与股骨内髁平行,移动臂与第一跖骨头对齐,嘱受测者踝屈或踝伸,将移动臂移至终末位置再次与第一跖骨头对齐,读出量角器数值并记录。

12. 踝关节内外翻 受测者俯卧,将量角器轴心对准踝后方内外踝中点,固定臂与小腿后纵轴平行,移动臂与足跟中点对齐,嘱受测者踝关节内翻或外翻,将移动臂移至终末位置再次与足跟中点对齐,读出量角器数值并记录。

七、参考文献

1. 王玉龙. 康复功能评定学[M]. 3 版. 北京:人民卫生出版社, 2018.

2. 燕铁斌. 骨科康复评定与治疗技术[M]. 5 版. 北京:科学出版社,2020.

3. 张玉梅. 康复评定常用量表[M]. 2 版. 北京:科学技术文献出版社,2019.

4. 恽晓平. 康复治疗评定学[M]. 2 版. 北京:华夏出版社,2014.

关节活动度评定—
肩关节活动度评定

第十一章 平衡和协调功能评定

一、实验见习内容

1. 协调障碍的类型、表现及协调试验的选择。
2. 协调评定的内容、方法和操作。
3. 平衡功能评定分级、内容、方法、操作。
4. 平衡量表评定内容、方法和操作。

二、实验见习目的

1. 掌握平衡与协调的定义。
2. 熟悉影响平衡与协调功能的常见因素。
3. 熟悉平衡与协调运动功能的评定方法。

三、实验见习的工具、量表

1. 量表 协调评定的分级(5级)、观察法和协调试验、平衡功能评定的分级(4级)、人体平衡的种类(三种状态)、平衡功能观察法、Berg平衡量表、站起-走计时测试(The Timed Up and Go Test，TUGT)、Fugl-Meyer平衡量表。
2. 工具 平衡测量仪评定受检者的静态和动态平衡功能。

四、实验见习的方法

1. 复习掌握协调常用的分级和协调实验

Ⅰ级:正常完成。

Ⅱ级:轻度残损,能完成活动,但较正常速度和技巧稍有差异。

Ⅲ级:中度残损,能完成活动,但动作慢、笨拙、明显不稳定。

Ⅳ级:重度残损,仅能启动动作,不能完成。

Ⅴ级:不能完成活动。

协调试验:协调试验分平衡性试验与非平衡性协调试验两类。

2. 老师讲解常见协调试验操作方法与步骤

(1)上肢协调评定方法

① 轮替试验:受检者双手张开,一手向上,一手向下,交替转动;也可以一侧手在对侧手背上交替转动。

② 指鼻试验:受检者用自己的示指,先接触自己的鼻尖,再去接触检查者的示指。检查者通过改变自己示指的位置,来评定受检者在不同平面内完成该试验的能力。

③ 指-指试验:检查者与受检者相对而坐,将示指放在受检者面前,让其用示指去接触检查者的示指。检查者通过改变示指的位置,来评定受检者对方向、距离改变的应变能力。

(2)下肢协调评定方法

① 跟-膝-胫试验:受检者仰卧,抬起一侧下肢,先将足跟放在对侧下肢的膝盖上,再沿着胫骨前缘向下推移。

② 拍地试验:受检者足跟触地,脚尖抬起做拍地动作,可以双脚同时或分别做。

3. 复习掌握平衡常用的分级和方法　根据平衡活动的完成情况,可将平衡功能分为4级:

Ⅰ级:能正确地完成活动。

Ⅱ级:能完成活动,仅需要较小的帮助来维持平衡。

Ⅲ级:能完成活动,但需要较大的帮助来维持平衡。

Ⅳ级:不能完成活动。

4. 老师讲解常见平衡功能评定操作方法与步骤

(1)人体平衡的种类(三种状态)

① 静态一级平衡:指人体在无外力作用下,在睁眼和闭眼时维持某种姿势稳定的过程。

② 自动态二级平衡:指在无外力作用下从一种姿势调整到另外一种姿势的过程中,保持平衡状态。

③ 他动态三级平衡:指人体在外力的作用下,当身体质心发生改变时,迅速调整质心和姿势,保持身体平衡的过程。

(2)平衡评定观察方法

① 站立位平衡反应

闭目直立检查法:又称 Romberg's 征、Romberg 检查法、简易平衡功能检测方法。

受检者双足并拢直立,观察其在睁、闭眼时身体摇摆的情况。

单腿直立检查法:受检者单腿直立,观察其睁、闭眼情况下维持平衡的时间长短,最长维持时间为 30 s。

强化 Romberg 检查法:受检者两足一前一后、足尖接足跟直立,观察其睁、闭眼时身体的摇摆,最长维持时间为 60 s。

② 跨步反应:受检者站立位,检查者向左、右、前、后方向推动受检者身体。

(3)Berg 平衡量表 16 项

① 由坐位到站位

【指导】起立。尝试不用手支撑。

【评分】选出分类的最低分数。

4分:能够站立,无需用手可维持平衡;

3分:能够站立,用手可以维持平衡;

2分:能够站立,用手可以维持平衡,但要尝试数次;

1分:站立或维持稳定需要少量的辅助;

0分:站立需要中等到很多的辅助。

② 无扶持站立

【指导】无扶持站立 2 min。

【评分】选出分类的最低分数。

4 分：能够站立 2 min；

3 分：能够站立 2 min，需要监护；

2 分：能够站立 30 s，不需扶持；

1 分：能够站立 30 s，不需扶持，需要几次尝试；

0 分：无辅助，不能站立 30 s。

如果受试者可安全站立 2 min，本项满分，直接进入站位到坐位。

③ 无扶持坐位，双脚落地

【指导】双臂抱于胸前坐位 2 min。

【评分】选出分类的最低分数。

4 分：能够坐 2 min；

3 分：能够坐 2 min，监护下；

2 分：能够坐 30 s；

1 分：能够坐 10 s；

0 分：能够坐 10 s，需扶持。

④ 由站位到坐位

【指导】坐下。

【评分】选出分类的最低分数。

4 分：维持平稳坐位，基本不用手扶持；

3 分：需用手控制下滑；

2 分：用腿的背侧抵住椅子以控制下滑；

1 分：可独立坐位但不能控制下滑；

0 分：坐位需要辅助。

⑤ 位置移动

【指导】从椅子移动到床上，再从床上移动到椅子上，可用手或不用手。

【评分】选出分类的最低分数。

4 分：位置移动较少用手；

3 分：位置移动必须用手；

2 分：位置移动需言语提示或监护；

1 分：需要 1 人辅助；

0 分：需要 2 人监护或辅助。

⑥ 无扶持站立，闭眼

【指导】闭眼，无扶持静立 10 s。

【评分】选出分类的最低分数。

4 分：能够站立 10 s；

3 分：能够站立 10 s，监护下；

2 分：能够站立 3 s；

1 分：闭眼不能坚持 3 s，但可站稳；

0分:需帮助防止跌倒。

⑦ 双足并拢站立不需扶持

【指导】双足并拢站立不需扶持。

【评分】选出分类的最低分数。

4分:可双足并拢站立1 min;

3分:双足并拢站立1 min,需监护;

2分:双足并拢站立不能坚持30 s;

1分:到站位需要帮助,但双足并拢可站立15 s;

0分:到站位需要帮助,但双足并拢站立不足15 s。

[在无扶持站立时完成以下项目]

⑧ 手臂前伸

【指导】手臂上举90°,尽可能伸手取远处的物品(检查者将直尺置于指尖处,臂前伸时勿触及直尺。测量身体尽量前伸时的距离)。

【评分】选出分类的最低分数。

4分:可前伸超过25 cm;

3分:可前伸超过12 cm;

2分:可前伸超过5 cm;

1分:前伸,需要监护;

0分:需帮助避免跌倒。

⑨ 自地面拾物

【指导】拾起足前的鞋子。

【评分】选出分类的最低分数。

4分:可轻松拾起;

3分:可拾起,需要监护;

2分:不能拾起,差2.54~5.08 cm(1~2英寸)可保持平衡;

1分:不能拾起,尝试时需监护;

0分:不能尝试/需要辅助避免跌倒。

⑩ 躯干不动,转头左右后顾

【指导】交替转头,左右后顾。

【评分】选出分类的最低分数。

4分:左右后顾时重心移动平稳;

3分:只能一侧后顾,另一侧有少量重心移动;

2分:只能转到侧面,但可维持平衡;

1分:转头时需要监护;

0分:需要辅助避免跌倒。

⑪ 转身360°

【指导】转身360°,停顿,反向旋转360°。

【评分】选出分类的最低分数。

4分:双侧都可在4 s内完成;

3分:一侧可在4 s内完成;

2 分:能完成转身,但速度慢;

1 分:转身时需密切监护或言语提示;

0 分:转身时需要辅助。

[无扶持站立时动态移动重心]

⑫ 计数脚底接触板凳的次数

【指导】每只脚交替放于板凳上,直到每只脚能踏上板凳上 4 次。

【评分】选出分类的最低分数。

4 分:可独自站立,20 s 内踏 8 次;

3 分:可独自站立,踏 8 次超过 20 s;

2 分:监护下,无辅助可踏 4 次;

1 分:最简单的辅助可踏 2 次;

0 分:需要辅助才能避免跌倒,不能尝试踏凳。

⑬ 无扶持站立,一只脚在前

【指导】双脚前后位站立,如果困难,增加双足前后距离。

【评分】选出分类的最低分数。

4 分:双足可前后接触位站立 30 s;

3 分:双足前后站立不能接触站立 30 s;

2 分:可迈小步后独立坚持 30 s;

1 分:迈步需要帮助,坚持 15 s;

0 分:站立或迈步失衡。

⑭ 单腿站立

【指导】不需扶物,单腿站立。

【评分】选出分类的最低分数。

4 分:可抬腿,坚持超过 10 s;

3 分:可抬腿 5～10 s;

2 分:可抬腿超过 3 s;

1 分:尝试抬腿,不能坚持 3 s,但可独自站立;

0 分:不能尝试/需要辅助避免跌倒。

[注] Berg 平衡量表(Berg Balance Scale,BBS)结果说明:

0～20 分:平衡能力差,只能坐轮椅;

21～40 分:平衡能力可,能辅助步行;

41～56 分:平衡能力好,能独立行走;

＜40 分:预示有跌倒的危险。

(4) 老师讲解常见静态平衡功能仪器评定

① 受试者站在受力平台,保持其和显示器稳定,测定人体在睁眼、闭眼、外界视动光刺激时的重心平衡状态。

② 分析重心的位置(Center Of Gravity,COG);重心移动路径的总长度、面积;左右向(x 轴)和前后向(y 轴)的重心位移平均速度;重心摆动的功率谱;睁、闭眼时的重心参数比值等。

五、实验见习的总结反馈

1. 平衡协调评定对物理治疗师开展中枢神经系统损伤的康复具有重要的意义。依据评定结果确定病变部位、预测康复结局，并根据平衡协调特点制订治疗计划，及时治疗，降低并发症的发生率。

2. 平衡协调评定是每位治疗师必须掌握的技能，本章主要内容是协调障碍的类型、表现及协调试验的选择和平衡功能评定分级、内容、方法、操作；正确评定病人平衡协调是本章的重点和难点，也是指导康复医师和康复治疗师临床工作的基础。

3. Berg 平衡量表和协调试验是临床目前较常用的方法，平衡测试仪评定定量、客观，但是评估分析容易出现错误。因此在平时的理论和实践课程中，要注重学生临床分析的能力。

六、参考文献

1. 王玉龙. 康复功能评定学[M]. 3 版. 北京：人民卫生出版社，2018.

2. 瓮长水，赵承军，毕胜，等. 脑卒中偏瘫患者静态和动态平衡评定的研究[J]. 中国康复理论与实践，2004，10(1)：50 - 52.

3. 王云龙，陈长香，马素慧，等. 简易平衡评定系统测试平衡量表应用于脑卒中患者的因子分析[J]. 中国康复医学杂志，2015，30(5)：496 - 500.

4. 刘昭纯，平井，夏树. 运动协调功能障碍评价量表的信度与效度检验[J]. 中国康复医学杂志，2007，22(8)：728 - 731.

5. He M，Zhang H，Tang Z，et al. Balance and coordination training for patients with genetic degenerative ataxia：a systematic review[J]. Journal of Neurology，2021，268(10)：3690 - 3705.

平衡和协调功能评定一
平衡协调评定

第十二章　步态分析

一、实验见习内容

步态分析是利用力学原理和人体解剖学、生理学知识对人类行走状态进行对比分析的一种研究方法,包括定性分析和定量分析。其中步态是指人体步行时的姿势,包括步行和跑两种状态。

在临床工作中,对患有神经系统或骨骼肌肉系统疾病而可能影响行走能力的患者需要进行步态分析,以评定患者是否存在异常步态以及步态异常的性质和程度,为分析异常步态的原因和矫正异常步态、制定康复治疗方案提供必要的依据,以评定步态矫治的效果。

步态分析实验内容主要介绍常用的临床定性分析和定量分析的方法以及常见异常步态模式的评定等。

二、实验见习目的

1. 掌握正常步态的基本构成(基本参数和步行周期)、常用的步态分析方法、常见异常步态模式的评定。

2. 熟悉正常步态的运动学变化、行走能力的评定。

3. 了解正常步态的动力学变化、步行中的能量消耗、步态分析方法中定量分析。

三、实验见习的工具、评定标准及量表

(一) 实验见习的工具

临床定性分析是目前最常用的评定手段,是由康复医师或治疗师用肉眼观察患者的行走过程,然后根据所得印象或按照一定的观察项目逐项评定的结果对步态做出结论。可不借助仪器,可参照步态观察分析表。

定量步态分析是通过器械或专门的设备获得的客观数据对步态进行分析的方法。所需设施和器械如下。

步态分析系统:摄像系统、测力台、肌电遥测系统、计算机处理系统等。

足印分析法:绘画颜料、1 100 cm×45 cm 硬纸或地板胶、秒表、剪刀、直尺、量角器。

(二) 评定标准及量表

1. 步态观察分析表(表 12-1)　该表中包含了 47 种常见的异常表现,如足趾拖地、踝关节过度跖屈或屈曲,踝或膝关节内、外翻,髋关节过度屈曲,躯干侧弯等。表中涂黑的格子表示与该步行分期相对应的关节运动情况无需观察;空白格和浅灰格则表示要对

这一时间里是否存在某种异常运动进行观察和记录,其中空白格的内容需要重点观察。在有异常存在的格中打"0"。如为双侧运动则用"左"或者"右"表示。

表 12-1 步态观察分析表

观察项目		负重		单腿支撑		摆动腿向前迈进			
		首次着地	承重反应	站立中期	站立末期	迈步前期	迈步初期	迈步中期	迈步末期
躯干	前屈								
	后伸								
	侧弯(左/右)								
	旋后								
	旋前								
骨盆	一侧抬高								
	后倾								
	前倾								
	旋前不足								
	旋后不足								
	过度旋前								
	过度旋后								
	同侧下降								
	对侧下降								
髋关节	屈曲 受限								
	屈曲 消失								
	屈曲 过度								
	伸展不充分								
	后撤								
	外旋								
	内旋								
	内收								
	外展								

（续表）

观察项目			负重		单腿支撑		摆动腿向前迈进			
			首次着地	承重反应	站立中期	站立末期	迈步前期	迈步初期	迈步中期	迈步末期
膝关节	屈曲	受限	■	■	■	■			■	■
		消失	■	■	■	■			■	■
		过度	■	■	■	■	▨	▨		
	伸展不充分		■	■					■	
	不稳定		■	■					■	■
	过伸展		■	■				■	■	▨
	膝反张		■	■			▨		■	▨
	内翻		▨	▨			▨		■	■
	外翻		▨	▨			▨		■	■
	对侧膝过度屈曲		■	■	■	■				
踝关节	前脚掌着地			■	■	■	■	■	■	■
	全足底着地		■	■	■	■	■	■	■	■
	足拍击地面		■	■	■	■	■	■	■	■
	过度跖屈		■	■			▨	▨	▨	▨
	过度背屈		■	■			▨	▨	▨	▨
骨盆	内翻						▨	▨	▨	
	外翻						▨	▨	▨	
	足跟离地		■	■		■	■	■	■	■
	无足跟离地		■	■				■	■	■
	足趾或前脚掌拖地		■	■					■	■
	对侧前脚掌蹬起		■	■						
	过度伸展（上翘）		■	▨	▨	▨		■	■	■
	伸展不充分		■	■	■				■	■
	过度屈曲		■	■	■			▨	▨	▨

2. 躯干、骨盆、髋、膝、踝关节在步行中可能出现的异常表现及定义（表12-2），适用于检查所有类型的运动障碍。

表12-2　躯干、骨盆、髋、膝、踝关节在步行中可能出现的异常表现及定义

异常表现	定义
踝、足趾关节在步行周期中的异常表现及定义	
前脚掌着地	首次着地方式为足趾着地
全足底着地	首次着地方式为全足底着地

（续表）

异常表现	定义
踝、足趾关节在步行周期中的异常表现及定义	
足外侧缘着地	首次着地方式为足底外侧缘着地
足拍击地面	承重反应期出现失控的踝关节跖屈
过度跖屈	在特定时期跖屈角度大于正常
过度背屈	在特定时期背屈角度大于正常
过度内翻	可见距骨下关节内翻
过度外翻	可见距骨下关节外翻
足跟离地	足跟未与地面接触
无足跟离地	足跟在站立相末期前脚掌与地面接触时未离开地面
足趾拖地	迈步相期间足趾或前脚掌与地面接触
对侧前脚掌蹬起	一侧下肢向前迈步时,处于站立相的另一侧下肢前脚掌蹬起
足趾上翘	足趾伸展超过5°
足趾伸展不充分	在特定时期趾伸展角度小于正常
爪形足趾	足趾屈曲超过5°
膝关节在步行周期中的异常表现	
屈曲受限	在特定时期膝关节屈曲角度小于正常
屈曲消失	在特定时期膝关节屈曲角度消失
屈曲过度	在特定时期膝关节屈曲角度大于正常
伸展不充分	在特定时期膝关节伸展角度小于正常
不稳定	单支撑期时,膝关节交替屈曲与伸展
过伸展	膝关节伸展角度大于中立位
膝反张	膝关节强力伸展
内翻	膝关节内侧成角
外翻	膝关节外侧成角
对侧膝过度屈曲	在一侧下肢迈步相末期和首次着地期时,对侧膝关节屈曲角度大于正常
髋关节在步行周期中的异常表现	
屈曲受限	在特定时期髋关节屈曲角度小于正常
屈曲消失	在特定时期髋关节屈曲角度消失
屈曲过度	在特定时期髋关节屈曲角度大于正常
伸展不充分	在特定时期髋关节伸展角度小于正常

(续表)

异常表现	定义
髋关节在步行周期中的异常表现	
回缩	大腿于迈步相末期从屈曲位退回
外旋	偏离中立位
内旋	偏离中立位
内收	偏离中立位
外展	偏离中立位
骨盆在步行周期中的异常表现	
一侧骨盆抬高	一侧骨盆高出正常水平
后倾	骨盆后倾致耻骨联合指向上(腰椎变平)
前倾	骨盆后倾致耻骨联合指向下
旋前不足	在特定时期旋前角度小于正常
旋后不足	在特定时期旋后角度小于正常
过度旋前	在特定时期旋前角度大于正常
过度旋后	在特定时期旋后角度大于正常
同侧下降	处于迈步相的下肢侧骨盆下降
对侧下降	一侧下肢处于站立相中期和末期时,其对侧骨盆下降
躯干在步行周期中的异常表现	
前屈	以髋关节为轴躯干向前屈
后伸	以髋关节为轴躯干向后过度伸展
侧弯(左/右)	躯干向侧方倾斜
旋后	被观察侧躯干旋转大于中立位
旋前	被观察侧躯干旋转大于中立位

四、实验见习的方法

本实验主要采用定性分析,以示范操作教学、学生相互模拟进行评定。

有条件的实验室可开展足印法、步态分析系统等定量分析。

五、实验见习的步骤

(一)快速复习相关理论知识

1. 步态常用的基本参数(步长、步幅、步宽) 绘图标示出相关参数(图 12-1)

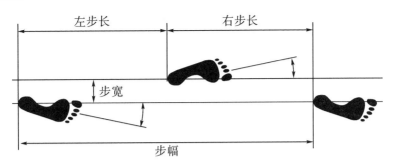

图 12－1　步态常用参数

2. 步行周期:支撑相及摆动相(图 12－2)

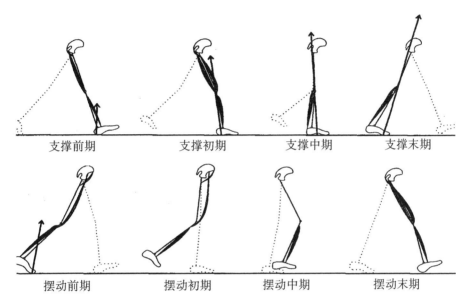

图 12－2　步行周期

3. 正常步态的运动学变化

(1) 身体主要部位及关节的活动(表 12－3)

表 12－3　身体主要部位及关节的活动

时期	骨盆旋转	髋关节	膝关节	踝关节
支撑前期	向前 4°～5°	屈 30°	完全伸直	中间位
支撑初期	向前 4°～5°	屈 30°	屈 15°	跖屈 15°
支撑中期	中间位	屈 30°～0°	屈 15°～0°	背屈 10°
支撑末期	向后 4°～5°	过伸 10°	完全伸直	中间位
摆动前期	向后 4°～5°	中间位	屈 35°	跖屈 20°
摆动初期	向后 4°～5°	屈 20°	屈 60°	跖屈 10°
摆动中期	中间位	屈 20°～30°	屈 60°～30°	中间位
摆动末期	向前 4°～5°	屈 30°	屈 30°～0°	中间位

（2）参与的主要肌肉活动

竖脊肌：使脊柱后伸、头后仰和维持人体于直立姿势。在步行周期支撑相初期和末期，竖脊肌活动达到高峰，以确保行走时躯干保持正直。

臀大肌：为髋关节伸肌，收缩活动始于摆动相末期，并于支撑相中期即足底全面与地面接触时达到高峰。

髂腰肌：为髋关节屈肌，髋关节于足跟离地至足趾离地期间伸展角度达到峰值（$10°\sim15°$）。

股四头肌：为膝关节强有力的伸肌，股直肌还可屈髋关节。股四头肌收缩活动始于摆动相末期，至支撑相负重期达最大值。

缝匠肌：在支撑相末期和摆动相初期，作用为屈膝、屈髋，在摆动相末期和支撑相初期，使膝关节旋内。

腘绳肌：作用为伸髋屈膝。主要收缩活动始于摆动相末期，足跟着地时达到活动高峰并持续到支撑相。

胫前肌：作用为伸踝关节（背屈）、使足内翻。

小腿三头肌：作用为屈踝关节和屈膝关节。

（二）教师实验示教

1. 步态分析步骤与方法

（1）了解病史：有无疼痛、肌无力、关节不稳等主诉，既往有无神经系统、骨关节系统损伤等。

（2）体检

① 全面地检查身体状况（如心肺功能、脊柱是否有侧弯、头颈的活动度等）。

② 重点检查与行走有关部位的关节活动度、肌力、肌张力、肢体长度和围度以及身体的协调性和平衡能力等。

③ 导致步态异常的常见原因有：神经系统疾患、骨骼肌肉疾患、老年步态。

（3）观察

① 场地：测试场地内光线要充足，面积至少为 $6\ m\times8\ m$，让被检查者尽可能地少穿衣服，以便能够清晰地观察。

② 内容：能量消耗、安全性、外观。

③ 程序：嘱病人以自然、习惯的姿势和速度在测试场地来回步行数次，检查者从前方、后方和侧方反复观察，分别观察支撑相和摆动相步态模式的特征，并注意进行两侧的对比。

（4）分析结果，得出报告或结论，并给出建议或意见。

2. 检查注意事项

（1）观察场地面积至少 $6\ m\times8\ m$，测试场地内光线要充足。被检查者应尽量少穿衣服以便于真实表现的观察。

（2）避免在观察部位和观察步行周期时相上的跳跃，如观察踝关节在行走周期中的表现，应从首次着地开始，依次观察踝关节在站立相和迈步相各个环节中的表现。然后按膝、髋、骨盆、躯干等顺序逐一进行。

（3）鉴于患侧下肢运动异常可能对健侧下肢的运动产生影响，在矢状面观察被试者步态时，应分别从两侧（左侧和右侧）进行观察。

（4）如果行走时出现疼痛，则应注意观察疼痛出现的时间，即在步行周期中何时出现疼痛。

3. 将学生分组，选取一人模拟患者，其余人观察，或由老师提供标准的步态异常患者的录制视频分组观察，对照"步态观察分析表"按照所观察到的记录患者的行走特征。该表中包含了47种常见的异常表现,如足趾拖地、踝关节过度跖屈或屈曲,踝或膝关节内、外翻,髋关节过度屈曲,躯干侧弯等。观察顺序:由远端至近端,即从足、踝关节观察开始依次评定膝关节、髋关节、骨盆及躯干。表中涂黑的格子表示与该步行分期相对应的关节运动情况无需观察;空白格和浅灰格则表示要对这一时间里是否存在某种异常运动进行观察和记录,其中空白格的内容需要重点观察。在有异常存在的格中打"0"。如为双侧运动则用"左"或者"右"表示。

4. 结果分析　治疗师应结合患者的病史、体检所见,参照表12-4、表12-5中的内容分析出现异常的可能原因。

表 12 - 4　踝足关节在步行周期中的常见异常表现

时期	异常所在	异常表现	可能原因	进一步检查
首次着地	足拍击地面	在足跟着地时足前部拍击地面	踝关节背屈肌瘫痪或力弱,或背屈肌交互抑制;背屈肌萎缩	• 踝关节屈肌肌力 • 是否存在跨栏步态
	足尖着地	首次着地方式为足趾着地,站立相维持足尖站立姿势	• 双下肢不等长 • 跟腱挛缩 • 踝关节跖屈挛缩 • 跖屈肌痉挛 • 背屈肌瘫痪 • 足跟痛	• 测量双下肢长度并检查是否存在髋或者膝关节屈曲挛缩 • 肌张力和跖屈肌活动时相 • 有无足跟痛
	足平放着地	首次着地方式为全足底同时着地	• 踝关节过度背屈固定 • 背屈肌瘫痪或力弱 • 新生儿/本体感觉性行走	• 踝关节活动度 • 膝关节是否存在过伸展 • 是否存在未成熟步态模式
站立中期	过度体位性跖屈	胫骨未能从10°跖屈位回到中立位	跖屈肌无离心性收缩 • 跖屈肌瘫痪或力弱 • 跟腱松解过度,断裂,挛缩	• 股四头肌是否存在痉挛或无力;是否有膝关节过伸展、髋关节过伸展 • 躯干是否前倾、后倾 • 有无跖屈肌力弱或跟腱断裂
	站立中期足跟抬起	站立中级足跟未接触地面	• 跖屈肌痉挛	• 有无跖屈肌,股四头肌,髋关节屈肌及内收肌痉挛
	过度体位性背屈	由于胫骨从10°跖屈位回到中立位速度过快而产生大于正常的背屈	• 跖屈肌不能控制胫骨向前 • 膝或者髋关节屈曲痉挛	• 踝关节周围肌,膝,髋关节屈肌 • 关节活动度 • 躯干体位
	爪形趾	足趾屈曲抓住地面	• 足底抓握反射整合不全 • 阳性支持反射 • 跖屈肌痉挛	• 足底抓握反射、阳性支持反射 • 趾关节活动度

（续表）

时期	异常所在	异常表现	可能原因	进一步检查
蹬离期	无向前转动（无足跟离地）	体重转移（自足跟外侧至足前部内侧）不充分	• 踝足机械固定 • 跖屈肌、内翻肌、趾屈肌瘫痪或被抑制 • 跖屈肌或背屈肌拮抗收缩 • 足前部疼痛	• 踝关节活动度 • 踝关节周围肌功能和肌张力 • 足前部疼痛
迈步相	足趾拖地	背屈不充分（并趾伸展）以至于足前部和足趾不能完成足廓清动作	• 背屈肌和趾伸肌瘫痪或力弱 • 跖屈肌痉挛 • 膝或髋关节屈曲不充分	• 髋膝踝关节活动度 • 髋膝踝关节周围肌的肌力与肌张力
	内翻	—	• 内翻肌痉挛 • 背屈肌和外翻肌瘫痪或者力弱 • 伸肌模式	• 内翻肌和趾屈肌肌张力 • 背屈肌和外翻肌肌力 • 下肢有无伸肌模式

表 12-5　步行周期中膝关节的常见异常表现

时期	异常所在	异常表现	可能原因	进一步检查
首次着地	过度屈伸	足跟着地时膝关节屈曲	• 膝关节疼痛 • 膝屈肌痉挛或股四头肌瘫痪，力弱 • 对侧下肢短	• 膝关节疼痛 • 膝屈肌肌张力 • 膝伸肌肌力 • 测量下肢长度 • 是否有骨盆前倾
足放平	过伸展（膝反张）	• 股四头肌和比目鱼肌瘫痪或力弱而导致臀大肌收缩被动牵拉膝关节向后 • 股四头肌痉挛 • 换关节跖屈畸形	• 踝膝关节屈肌肌力和肌张力 • 踝关节活动度	—
站立中期	过伸展（膝反张）	单腿支撑时，体重移至足上方，但胫骨仍位于踝关节榫头之后	同上	同上
蹬离期	过度屈曲	膝屈曲大于40°	• 重心远远超过骨盆前方 • 僵硬躯干，膝、髋关节屈曲挛缩 • 屈肌退缩反射 • CVA患者屈肌协同运动模式占优势	• 躯干姿势 • 膝、髋关节活动度 • 屈肌协同运动模式
	屈曲受限	膝关节屈曲小于40°	• 股四头肌痉挛/跖屈肌痉挛	• 髋膝踝肌群肌张力

（续表）

时期	异常所在	异常表现	可能原因	进一步检查
迈步相初期至中期	过度屈曲	膝屈曲大于 65°	• 迈步前期膝关节屈曲消失 • 屈肌退缩反射 • 辨距不良	• 髋膝踝关节周围肌肌张力检查 • 屈肌退缩反射检查 • 辨距不良检查
	屈曲受限	膝屈曲小于 65°	• 膝关节疼痛 • 膝关节活动度消失 • 伸肌痉挛	• 膝关节疼痛检查 • 膝关节活动度检查 • 髋关节肌张力检查

（三）定量分析

1. 足印分析法(图 12 - 3)

（1）所需设施和器械：绘画颜料、1 100 cm×45 cm 硬纸或地板胶、秒表、剪刀、直尺、量角器。

（2）步态采集：走廊，宽 45 cm，长 1 100 cm，在距离两端各 250 cm 处划一横线，中间 600 cm 作为测量正式步态用。被检者赤脚，让足底粘上颜料。然后两眼平视前方，以自然行走方式走过准备好的步道。当被检查者走过起始端横线处时按动秒表，直到走到终端的横线外停止秒表，记录走过的步道中间 600 cm 所需的时间。要求在上述 600 cm 的步道中至少包括连续 6 个步印，供测量使用。

（3）记录：画出每一足印的中轴线 AJ 线，即足底最凸点(J)与第 2～3 足趾之间(A)的连线。把每一足印分成三等分，画出足印后 1/3 的水平线 CD，CD 线与 AJ 线垂直相交，交点为 F；其他足印也用相同的方式画出上述线。连接同侧连续两个足印的 F 点，即成 FF 线，这是病人行走时的前进线；FF 线与 AJ 线的夹角即为足角；两条平行的 FF 线之间的垂直距离即为步宽(BS)。

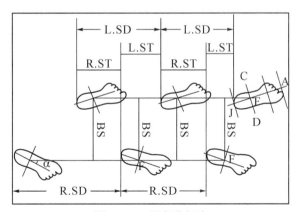

图 12 - 3　足印分析法

注：R. SD 表示右步幅，L. SD 表示左步幅，R. ST 表示右步长，
L. ST 表示左步长，BS 表示步宽，α 表示足角。

2. 步态分析系统　通常由摄像系统、测力台、肌电遥测系统、计算机处理系统四部分组成，适用于科研工作，但因价格高昂，目前难以普及应用。

（1）运动学参数：是指运动的形态、速度和方向等参数，包括跨步特征(步长、支撑相、摆动相、步频、步速等)、分节棍图、关节角度曲线、角度-角度图等，但不包括引起运动的力的参数。

（2）动力学参数：是指专门引起运动的力的参数。常用的主要是地反应力的测定。

（3）肌电活动参数：通过反映步行中肌肉活动的模式、肌肉活动的开始与终止、肌肉在行走过程中的作用、肌肉收缩的类型以及和体位相关的肌肉反应水平，分析与行走有关的各肌肉的活动。

（四）常见异常步态模式的评定

1. 中枢神经受损所致的异常步态

（1）偏瘫步态：是指病人在行走时，由于骨盆后缩、膝关节屈曲不充分，患侧产生提髋，下肢外旋、外展"划圈"，同时伴有足内翻、跖屈，使患侧下肢不能正常负重。

① 提髋型：屈髋肌无力、腘绳肌收缩和不充分的跖屈肌活动，表现为躯干向健侧倾斜、提髋来代偿性地提起下肢，完成下肢的摆动。

② 膝过伸型：由于股四头肌无力或痉挛，踝跖屈肌无力或痉挛、踝背屈肌无力和跟腱挛缩，或者行走时股四头肌与股二头肌收缩不协调，使病人的膝关节在支撑相出现过度伸展、髋后突。

③ 瘸拐型：由于股四头肌痉挛，或腘绳肌痉挛，加上踝关节跖屈肌的持续收缩，出现行走时摆动相不能选择性地屈、伸膝关节，摆动患腿表现为足跟不能着地，患腿在支撑相时不能负重，行走不稳或呈瘸拐状。

④ 划圈型：由于患侧下肢屈髋肌、屈膝肌和髋内收肌收缩能力下降，或伴有股四头肌痉挛，出现行走时摆动相患腿髋内收、屈髋、屈膝及踝背屈动作困难，为了抬起患腿，只得将骨盆上提，向后旋转，髋关节外旋、外展，呈环行运动和跨栏步态。

（2）脑瘫步态

① 马蹄内翻足：马蹄样足下垂；足内翻；足前部内收、跖屈；学龄期后病人多伴有胫骨内旋；通常足下垂合并有跟腱挛缩，而足前部跖屈，且常合并有跖筋膜挛缩和高弓足畸形。

② 蹲位步态：腘绳肌痉挛，或髋屈肌痉挛、跖屈肌无力、跟腱痉挛使得病人支撑相髋内收和内旋，膝关节过度屈曲，同时足呈马蹄形，足趾外展。

③ 剪刀步态：脑瘫病人由于髋内收肌张力过高，双膝内侧常呈并拢状，行走时，双足尖（相对或分开）点地，交叉前行，呈剪刀状。

④ 舞蹈步态：为双下肢大关节的快速、无目的、不对称的运动，多见于四肢肌张力均增高的脑瘫病人，支撑相足内翻，踝缺乏背屈，足尖着地，身体不能保持平衡。

（3）截瘫步态

① 平行杠内行走步态包括：四点行走步态、二点行走步态、拖地行走步态、摆至步行走步态、摆过步行走步态等。

② 臂杖、腋杖、手杖或助行架行走步态。

（4）其他神经疾病

① 蹒跚步态：小脑病变者，由于共济失调，行走时，步宽加大，步幅长短不一，速度快慢不等，东倒西歪，呈"鸭子"状或蹒跚状。

② 前冲步态：帕金森病病人行走时，躯干前倾，双上肢缺乏摆动，步幅短小，越走越快，呈前冲或慌张步态。

2. 周围神经受损所致的异常步态

(1) 臀大肌步态:表现为挺胸、凸腹,躯干后仰,过度伸髋,膝绷直或微屈,重力线落在髋后。

(2) 臀中肌步态:表现为对骨盆的控制能力下降,支撑相受累侧的躯干和骨盆过度倾斜,摆动相身体向两侧摇摆。

(3) 股四头肌步态:行走时,由于股四头肌无力,不能维持膝关节的稳定性,膝将倾向于"屈服",支撑相膝后伸,躯干前倾,重力线落在膝前。

(4) 胫前肌步态:表现为早期足跟着地之后不久"拍地"。

(5) 腓肠肌步态:表现为支撑相足跟着地后,身体稍向患侧倾斜,患侧髋关节下垂,蹬地无力。

3. 骨关节疾患所致异常步态

(1) 疼痛步态:根据病人行走时的形态又可以分为直腰步态、侧弯步态、踮脚步态、足尖步态。

(2) 关节挛缩或强直步态

① 髋关节

髋关节屈曲挛缩者,行走时骨盆前倾,腰椎过伸,足尖点地,步幅短小;

髋关节伸直挛缩者,行走时骨盆上提,过度屈膝,躯干旋转,完成摆动。

② 膝关节

膝关节屈曲挛缩20°以上者,可出现斜肩步态;

膝关节伸直挛缩者,行走时摆动相躯干向健侧倾斜,患侧骨盆上提,髋外展,以提起患腿,完成摆动。

③ 踝关节

踝跖屈曲挛缩者,行走时支撑相足跟不能着地;摆动相过度屈髋、屈膝、足尖点地,呈跨栏步态。

踝背屈曲挛缩15°以上者,行走时足尖不能着地,患侧支撑相缩短,健侧摆动加快,亦呈踮脚步态。

短腿步态:患肢缩短达 2.5 cm 以上者,该腿着地时同侧骨盆下降,导致同侧肩倾斜下沉出现斜肩步,缩短超过 4 cm,步态特点为患肢用足尖着地以代偿。

(3) 假肢步态

① 膝上假肢 步行能力弱。

② 膝下假肢 有较好的步行能力。

(4) 平足:平足又分僵硬性平足和可屈性平足两类。

① 僵硬性平足是结构畸形,内侧纵弓在非负重体位、足趾站立和正常负重情况下均不存在;

② 可屈性平足是内侧纵弓在负重时缺如,而在足趾站立或非负重情况下出现。

(5) 老年步态

① 步行速度减慢。

② 运动学分析:步行速度、步长、步幅、摆动相和支撑相的比例、髋关节活动角度等指标全部下降,而步行周期及支撑相的持续时间均延长。

③ 能量消耗的分析:摆动相需要的能量增多,准备足跟落地时所需能量减少,支撑相

末期踝关节跖屈及足趾离地的推进力下降因而能量的产生减少,支撑相末期及摆动相早期股四头肌对能量的吸收也减少。

(五) 其他

1. 吸水纸法 在步道上铺三层纸,下层为具有防水能力的褐色,中层为含水的潮湿纸,如餐巾纸,上层为能吸水的纸巾。被检查者体重的压力使中层纸的水分被上层干纸吸收,形成清晰的湿足印,再用记号笔描出留在上层吸水纸上的足印,晾干后进行测量并记录,其测量参数与足印分析法相同。

2. 鞋跟绑缚标记笔法 用尼龙搭扣将两支水性记号笔分别绑缚在鞋跟处,调整记号笔使足跟着地时能准确定位,测量方法与足印分析法相似。

3. 步行能力评定

(1) 功能性行走

① 标准:安全、质量、心血管功能、速度和耐力。

② 分类

a. 社区性行走标准:终日穿戴支具并能耐受,能一口气走 900 m 左右,能上、下楼梯,能独立地进行日常生活活动。

b. 家庭性行走标准:除不能一口气走 900 m 左右外,其他与社区性行走标准相同。

(2) 治疗性行走:行走安全和质量均不符合功能性行走的要求,但有支具或辅助器具的帮助能作短暂步行者。

4. 步行能力恢复的预测

(1) 偏瘫病人:用直立控制试验(Upright Control Test,UCT)来评定,通过对病人屈髋、伸髋和伸踝能力的检查,预测病人将来的行走能力的恢复情况。

(2) 截瘫病人:用步行运动指数(ambulatory motor index,AMI)评定,内容包括两方面。① 方法和标准:评测髋屈肌、髋伸肌、髋外展肌、膝伸肌、膝屈肌 5 组肌群的肌力;② 预后判断:AMI=6 分,有可能步行;6 分<AMI<8 分,需在 KAFO 支具及双拐帮助下行走;AMI≥12 分,社区内行走。

(3) 脑瘫病人

① 4～6 岁时:4 岁时若仍不能独坐或 6 岁时仍不能独立跪立行走,是将来不能独立步行的指征。

② 1 岁时:为了预测步行能力可做以下 7 项检查:非对称性紧张性颈反射、颈翻正反射、拥抱反射、对称性紧张性颈反射、伸肌挺伸、紧张性迷路反射、足放置反应。上述7项,每一项有反应记 1 分。总分为 0 分,预后良好;总分为 1 分,慎重考虑预后;总分≥2 分,预后不良。

5. 生理能耗指数(PCI)

$$生理能耗指数=\frac{(步行时心率-静息时心率)(次/分)}{步行速度(m/min)}$$

PCI越大,表明步行能耗越大。

步行效率的高低常用每千克体重每行走 1 m 所耗的焦尔数,即 J/(m·kg)。

正常舒适地行走时,此值在 3.347 J/(m·kg)左右,如数值高于此值,则表明步行效率明显降低。

正常成人 PCI 平均为 0.35,范围为 0.2~0.55;青少年为 0.35(0.15~0.65)。

六、实验见习的总结反馈

任何神经、肌肉骨关节疾病均有可能导致步行功能障碍。步态分析是物理治疗师在制定步态矫正计划之前必做的一项工作。因此,治疗师必须熟练掌握有关正常步态的概念和正常参考值,掌握定性和定量分析的步态分析方法,更重要的是能够发现问题,确定障碍诊断,学会分析障碍发生的原因,为制定治疗计划提供可靠的依据。

七、参考文献

1. 恽晓平. 康复疗法评定学[M]. 2 版. 北京:华夏出版社,2014:189 - 207.

2. 王玉龙. 康复功能平定学[M]. 3 版. 北京:人民卫生出版社,2019:238 - 256.

3. 罗鸿,刘方,李顺华,等. 步态分析应用在前交叉韧带损伤诊断中的意义[J]. 中国组织工程研究,2019,23(31):4969 - 4973.

4. 隋文,冯鑫鑫,徐航. 脑卒中患者佩戴踝足矫形器的步态运动学分析[J]. 世界最新医学信息文摘,2016,16(68):32 - 33.

5. 王桂茂,齐瑞,严隽陶. 中风偏瘫步态的生物力学及其运动学特征分析[J]. 中国组织工程研究与临床康复,2007,11(40):8169 - 8172.

6. 潘永雄,陈锦,王大伟,等. 足底压力测试系统的常用步态分析指标[J]. 临床医学工程,2018,25(9):1267 - 1269.

步态分析—
步态分析

第十三章 神经电生理检查

一、实验见习内容

1. 神经肌电图（Electromyography，EMG）、神经传导测定（Nerve Conduction Studies，NCS）及特殊检查（F 波和 H 反射）、表面肌电图（Surface electromyography，sEMG）诱发电位（Evoked Potential，EP）的基本要求、具体操作方法及注意事项。

2. 神经电生理检查结果的分析。

二、实验见习目的

1. 学习神经电生理检查方法及临床意义，熟悉神经电生理检查的基本要求。

2. 熟悉神经肌电图、神经传导测定、表面肌电图检查、躯体感觉诱发电位、脑干听觉诱发电位的操作方法和结果的分析及判断。

3. 了解视觉诱发电位、运动诱发电位、低频电诊断和脑电图等的具体操作方法、结果分析及临床意义。

三、实验见习的工具

1. 神经肌电图设备 主要组成部分包括电极、放大器、显示器、扬声器、记录器、刺激器以及存储各种数据的部件。

2. 表面肌电图设备（包括分析软件）。

3. 诱发电位相关设备。

4. 电极贴、皮尺（测量距离）、酒精棉球、标记笔等。

四、实验见习的方法

1. 演示神经肌电图检查 进行神经肌电图检查时，对每块所检查肌肉的体表定位、激活方式和神经支配要掌握。神经肌电图检查观察的四个步骤：插入电活动时，将记录针插入肌肉时所引起的电位变化；放松时，观察肌肉在完全放松时是否有异常自发电活动；轻收缩时，观察运动单位电位时限、波幅、位相和发放频率；大力收缩时，观察运动单位电位募集类型。

（1）上肢重点演示

① 小指展肌（尺神经；进针部位：在小指掌指关节和腕横纹的中点进针；激活方式：外展小指）；

② 指总伸肌（桡神经等；进针部位：掌心向下，前臂背侧中、上 1/3 处，尺桡骨之间；激活方式：背伸掌指关节）；

③ 肱二头肌(肌皮神经;进针部位:上臂中 1/2 处肌肉最丰满处;激活方式:屈肘);

④ 其他:桡侧腕屈肌(正中神经;激活方式:屈腕桡偏)。

(2)下肢重点演示

① 腓内肌(胫神经;进针部位:小腿内侧,腘窝皱褶下约一手宽处进针;激活方式:踝跖屈);

② 胫前肌(腓总神经;进针部位:胫骨结节下四横指,胫骨嵴外侧一指宽处进针;激活方式:踝背伸);

③ 其他:如股内肌(股神经;激活方式:伸膝)。

2. 演示神经传导测定具体内容

(1)正中神经:感觉和神经。

(2)尺神经:感觉和运动。

(3)桡神经:感觉和运动。

(4)腓总神经:运动。

(5)胫神经:运动。(正常参考值见表 13-1)

表 13-1 神经传导检查正常参考值

运动				感觉	
	末端潜伏时(ms)	传导速度(m/s)	波幅(mV)		传导速度(m/s)	波幅(μV)
正中神经	≤4.2	≥50.0	≥4.8		≥50.8	≥8
尺神经	≤3.1	≥50.0	≥5.5		≥50.6	≥5
腓总神经	≤4.6	≥39.8	≥2.3			
胫神经	≤5.8	≥39.4	≥5.0			
				腓浅神经	≥41.3	≥4
				腓肠神经	≥41.9	≥7

有条件的可继续演示神经传导测定的特殊检查 F 波和 H 反射(正常参考值见表 13-2)。

表 13-2 F 波、H 反射正常参考值

身高(cm)	正中神经 F(ms)	尺神经 F(ms)	胫神经 F(ms)	H 反射(ms)
130	24.2	25.2	51.0	30.2
132	24.4	25.4	51.2	30.4
135	25.0	26.0	52.0	30.6
137	25.2	26.2	52.1	31.0
140	25.4	26.4	53.0	31.2
142	26.0	27.0	53.2	31.6
145	26.0	27.2	53.4	31.8
147	26.2	28.0	54.0	32.0

（续表）

身高（cm）	正中神经 F（ms）	尺神经 F（ms）	胫神经 F（ms）	H 反射（ms）
150	26.4	28.2	54.2	32.0
152	27.0	28.4	54.2	32.0
155	27.2	28.4	55.0	32.0
157	27.4	29.0	56.0	32.2
160	28.0	29.1	56.1	32.2
163	28.2	30.0	56.2	32.2
165	29.0	30.2	57.0	32.4
168	29.2	31.0	58.0	32.4
170	29.4	31.1	58.1	32.5
173	30.0	31.2	59.2	33.0
175	30.1	32.0	59.4	33.1
178	31.0	32.2	60.0	33.2
180	31.1	33.0	60.2	33.2
183	31.2	33.2	61.4	33.2
185	32.0	33.3	62.0	34.0
188	32.2	34.1	62.1	34.0
191	33.0	34.2	63.0	34.2

3. 演示表面肌电图检查（重点演示肱二头肌），熟悉常见指标：平均功率频率；中位频率；均方根值等。表面肌电图在康复领域中的应用与进展（步态分析、呼吸评估、肌疲劳评估等），设备允许的可以进行一些演示。

4. 演示诱发电位检查

（1）体感诱发电位（SEP）刺激：脉冲电流，脉宽 0.1～0.2 ms、频率 3～5 Hz；上肢：腕/正中神经；下肢：内踝/胫神经。

（2）脑干听觉诱发电位（BAEP）：短声单耳刺激，频率 10～15 Hz；叠加 1 000～2 000 次。记录电极：颅顶正中 Cz；参考电极：耳垂或乳突。主要观察 Ⅰ、Ⅲ、Ⅴ 波，在教师指导下学生相互模拟操作（正常参考值见表 13 - 3）。

表 13 - 3　诱发电位参考值

诱发电位类型	均值（ms）	正常上限（ms）
BAEP		
Ⅰ 波潜伏期	1.7	2.2
Ⅲ 波潜伏期	3.9	4.5
Ⅴ 波潜伏期	5.7	6.4
Ⅰ-Ⅲ 波间期	2.1	2.6

（续表）

诱发电位类型	均值（ms）	正常上限（ms）
Ⅲ-Ⅴ波间期	1.9	2.4
Ⅰ-Ⅴ波间期	4	4.7
侧差	0.1	0.4
SEP-正中神经		
N20	19	22.1
SEP-胫神经		
P40	36	42.5

五、实验见习的总结反馈

神经电生理是康复医学科评定的重要手段，可以用于协助诊断、评定治疗的效度，在临床上使用十分广泛，其中神经肌电图、诱发电位、表面肌电图等已经成为康复医学科必备的评定手段之一。本节课的重点和难点是神经电生理检查中常见周围神经的检查具体操作方法、检查结果的分析及判断；在本节课开讲之前要让学生重点复习主要的周围神经分布、支配肌肉和主要功能。

六、附件

（一）正常神经肌电图的评定标准

1. 插入电位　＜300 ms；
2. 电静息　肌肉完全放松，不出现肌电活动；
3. 轻收缩　主要分析3个参数（时限、波幅、位相）；
4. 运动单位募集和发放类型：单纯相、混合相、干扰相 。

（二）异常神经肌电图的评定标准

1. 插入电位改变　常见的是插入电位延长，常见于神经源性疾病，多发性肌炎也可见到。
2. 纤颤电位　一般为先正后负的双相波，多见于神经源性损害。

3. 正锐（正尖）波　先正相，随之是一个时限较宽、波幅较低的负相波，多见于神经源性损害。

4. 复杂重复放电　突发突止，形态基本一致，见于神经源性或肌源性损害。

5. 轻收缩时的异常肌电图　① 动作单位的时限和波幅改变，包括巨大电位（时限延长、波幅增高，见于前角细胞病变和陈旧性周围神经损伤）和小电位（表现为时限缩短、波幅降低，见于肌源性损害；② 多相电位数量增多。短棘波多相（时限短，波幅不等，见于肌源性损害的病变及神经再生早期，又称新生电位）和群多相（位相多，波幅高，意义与巨大电位相同）。

6. 大力收缩的异常肌电图　① 募集减少：动作电位数量减少，多见于神经源性损害；② 早期募集现象：轻收缩即可见短时限、低波幅单位组成的相互重叠的募集现象，多见于肌源性损害。

（三）常见神经传导的测定

1. 上肢　正中神经(感觉和神经)；尺神经(感觉和运动)；桡神经(感觉和运动)。
2. 下肢　腓总神经(运动)；胫神经(运动)。

（四）常见的异常神经传导类型

1. 轴索损害　混合动作电位波幅明显下降,传导速度和潜伏时正常或轻度异常。
2. 髓鞘脱失　神经传导速度减慢,波形离散或传导阻滞,潜伏时明显延长。
3. 传导阻滞　运动神经近端刺激引出的混合动作电位波幅和面积下降较远端大于50%,且近端出现波形离散。

（五）表面肌电图常见指标及意义

1. 时域分析参数　均方根值(RMS):指一段时间内瞬间肌电振幅平方平均后的平方根,代表放电有效值,其大小反映肌电幅值的变化状况,一般认为与运动单位募集和兴奋节律的同步化程度有关,可在时间维度上实时反映肌肉的活动状态。

2. 频域分析参数

(1) 平均功率频率(MPF):反映 sEMG 信号频率特征的参数,表示功率谱曲线重心的频率,其大小与外周运动单位动作电位的传导速度、参与活动的运动单位类型以及同步化程度有关。

(2) 中位频率(MF):指骨骼肌收缩过程中肌纤维放电频率的中间值。

七、参考文献

1. 党静霞.肌电图诊断与临床应用[M].2 版.北京:人民卫生出版社,2016.

2. 李建华,王健.表面肌电图诊断技术临床应用[M].杭州:浙江大学出版社,2015.

3. 李芳,安丙辰,郑洁皎.表面肌电图在脑卒中患者手神经肌肉功能评定中的应用[J].中国康复理论与实践,2015,31(03):280 - 283.

4. Rubin D I. Needle electromyography:Basic concepts[J]. Handb Clin Neurol,2019,160:243 - 256.

5. Cabral E E A,Fregonezi G A F,Melo L,et al. Surface electromyography(sEMG) of extradiaphragm respiratory muscles in healthy subjects:A systematic review[J]. J Electromyogr Kinesiol,2018,42:123 - 135.

6. Skrzat J M, Carp S J, Dai T, etal. wwsUse of Surface Electromyography to Measure Muscle Fatigue in Patients in an Acute Care Hospital[J]. Phys Ther,2020,100(6):897 - 906.

神经电生理检查

第十四章　日常生活活动能力评定

一、实验见习内容

（一）日常生活活动能力概念

日常生活活动（Activity of Daily Living，ADL）指人们每天在家居环境和户外环境里自我照顾时的活动。日常生活活动能力是指人们为了维持生存以及适应环境而每天必须反复进行的（如衣、食、住、行），保持个人卫生整洁和进行独立的社区活动所必须的一系列的基本活动。不仅包括个体在家庭、工作机构、社区里的自我管理能力，同时还包括与他人交往的能力，以及在经济上、社会上和职业上合理安排自己生活方式的能力。

（二）日常生活活动能力分类及其内涵

按照 ADL 的层次及对能力的要求，通常将 ADL 分为躯体 ADL 或基本 ADL（physical or basic ADL，PADL or BADL）和工具性 ADL（instrumental ADL，IADL）。

躯体 ADL 或基本 ADL 是指患者在家中或医院里每日所需的基本的、反复进行的活动，包括自理和功能性移动两类活动。自理活动包括进食、梳妆、洗漱、洗澡、如厕、穿衣等，功能性移动包括翻身、从床上坐起、转移、行走、驱动轮椅、上下楼梯等。其评定结果反映了个体粗大运动功能，适用于较重的残疾，一般在医疗机构内使用。

工具性 ADL 是指人们在社区中独立生活所需的高级技能，如交流和家务劳动等，常需使用各种工具。评估结果反映了较精细的运动功能，适用于较轻的残疾，常用于评估生活在社区中的伤残者及老人。

（三）日常生活活动能力的评定方法

1. 提问法　提问法是通过提问的方式来收集资料和进行评定。提问有口头提问和问卷提问两种。无论是口头问答还是答卷都不一定需要面对面接触。谈话可以在电话中进行，答卷则可以采取邮寄的方式。应尽量让患者本人回答问题。检查者在听取患者的描述时，应注意甄别患者所述是客观存在还是主观意志，回答是否真实、准确。当患者因体力虚弱、情绪低落或认知功能障碍而不能回答时，可让家属或陪护者回答问题。此提问法适用于对患者的残疾状况进行筛查。当评定 ADL 的目的是为了帮助或指导制订治疗计划时，则不宜使用提问法。

2. 观察法　观察法是指检查者通过直接观察患者 ADL 实际的完成情况来进行评定。观察场所可以是实际环境，也可以是实验室。实际环境与实验室环境条件下被检查者的 ADL 表现可能有所不同。因此，在评定过程中应当将环境因素对 ADL 的影响考虑在内，使观察结果更真实准确。通过实际观察，检查人员还可以从中分析影响该作业活动完成的因素或原因。

3. 量表检查法　量表检查法是采用经过标准化设计,具有统一内容、统一评定标准的检查表评定 ADL。量表经过信度、效度及灵敏度检验,其统一和标准化的检查与评分方法使得评定结果可以对不同患者、不同疗法以及不同的医疗机构之间进行比较。

(四)评定注意事项

1. 评定时注意观察患者的实际操作能力,而不仅仅依赖其口述。

2. 患者在帮助下才可完成某种活动时,要对帮助的方法与帮助量予以详细记录。

3. 评定应在适当的时间和地点进行。评定应尽量接近实际生活环境。

4. 避免因疲劳而失实,必要时评定可分几次完成,但应在同一地点进行。

二、实验见习目的

1. 掌握日常生活活动能力评定量表及方法。

2. 熟悉日常生活活动能力评定的注意事项。

3. 了解日常生活活动能力评定定义、分类、内容、评定目的、评定步骤、评定方法、评定场所。

三、实验见习的场景、工具、量表

1. 场景　模拟家庭或工作环境。

2. 评定量表

(1) Barthel 指数(表 14-1):由美国 Florence Mahoney 和 Dorothy Barthel 等人开发,是美国康复医疗机构常用的评定方法。该表简单、可信度高、灵敏性好,是目前临床应用最广、研究最多的一种 ADL 评定方法。Barthel 指数分级标准:60 分以上,生活基本自理;40～60 分,生活需要帮助;20～40 分,生活需要很大帮助;20 分以下,生活完全需要帮助:

表 14-1　Barthel 指数

功能	评价标准	评分
1. 大便	0＝失禁或昏迷 5＝偶尔失禁(每周<1 次) 10＝能控制	
2. 小便	0＝失禁或昏迷或需他人导尿 5＝偶尔失禁(每 24 h<1 次,每周>1 次) 10＝控制	
3. 修饰	0＝需帮助 5＝独立洗脸、梳头、刷牙、剃须	
4. 如厕	0＝依赖别人 5＝需部分帮助 10＝自理	

（续表）

功能	评价标准	评分
5. 吃饭	0＝依赖 5＝需部分帮助（切面包、抹黄油、夹菜、盛饭） 10＝全面自理	
6. 转移 （床←椅）	0＝完全依赖别人，不能坐 5＝需大量帮助（2 人），能坐 10＝需少量帮助（1 人）或指导 15＝自理	
7. 活动 （步行在病房及其周围，不包括走远路）	0＝不能动 5＝在轮椅上独立行动 10＝需 1 人帮助步行（体力或语言指导） 15＝独自步行（可用辅助器）	
8. 穿衣	0＝依赖 5＝需一半帮助 10＝自理（系、开扣，关、开拉锁和穿鞋等）	
9. 上楼梯 （上下一段楼梯，用手杖也算独立）	0＝不能 5＝需帮助（体力或语言指导） 10＝自理	
10. 洗澡	0＝依赖 5＝自理	

（2）改良 Barthel 指数（表 14-2）

改良 Barthel 指数分级标准：0～20 分，极严重功能缺陷；21～45 分，严重功能缺陷；46～70 分，中度功能缺陷；71～99 分，轻度功能缺陷；100 分，完全自理。

表 14-2 改良 Barthel 指数

ADL 项目	自理	监督提示	稍依赖	尝试但不安全	不能完成	评分
进食	10	8	5	2	0	
洗澡	5	4	3	1	0	
修饰	5	4	3	1	0	
更衣	10	8	5	2	0	
控制大便	10	8	5	2	0	
控制小便	10	8	5	2	0	
如厕	10	8	5	2	0	
床椅转移	15	12	8	3	0	
行走	15	12	8	3	0	
上下楼梯	10	8	5	2	0	

（3）功能独立评定量表（FIM，表 14 - 3）：FIM 的最高分为 126 分（运动功能评分 91 分，认知功能评分 35 分），最低分 18 分。126 分＝完全独立；108～125 分＝基本独立；90～107 分＝有条件的独立或极轻度依赖；72～89 分＝轻度依赖；54～71 分＝中度依赖；36～53 分＝重度依赖；19～35 分＝极重度依赖；18 分＝完全依赖。

表 14 - 3　功能独立评定量表（FIM）

评分标准		
完全独立（7 分）		所有作业均能规范、完全地完成，不需修改和辅助设备或用品，并在合理的时间内完成
有条件的独立（6 分）		活动中需要辅助设备；活动需要比正常长的时间；或有安全方面的考虑
有条件的依赖	监护和准备（5 分）	患者所需的帮助只限于备用、提示或劝告，帮助者和患者之间没有身体的接触或帮助者仅需要帮助准备必需用品；或帮助戴上矫形器
	少量身体接触的帮助（4 分）	患者所需的帮助只限于轻轻接触，自己能付出 75％或以上的努力
	中度身体接触的帮助（3 分）	患者需要中度的帮助，自己能付出 50％～75％的努力
完全依赖	大量身体接触的帮助（2 分）	患者付出的努力小于 50％，但大于 25％
	完全依赖（1 分）	患者付出的努力小于 25％
评定项目		得分
自我照顾	1. 进餐	
	2. 梳洗	
	3. 洗澡	
	4. 穿上衣	
	5. 穿裤子	
	6. 如厕	
二便控制	7. 大便	
	8. 小便	
体位转移	9. 床椅、轮椅	
	10. 进出厕所	
	11. 进出浴室	
行走	12. 步行/轮椅/二者	
	13. 上下楼梯	
交流	14. 理解:听/视/二者	
	15. 表达:言语/非言语/二者	
社会及认知	16. 社会交往	
	17. 解决问题	
	18. 记忆力	

（4）功能活动问卷（表 14-4）：Pfeffer 于 1982 年提出，原用于研究社区老年人独立性和轻度老年痴呆，后于 1984 年进行修订。FAQ 评分越高表明障碍程度越重，正常标准为＜5 分，≥5 分为异常。FAQ 是目前 IADL 量表中效度较高的，且项目较全面，在 IADL 评定时提倡首先使用。

评分标准：0 分，正常或从未做过但能做；1 分，困难，但可独立完成或从未做；2 分，需要帮助；3 分，完全依赖他人。

表 14-4　功能活动问卷

项目	得分
1. 每月平衡收支的能力，算账的能力	
2. 患者的工作能力	
3. 能否到商店买衣服、杂货或家庭用品	
4. 有无爱好，会不会下棋和打扑克	
5. 能否做简单的事，如点炉子、泡茶	
6. 能否准备饭菜	
7. 能否了解近期发生的事件（时事）	
8. 能否参加讨论和了解电视、书和杂志的内容	
9. 能否记住约会的时间、家庭节日和吃药	
10. 能否拜访邻居、自己乘公共汽车	
总分	

（5）工具性日常生活活动能力量表（表 14-5）：1969 年由 Lawton 等制定，用于评估社区独立生活所需较高级技能，包括上街购物、外出活动、食物烹调、家务维持、洗衣服、使用电话、服用药物、处理财务 8 个条目，各条目根据自理程度分为 0 分或 1 分，总分相加计分，分数越高，工具性日常生活活动能力越好。

表 14-5　工具性日常生活活动能力量表（以最近一个月的表现为准）

1. 上街购物【□不适用（勾选"不适用"者，此项分数记作满分）】 □3. 独立完成所有购物需求 □2. 独立购买日常生活用品 □1. 每一次上街购物都需要有人陪 □0. 完全不会上街购物	勾选 1. 或 0. 者，列为失能项目
2. 外出活动【□不适用（勾选"不适用"者，此项分数记作满分）】 □4. 能够自己开车、骑车 □3. 能够自己搭乘大众运输工具 □2. 能够自己搭乘计程车但不会搭乘大众运输工具 □1. 当有人陪同可搭计程车或大众运输工具 □0. 完全不能出门	勾选 1. 或 0. 者，列为失能项目

（续表）

3. 食物烹调【□不适用（勾选"不适用"者，此项分数记作满分）】 □3. 能独立计划、烹煮和摆设一顿适当的饭菜 □2. 如果准备好切佐料，会做顿适当的饭菜 □1. 会将已做好的饭菜加热 □0. 需要别人把饭菜煮好、摆好	勾选0.者，列为失能项目
4. 家务维持【□不适用（勾选"不适用"者，此项分数记作满分）】 □4. 能做较繁重的家事或需偶尔家事协助（如搬动沙发、擦地板、洗窗户） □3. 能做较简单的家事，如洗碗、铺床、叠被 □2. 能做家事，但不能达到可被接受的整洁程度 □1. 所有的家事都需要别人协助 □0. 完全不会做家事	勾选1.或0.者，列为失能项目
5. 洗衣服【□不适用（勾选"不适用"者，此项分数记作满分）】 □2. 自己清洗所有衣物 □1. 只清洗小件衣物 □0. 完全依赖他人	勾选0.者，列为失能项目
6. 使用电话【□不适用（勾选"不适用"者，此项分数记作满分）】 □3. 独立使用电话，含查电话簿、拨号等 □2. 仅可拨熟悉的电话号码 □1. 仅会接电话，不会拨电话 □0. 完全不会使用电话	勾选1.或0.者，列为失能项目
7. 服用药物【□不适用（勾选"不适用"者，此项分数记作满分）】 □3. 能自己负责在正确的时间用正确的药物 □2. 需要提醒或少许协助 □1. 如果事先准备好服用的药物份量，可自行服用 □0. 不能自己服用药物	勾选1.或0.者，列为失能项目
8. 处理财务能力【□不适用（勾选"不适用"者，此项分数记作满分）】 □2. 可以独立处理财务 □1. 可以处理日常的购买，但需要别人协助与银行往来或大宗买卖 □0. 不能处理钱财	勾选0.者，列为失能项目
（结果评价：评分越低失能程度越大，上街购物、外出活动、食物烹调、家务维持、洗衣服等五项中有三项以上需要协助者即为轻度失能）	

（6）其他量表

① 改良 PULSES 评定量表（表 14 - 6）：该量表产生于 1957 年，是由 Moskowitz 和 Mccann 参考美国和加拿大征兵体检方法修订而成，是一种总体的功能评定量表。评定内容包括：P 表示身体状况，指内脏器官的疾患；U 表示上肢功能及日常生活自理情况；L 表示下肢功能及活动；S 表示感官与语言交流功能；E 表示排泄功能，指大小便自理和控制程度；S 表示社会活动，指智力和感情适应能力、家庭的支持、经济能力和社会关系。

总分及功能情况：6 分   功能良好

      >12 分 独立自理生活严重受限

      >16 分 有严重残疾

      24 分   功能最差

表 14-6　改良 PULSES 评定量表

P　躯体情况包括内科疾病如心血管、呼吸、消化、泌尿、内分泌和神经系统疾患
1分　内科情况稳定,只需每隔3个月复查一次
2分　内科情况尚属稳定,每隔2～10周复查一次
3分　内科情况不大稳定,最低限度每星期需复查一次
4分　内科情况不稳定,每日要严密进行医疗监护
U　上肢功能及日常生活自理情况:指进食、穿衣、穿戴假肢或矫形器、梳洗等
1分　生活自理,上肢无残损
2分　生活自理,但上肢有一定残损
3分　生活不能自理,需别人扶助或指导,上肢有残损或无残损
4分　生活完全不能自理,上肢有明显残损
L　下肢功能及行动:指步行,上楼梯,使用轮椅,身体从床移动至椅,或从椅转移至床,如厕的情况
1分　独自步行移动,下肢无残损
2分　基本上能独自行动,下肢有一定残损,需使用步行辅助器、矫形器或假肢,或利用轮椅能在无台阶的地方充分行动
3分　在扶助或指导下才能行动,下肢有残损或无残损,利用轮椅能做部分活动
4分　完全不能独自行动,下肢有严重残损
S　感官与语言交流功能
1分　能独自做语言交流,视力无残损
2分　基本上能进行语言交流,视力基本无碍,但感官及语言交流功能有一定缺陷,例如轻度构音障碍,轻度失语,要戴眼镜或助听器,或经常要用药物治疗
3分　在别人帮助或指导下能进行语言交流,视力严重障碍
4分　聋、盲、哑,不能进行语言交流,无有用视力
E　排泄功能,指大小便自理和控制程度
1分　大小便完全自控
2分　基本上能控制膀胱括约肌及肛门括约肌。虽然有尿急或急于解便,但尚能控制,因此可参加社交活动或工作;虽然需插导尿管,但能自理
3分　在别人帮助下能处理好大小便排泄问题,偶有尿床或溢粪
4分　大小便失禁,常有尿床或溢粪
S　整体情况(智能与情绪情况)
1分　能完成日常任务,并能尽家庭及社会职责
2分　基本上适应,但需在环境上、工作性质和要求上稍作调整和改变
3分　适应程度差,需在别人指导、帮助和鼓励下才稍能适应家庭和社会环境,进行极小量力所能及的家务或工作
4分　完全不适应家庭和社会环境,需长期住院治疗或休养

② Katz 指数(表 14 - 7):该方法产生于 20 世纪 60 年代,Katz 等人通过研究大量不同病种的老年慢性病人的日常生活活动而制定的。Katz 评分法将日常生活能力分为进食、穿衣、大小便控制、如厕、转移、洗澡 6 个方面,并将功能独立情况分为 A~G 7 个等级。

　　A 级:全部六项活动均能独立完成。

　　B 级:能独立完成六项活动中的任意五项,只有一项不能独立完成。

　　C 级:只有洗澡和其他任意一项不能独立完成,其余四项活动均能独立完成。

　　D 级:洗澡、穿衣和其他任意一项不能独立完成,其余三项活动均能独立完成。

　　E 级:洗澡、穿衣、上厕所和其他任意一项不能独立完成,其余两项活动均能独立完成。

　　F 级:洗澡、穿衣、上厕所、转移和其他任意一项不能独立完成,其余一项可独立完成。

　　G 级:所有六项活动均不能独立完成。

表 14 - 7　Katz 指数

内容	活动能力		
	依赖	完全独立	需要帮助
进食	独立,无须帮助	能自我进食,但切肉、给馒头夹香肠需要帮助	需要帮助进食,部分地或完全地鼻饲或静脉输液
穿衣	独立,无须帮助 能独立拿取衣服,穿上并扣好	独立 能独立拿取衣服及穿上,需帮助系鞋带	不能独立完成,取衣或穿衣需要帮助,或只能穿部分衣服或完全不能穿衣
大小便控制	独立 自己能够完全控制	独立 偶尔失控	不能自控 失控,需帮助处理大小便(如导尿、灌肠等)
如厕	独立,无须帮助 能独立如厕、便后拭净及整理衣裤(可用手杖、助步器或轮椅,能处理尿壶、便盆)	不能独立完成 需帮助如厕、做便后处理(清洁、整理衣裤)及处理尿壶、便盆	不能走进厕所和完成排便过程
洗澡	独立,无须帮助 自己能进出浴室(淋浴、盆浴),独立洗澡	只需要帮助洗身体的一个部位,或进出浴盆时需要帮助	不能独立完成 不能洗澡或大部分需帮助洗
床椅转移	独立,无须帮助 自己能下床,坐上及离开椅、凳(可用手杖或助步器)	不能独立完成 下床及进出椅子需要帮助	不能独立完成 卧床不起

四、实验见习的方法

1. 将同学分组,复习日常生活活动基本概念、分类及评定过程中的注意事项。

2. 选取一位同学做模特,询问日常生活相关信息,演示提问法。如上厕所:你自己能够上厕所吗?你自己能够进出厕所吗?你自己能够穿脱裤子吗?你自己能够从坐厕上坐下站起吗?你自己能完成清洁吗?你自己能冲水吗?每组同学选取 Barthel 指数中的一项任务,组内演示提问法。

3. 选取一位同学做指定的任务,演示观察法。如穿衣,观察:① 如何穿衣袖;② 如何将衣服拉到另一侧;③ 如何穿另一侧袖子;④ 如何整理衣服;⑤ 如何系扣子。观察同学的实际表现,分析顺利完成或不能完成的因素或原因。每组同学选取 Barthel 指数中的一项任务,组内演示观察法。选取一组同学演示观察法的操作,其余组同学仔细观看并提出问题或建议。

4. 复习 Barthel 指数和改良 Barthel 指数的内容及分级标准。选取一位同学做模特,演示 Barthel 指数的具体评定方法。提供安全稳定的环境,嘱被评估者完成相应的 ADL 任务,在评估过程中,评估者在旁确保被评估者安全,在被评估者需要帮助时才提供其帮助。其他同学以小组为单位,给出评定结果。逐项核对评定分数,解释给分原因及依据。每组选取一位同学做模特,要求模特演示相应改良 Barthel 指数得分的患者,组内其余同学作为评估者,使用改良的 Barthel 指数去评定该模特的日常生活活动能力得分。查看每组同学演示者和评估者的得分是否一致,分析不一致的原因。

5. 复习功能独立性量表评分细则,选取其中的一个任务,演示如何用功能独立性量表给予打分。

6. 复习功能活动问卷及工具性日常生活活动能力量表,并逐条询问功能活动问卷内容,根据评分细则打分。参照功能活动问卷评定方法,同学演示工具性日常生活活动能力量表。

五、实验见习的总结反馈

1. 日常生活活动能力对于健康人来说,毫无困难,而对于病、伤、残患者来说会有不同程度的困难。影响患者生活的信心,影响家庭或社会中的角色或地位,影响患者的尊严。日常生活活动能力的评定是密切关系着患者能否回归家庭、回归社会的指标。

2. 日常生活活动能力评定是每位治疗师必须掌握的技能,本课的重点是使学生掌握日常生活活动能力评定的 3 种常用方法以及一些常用的量表评定操作。难点在于量表结果的正确记录。

3. 在选用相应的量表给患者进行评估前,应熟悉并掌握评定的内容、评分的标准、细则以及所评估任务的要点。

六、附件

Barthel 指数的详细评分标准
各类中凡完全不能完成者评为 0 分,其余则按照以下评分。
Ⅰ.进餐
10 分:食物放在盘子或桌上,在正常时间内能独立完成进餐。
5 分:需要帮助或较长时间才能完成。
Ⅱ.床—轮椅转移
15 分:独立完成床—轮椅转移的全过程。
10 分:需要提醒、监督或给予一定的帮助才能安全完成整个过程。
5 分:能在床上坐起,但转移到轮椅或在使用轮椅时要较多的帮助。

Ⅲ．修饰

5 分:独立完成各项。

Ⅳ．如厕(包括擦干净、整理衣裤、冲水)

10 分:独立进出厕所,脱、穿裤子,使用卫生纸,如用便盆,用后能自己倒掉并清洗。

5 分:在下列情况下需要帮助:脱、穿裤子,保持平衡,便后清洁。

Ⅴ．洗澡(浴池、盆池或用淋浴)

5 分:独立完成所有步骤。

Ⅵ．平地行走

15 分:独立走至少 50 m;可以穿戴假肢或用矫形器、腋杖、手杖,但不能用带轮的助行器;如用矫形器,在站立或坐下时能锁住或打开。

10 分:在较少帮助下走至少 50 m,或在监督或帮助下完成上述活动。

5 分:只能使用轮椅,但必须能向各个方向移动以及进出厕所。

Ⅶ．上、下楼梯

10 分:独立上、下一层楼,可握扶手或用手杖、腋杖。

5 分:在帮助或监督下上、下一层楼。

Ⅷ．穿、脱衣服(包括穿脱衣服、系皮带及鞋带)

10 分:独自穿、脱所有衣服、系鞋带。当戴矫形器或围腰时,能独自穿、脱。

5 分:需要帮助,但能在正常时间内独自完成至少一半的过程。

Ⅸ．大便控制

10 分:能控制,没有失禁或能自己使用开塞露。

5 分:需要在帮助下用栓剂或灌肠,偶有大便失禁(每周<1 次)。

Ⅹ．小便控制

10 分:能控制,脊髓损伤患者能自行导尿,使用尿袋或其他用具时,应能使用并清洗。

5 分:偶有尿失禁(每天<1 次)。

七、参考文献

1. 恽晓平.康复疗法评定学[M].2 版.北京:华夏出版社,2018:424 - 432.

2. 王玉龙.康复功能评定学[M].3 版.北京:人民卫生出版社,2019:285 - 311.

3. 赵元萍,黄春芳,刘守国,等.长期照护保险失能评估工具的研究进展[J].中国护理管理,2019,19(1):113 - 118.

4. Lawton M P, Brody E M. Assessment of older people:self-maintaining and instrumental activities of daily living[J]. Gerontologist,1969,9(3):179 - 186.

5. 蔺勇,李鹏,刘世文.脑卒中患者日常生活活动能力评定[J].中国临床康复,2002,6(9):1249 - 1251.

6. 郭云飞,林蓓蕾,梅永霞,等.国内外脑卒中病人日常生活活动能力测评工具的研究进展[J].护理研究,2019,33(22):3884 - 3888.

日常生活活动
能力评定—ADL 评定
—床椅转移、穿脱衣

第十五章 生活质量和社会功能评定

一、实验见习内容

1. 生活质量、健康相关生活质量的概念

生活质量(quality of life,QOL)是指不同文化和价值体系中的个体对他们的目标、期望、标准以及所关心的事情相关的生活状况的体验。

健康相关生活质量(health-related quality of life,HRQOL)是指患者对于自身疾病与治疗产生的躯体、心理和社会反应的一种实际的、日常的功能性描述。

2. 康复医学实践中进行生活质量评定意义

① 生活质量评定是康复评定的重要内容。

② 生活质量评定可以有助于了解影响患者生活质量的主要因素。

③ 有利于评价和比较各种康复干预措施的疗效。

3. 生活质量评定方法

(1) 访谈法:是指通过访谈员和受访人面对面地交谈来了解受访者的心理、行为、健康状况、生活水平等。根据访谈进程的标准化程度,分为结构型访谈和非结构型访谈。

(2) 观察法:是研究者在一定时间内有目的、有计划地在特定条件下,通过感官或借助一定的科学仪器,对特定个体的心理行为或活动、疾病症状及相关反应等进行观察,从而搜集资料判断其生活质量。

(3) 主观报告法:是受试者根据自己的身体情况和对生活质量的理解,报告一个整体生活质量的状态水平。

(4) 症状定式检查法:是用于限于疾病症状和治疗的毒副作用时的生活质量的评定。

(5) 标准化的量表评价法:是生活质量评定中采用最广的方法,通过经考察验证具有较好信度、效度和反应度的标准化测定量表,对受试者的生活质量进行多个维度的综合评定。

4. 评定注意事项

(1) 建立有用的生活质量评价指标。

(2) QOL 量表的本土化和民族化。

(3) 有针对性地使用 QOL 量表。

(4) 注意不同数据采集过程中的技巧。

5. 社会功能概念 通常是指个人能否在社会上发挥一个公民应有的功能及其在社会上发挥作用的大小。

二、实验见习目的

1. 了解生活质量、健康相关的生活质量,康复医学中进行生活质量评定的意义。

2. 熟悉生活质量评定的内容、注意事项和社会功能评定方法。

3. 掌握生活质量评定的方法、量表。

三、实验见习的量表

1. 普适性量表 简明健康调查量表(the MOS item short from health survey,SF - 36)(表 15 - 1),是在 1988 年 Stewartse 研制的医疗结局研究量表(medical outcomes study-short from,MOS SF)的基础上,由美国波士顿健康研究所研制发展而来。1991 年浙江大学医学院社会医学教研室翻译了中文版的 SF - 36。该量表适用于老年人群。量表包括 36 个问题、8 个维度:生理功能(PF)、生理职能(RP)、躯体疼痛(BP)、总体健康(GH)、生命活力(VT)、社会功能(SF)、情感职能(RE)、心理健康(MH)。得分越高所代表的功能损害越轻,QOL 越好。

表 15 - 1 简明健康调查量表(SF - 36)

1. 总体来说,您认为您的健康状况是:(只圈出一个答案)

极好—1;很好—2;好—3;一般—4;差—5

2. 跟一年前比,您认为您目前全面的健康状况如何:(只圈出一个答案)

比一年前好多了—1;比一年前好一些—2;和一年前差不多—3;比一年前差一些—4;比一年前差多了—5

3. 下列各项是您日常生活中可能进行的活动。以您目前的健康状况,您在进行这些活动时,有没有受到限制? 如果有的话,程度如何?(每项只圈出一个答案)

运动	有很大限制	有一点限制	没有限制
(1) 重体力活动,如跑步、搬重物,或参加剧烈的体育活动	1	2	3
(2) 中等强度的活动,如搬桌子,使用吸尘器清洁地面,玩保龄球或打太极	1	2	3
(3) 提起或携带蔬菜、食物或杂物	1	2	3
(4) 上几层楼梯	1	2	3
(5) 上一层楼梯	1	2	3
(6) 弯腰、跪下或俯身	1	2	3
(7) 步行 1 500 m 以上的路程	1	2	3
(8) 步行 1 000 m 的路程	1	2	3
(9) 步行 100 m 的路程	1	2	3
(10) 自己洗澡或穿衣服	1	2	3

4. 在过去四个星期里,您在工作或其他日常活动中,会不会因为身体健康的原因而遇到下列的问题?(每项只圈出一个答案)

	有	没有
(1) 减少了工作或其他活动的时间	1	2
(2) 实际做完的比想做的要少	1	2
(3) 工作或其他活动的种类受到限制	1	2
(4) 进行工作或其他活动时有困难(如觉得更为吃力)	1	2

（续表）

5. 在过去四个星期里,您在工作或其他日常活动中,会不会因为情绪方面的原因(如感到沮丧或焦虑)而遇到下列的问题?(每项只圈出一个答案)

	有	没有
(1) 减少了工作或其他活动的时间	1	2
(2) 实际做完的比想做的要少	1	2
(3) 工作时或从事其他活动时不如以往细心	1	2

6. 在过去四个星期里,您的身体健康或情绪问题在多大程度上妨碍了您与家人、朋友、邻居或集体的日常社交活动?(只圈出一个答案)
   毫无妨碍—1;有很少妨碍—2;有中度妨碍—3;有较大妨碍—4;有极大妨碍—5

7. 在过去四个星期里,您的身体有没有疼痛?如果有的话,疼痛到什么程度?(只圈出一个答案)
   完全没有—1;很轻微—2;轻微—3;有一些—4;剧烈—5;非常剧烈—6

8. 在过去四个星期里,您身体上的疼痛对您日常工作(包括上班和家务)有多大影响?(只圈出一个答案)
   毫无影响—1;有很少影响—2;有一些影响—3;有较大影响—4;有极大影响—5

9. 下列问题是关于您在过去四个星期里您觉得怎样以及您其他的情况。针对每一个问题,请选择一个最接近您感觉的答案。在过去四个星期里有多少时间:(每项只圈出一个答案)

	所有时间	大部分时间	比较多时间	一部分时间	小部分时间	没有这种感觉
(1) 您觉得生活充实?	1	2	3	4	5	6
(2) 您觉得精神非常紧张?	1	2	3	4	5	6
(3) 您觉得情绪低落,以至于没有任何事能使您高兴起来?	1	2	3	4	5	6
(4) 您感到心平气和?	1	2	3	4	5	6
(5) 您感到精力充沛?	1	2	3	4	5	6
(6) 您觉得心情不好,闷闷不乐?	1	2	3	4	5	6
(7) 您感到筋疲力尽?	1	2	3	4	5	6
(8) 您是个快乐的人?	1	2	3	4	5	6
(9) 您觉得疲倦?	1	2	3	4	5	6

10. 在过去四个星期里,有多少时间由于您的身体健康或情绪问题妨碍了您的社交活动(如探亲、访友等)?(只圈出一个答案)
    常常有妨碍—1;大部分时间有妨碍—2;有时有妨碍—3;偶尔有妨碍—4;完全没有妨碍—5

11. 如果用下列的句子来形容您,您认为有多正确?(每项只圈出一个答案)

	肯定对	大致对	不知道	大致不对	肯定不对
(1) 您好像比别人更容易生病?	1	2	3	4	5
(2) 您跟周围人一样健康?	1	2	3	4	5
(3) 您觉得自己的身体状况在变差?	1	2	3	4	5
(4) 您的健康极好?	1	2	3	4	5

2. 疾病专用量表　疾病影响调查量表中风专用量表-30(SA-SIP30)是 Straten 等将 SIP 改良后形成的脑卒中后专用生活质量测量量表(表 15-2)。内容包括:身体照顾与活动、社会交往、活动性、交流、情感行为、家居料理、行为动作的灵敏度和步行等 8 个方面。

表 15-2　疾病影响调查量表中风专用量表-30(SA-SIP30)

身体照顾与活动
1. 我在帮助下做了一些困难的动作,例如进出汽车、浴缸
2. 我移动手或手指有一些限制或困难
3. 我上-下床或从椅子上坐下-站起来需要抓一些东西来支撑,或使用手杖或步行器
4. 我很难穿上鞋子、袜子或长袜
5. 我只有在有人帮助下才能穿衣服

社会交往
6. 我对别人的问题不太感兴趣,例如,当他们告诉我他们的问题时,我不会听,并且不提供帮助
7. 我经常对周围的人发脾气,例如,斥责别人,给出尖锐的答案,很容易批评别人
8. 我的感情淡漠
9. 我和一群人一起做的社交活动更少了
10. 我很少和周围的人说话

活动性
11. 我大部分时间都待在家里
12. 我不进入城镇
13. 没有别人的帮助,我不会在黑暗中或没有灯光的地方四处走动

交流
14. 只有在离对方很近或看着他时,我才会与其进行交谈
15. 我很难说话,例如说话卡住,结结巴巴,口吃
16. 我在有压力时说不清楚

情感行为
17. 我说我是多么坏或无用,例如,我是别人的负担
18. 我会突然笑或哭
19. 我对自己表现得易怒和不耐烦,例如,说自己坏话,咒骂自己,为发生的事情责怪自己
20. 我会突然感到害怕

家居料理
21. 我现在不会做任何我通常会在家里或院子里做的维护或修理工作
22. 我现在不会做任何我通常会做的购物
23. 我现在不会做我通常做的那样打扫房子
24. 我现在不会做任何我通常会做的洗衣服

行为动作的灵敏度
25. 我很困惑,一次开始几个行动
26. 我犯的错误比平时要多
27. 我很难做涉及集中注意和思考的活动

步行
28. 我不会上山或下山
29. 我只有使用助行器、拐杖、手杖、扶墙壁或家具才能四处走动
30. 我步行缓慢

Frenchay 活动指数(FAI)是专门为脑卒中患者的生活质量及其预后的测量而设计的(表 15-3)。此量表包括家务、户外活动和休闲与工作 3 个领域、15 个条目,总分 45 分。根据评分结果,可将社会生活能力做出下述的区分:45 分完全正常;30~44 分接近正常;15~29 分中度障碍;1~14 分重度;0 分完全丧失。

表 15－3 Frenchay 活动指数(FAI)

评定内容	评分标准
在最近 3 个月 Ⅰ. 1. 做饭 2. 梳理 3. 洗衣 4. 轻度家务活	0＝不能 1＜1 次/周 2＝1～2 次/周 3＝几乎每天
Ⅱ. 5. 重度家务活 6. 当地商场购物 7. 偶尔的社交活动 8. 外出散步＞15 min 9. 能进行喜爱的活动 10. 开车或坐车旅行	0＝不能 1＝1～2 次/3 个月内 2＝3～12 次/3 个月内 3＝至少每周 1 次
最近 6 个月 Ⅲ. 11. 旅游/开车或骑车	0＝不能 1＝1～2 次/6 个月内 2＝3～12 次/6 个月内 3＝至少每周 1 次
Ⅳ. 12. 整理花园 13. 家庭/汽车卫生	0＝不能 1＝轻度的 2＝中度的 3＝全部的
Ⅴ. 14. 读书	0＝不能 1＝6 个月 1 次 2＜1 次/2 周 3＞1 次/2 周
Ⅵ. 15. 上班	0＝不能 1＝10 h/周 2＝10～30 h/周 3＞30 h/周

3. 社会生活能力评定 社会生活能力概况评定问卷是一个简单的评定量表,供使用者针对患者的社会生活能力进行简单快速的评定,该表评定的最高得分为 60 分,最低得分为 0 分,分级判断标准为:0 分,社会生活能力重度障碍;≤20 分,社会生活能力中度障碍;20～40 分,社会生活能力轻度障碍;60 分,社会生活能力正常。

表 15－4 社会生活能力概况评定问卷

1. 上学或上班情况与伤病前大致相同 　　是—20 分;否—0 分
2. 参加社交活动(探亲访友等) 　　从不参加—0 分;极少参加—5 分;正常参加—10 分
3. 参加社团活动(工会、联谊会、学会等) 　　从不参加—0 分;极少参加—5 分;正常参加—10 分
4. 与别人进行打扑克、下象棋、参观旅行、打球、看球赛等文娱活动 　　从不参加—0 分;极少参加—5 分;正常参加—10 分

（续表）

5. 与别人一起看电视、谈话、听音乐、上公园、散步、购物等业余消遣活动 从不参加—0 分；极少参加—5 分；正常参加—10 分

四、实验见习的方法

1. 复习一些基本的概念，如生活质量、健康相关生活质量的定义。

2. 与学生互动探讨对生活质量及康复医学的理解，阐述生活质量评定的意义。

3. 探讨从哪些角度去评定生活质量，生活质量的高低从哪些方面去体现：躯体功能、精神心理功能、社会功能、疾病特征与治疗。

4. 介绍生活质量评定常用的一些方法：访谈法、观察法、主观报告法、症状定式检查法、标准化的量表评价法。

5. 讲解评定过程中的一些注意事项。

6. 逐条讲解简明健康调查量表（SF-36）的各条目并演示其操作，将同学分组，以小组为单位，每组选取一位同学扮演患者角色，向其介绍自己作为检查者的身份，确认患者的身份，说明评估的目的及方法，获得患者的充分理解与配合，就 SF-36 内容逐条询问，令其就评估表中内容回答勾选。就 SF-36 的计分方法作详细解释说明。根据每组患者给出的回答，就具体的评定结果小组讨论汇总，计算出每个维度的得分。

7. 疾病影响调查量表中风专用量表-30（SA-SIP30）的介绍以及 Frenchay 活动指数量表的运用。

8. 社会生活能力评估量表的简要介绍。

五、实验见习的总结反馈

1. 生活质量评定能够反映个人在维持身体活动、精神活动、社会生活状态等方面的能力和素质，能够判断康复治疗的效果，评定患者在康复治疗中生活质量发生的变化。生活质量的提高是康复的重要目标，也是衡量康复治疗效果的重要指标。

2. 本课的重点在于掌握简明健康调查量表和中风专用量表-30，确保每位学生能熟练运用这些量表给患者进行生活质量的评定。

3. 在同学进行评估表评定打分后，需询问打分过程中存在的困难或问题，以便了解学生学习掌握的真实情况，并将其进行总结反馈。

六、附件（SF-36 计分方法）

1. 基本步骤

第一步，量表条目编码；

第二步，量表条目计分；

第三步，量表健康状况各个方面计分及得分换算。

得分换算的基本公式为：

$$换算得分 = \frac{实际得分 - 该方面的可能的最低得分}{该方面的可能的最高得分与最低得分之差} \times 100$$

2. 关于缺失值的处理　有时受试者没有完全回答量表中所有的问题条目，我们把没有答案的问题条目视为缺失。我们建议在健康状况的各个方面所包含的多个问题条目中,如果应答者回答了至少一半的问题条目,就应该计算该方面的得分。缺失条目的得分用其所属方面的平均分代替。

3. 健康状况各方面得分及换算

(1) 生理功能(physical functioning,PF)计分,见表 15-5。

表 15-5　生理功能计分

问题条目:3
(1) 重体力活动(如跑步、举重物、激烈运动等) (2) 适度活动(如移桌子、扫地、做操等) (3) 手提日常用品(如买菜、购物等) (4) 上几层楼梯 (5) 上一层楼梯 (6) 弯腰、曲膝、下蹲 (7) 步行 1 500 m 左右的路程 (8) 步行 1 000 m 左右的路程 (9) 步约 100 m 的路程 (10) 自己洗澡、穿衣

条目编码及计分

答案	条目编码	条目计分(分)
有很多限制	1	1
有一点限制	2	2
根本没限制	3	3

方面计分及换算

将各个条目得分相加得实际得分,再按下式算得最终得分 PF。PF 得分越高,健康状况越好。

$$PF = \frac{实际得分-10}{20} \times 100$$

(2) 生理职能(role physical,RP)计分,见表 15-6。

表 15-6　生理职能计分

问题条目:4
(1) 减少了工作或其他活动的时间 (2) 本来想要做的事情只能完成一部分 (3) 想要做的工作或活动的种类受到限制 (4) 完成工作或其他活动有困难(比如,需要额外的努力)

条目编码及计分

答案	条目编码	条目计分
有	1	1
没有	2	2

方面计分及换算

将各个条目得分相加得实际得分,再按下式算得最终得分 RP。RP 得分越高,健康状况越好。

$$RP = \frac{实际得分-4}{4} \times 100$$

（3）躯体疼痛（bodily pain，BP）计分，见表 15-7。

表 15-7　躯体疼痛计分

问题条目：7,8

7. 在过去四个星期里，您有身体上的疼痛吗？

8. 在过去四个星期里，身体上的疼痛影响您的正常工作吗（包括上班工作和家务活动）？

条目 7 的编码及计分

答案	条目编码	条目积分
根本没有疼痛	1	6.0
有很轻微疼痛	2	5.4
有轻微疼痛	3	4.2
有中度疼痛	4	3.1
有严重疼痛	5	2.2
有很严重疼痛	6	1.0

条目 8 的编码及计分——如果对条目 7 和 8 均做了回答

答案	如果条目 8 的编码为	且条目 7 的编码为	那么条目 8 的计分为
根本没有影响	1	2 至 6	6
根本没有影响	1	1 至 6	5
有一点影响	2	1 至 6	4
有中度影响	3	1 至 6	3
有较大影响	4	1 至 6	2
有极大影响	5	1 至 6	1

条目 8 的编码及计分——如果对条目 7 没有做回答

答案	条目编码	条目计分
根本没有影响	1	6.0
有一点影响	2	4.75
有中度影响	3	3.5
有较大影响	4	2.25
有极大影响	5	1.0 方面计分及换算

将各个条目得分相加得实际得分，再按下式算得最终得分 BP。BP 得分越高，健康状况越好。

$$BP = \frac{实际得分 - 2}{10} \times 100$$

（4）总体健康状况（general health，GH）计分，见表 15-8。

表 15-8　总体健康状况计分

问题条目：1,11

1. 总体来讲，您的健康状况是

11.1　您好像比别人容易生病

11.2　您跟您认识的人一样健康

11.3　您认为您的健康状况在变坏

11.4　您的健康状况非常好

条目 1&11.1－11.4 的编码及计分

（续表）

问题条目1	答案	条目编码	条目计分
	极好	1	5.0
	很好	2	4.4
	好	3	3.4
	一般	4	2.0
	差	5	1.0
问题条目 11.1,11.3	答案	条目编码	条目计分
	肯定对	1	1
	大致对	2	2
	不能肯定	3	3
	大致不对	4	4
	肯定不对	5	5
问题条目 11.2,11.4	答案	条目编码	条目计分
	肯定对	1	5
	大致对	2	4
	不能肯定	3	3
	大致不对	4	2
	肯定不对	5	1

方面计分及换算
　　将各个条目得分相加得实际得分,再按下式算得最终得分 GH。GH 得分越高,健康状况越好。

$$GH = \frac{实际得分-5}{20} \times 100$$

（5）生命活力(vitality,VT)计分,见表 15-9。

表 15-9　生命活力计分

问题条目:9.1,9.5,9.7,9.9
9.1　您觉得生活充实吗?
9.5　您精力充沛吗?
9.7　您觉得筋疲力尽吗?
9.9　您感觉疲劳吗?

条目的编码及计分

问题条目 9.1,9.5	答案	条目编码	条目计分
	所有的时间	1	6
	大部分时间	2	5
	比较多时间	3	4
	一部分时间	4	3
	小部分时间	5	2

	没有此感觉	6	1
问题条目 9.7,9.9	答案	条目编码	条目计分
	所有的时间	1	1
	大部分时间	2	2
	比较多时间	3	3
	一部分时间	4	4
	小部分时间	5	5
	没有此感觉	6	6

方面计分及换算

将各个条目得分相加得实际得分，再按下式算得最终得分 VT。VT 得分越高，健康状况越好。

$$VT = \frac{实际得分 - 4}{20} \times 100$$

（6）社会功能（social functioning,SF）计分，见表 15 - 10。

表 15 - 10 社会功能计分

问题条目：6,10
6 在过去的四个星期里，您的身体健康或情绪不好在多大程度上影响了您与家人、朋友、邻居或集体的正常社交活动？
10 您的健康限制了您的社交活动（如走亲访友）吗？

条目的编码及计分

问题条目 6	答案	条目编码	条目计分
	毫无妨碍	1	5
	有很少妨碍	2	4
	有中度妨碍	3	3
问题条目 6	答案	条目编码	条目计分
	有较大妨碍	4	2
	有极大妨碍	5	1
问题条目 10	答案	条目编码	条目计分
	常常有妨碍	1	1
	大部分时间有妨碍	2	2
	有时有妨碍	3	3
	偶尔有妨碍	4	4
	完全没有妨碍	5	5

方面计分及换算

将各个条目得分相加得实际得分，再按下式算得最终得分 SF。SF 得分越高，健康状况越好。

$$SF = \frac{实际得分 - 2}{8} \times 100$$

（7）情感职能（role-emotional，RE）计分，见表 15 - 11。

表 15 - 11　情感职能计分

问题条目:5
（1）减少了工作或其他活动的时间
（2）本来想要做的事情只能完成一部分
（3）做工作或其他活动不如以往细心

条目的编码及计分

答案	条目编码	条目计分
有	1	1
没有	2	2

方面计分及换算
　　将各个条目得分相加得实际得分，再按下式算得最终得分 RE。RE 得分越高，健康状况越好。

$$RE = \frac{实际得分 - 3}{3} \times 100$$

（8）心理健康（mental health，MH）计分，见表 15 - 12。

表 15 - 12　心理健康计分

问题条目:9.2,9.3,9.4,9.6,9.8
9.2　您是一个精神紧张的人吗？
9.3　您感到垂头丧气,什么事都不能使您振作起来吗？
9.4　您觉得平静吗？
9.6　您的情绪低落吗？
9.8　您是个快乐的人吗？

条目的编码及计分

问题条目 9.2,9.3,9.6	答案	条目编码	条目计分
	所有的时间	1	1
	大部分时间	2	2
	比较多时间	3	3
	一部分时间	4	4
	小部分时间	5	5
	没有此感觉	6	6
问题条目 9.4,9.8	答案	条目编码	条目计分
	所有的时间	1	6
	大部分时间	2	5
	比较多时间	3	4
	一部分时间	4	3
	小部分时间	5	2
	没有此感觉	6	1

方面计分及换算
　　将各个条目得分相加得实际得分，再按下式算得最终得分 MH。MH 得分越高，健康状况越好。

$$MH = \frac{实际得分 - 5}{25} \times 100$$

（9）健康变化（reported health transition，HT）计分，见表 15 - 13。

表 15 - 13　健康变化计分

问题条目:2

2. 跟一年前相比,您觉得您现在的健康状况是:

条目编码及计分

答案	条目编码	条目计分
比一年前好多了	1	5
比一年前好一些	2	4
和一年前差不多	3	3
比一年前差一些	4	2
比一年前差多了	5	1

方面计分及换算

　　将各个条目得分相加得实际得分,再按下式算得最终得分 HT。HT 得分越高,健康状况越好。

$$HT = \frac{实际得分-1}{4} \times 100$$

七、参考文献

1. 恽晓平. 康复疗法评定学[M]. 2 版. 北京:华夏出版社,2018.

2. 王玉龙. 康复功能评定学[M]. 3 版. 北京:人民卫生出版社,2019.

3. van Straten A,de Haan R J,Limbur g M,et al. A strokeadapted 30item version of the Sickness Impact Profile to assess quality of life（SASIP30）[J]. Stroke,1997,28 (11):2155 - 2161.

4. 高阳,王悦,许嗣漪,等. 轻度卒中患者生活质量评估量表研究进展[J]. 神经病学与神经康复学杂志,2017,13(4):197 - 203.

生活质量和社会功能
评定—社会生活能力评定

第十六章 环境评定

一、实验见习内容

(一) 环境的基本概述

1. 环境和无障碍环境的定义

(1) 环境(environment)：是指形成个体生活背景的外部或外在世界的所有方面,并对个人功能发生影响。即人身体以外并对个人功能发生影响的一切事物可统称为"环境",由物质环境、社会环境和态度环境构成。

(2) 物质环境(physical environment)：是指客观存在的事物即客观世界。

(3) 社会环境(social environment)：是指人类的社会,为外在非物质环境,主要由社会制度、法律法规、语言文字等构成。

(4) 态度环境(attitudinal environment)：是指人们的相互关系、对事物的看法,为内在非物质环境。

(5) 障碍(barriers)：是个人环境中限制功能发挥并形成残疾的各种因素。

(6) 无障碍(barrier-free 或 no barrier)：是相对障碍而言,即没有障碍。

(7) 无障碍环境(accessibility)：为实现残疾人平等参与社会活动,就要使残疾人在任何环境里进行任何活动都没有障碍。实际上,完全无障碍环境只是理想环境,许多社会障碍对任何人都是不可避免的。

(8) 辅助器具(assistive products)：又名辅助产品,为功能障碍者使用的、特殊制作的或一般可得到的任何产品(包括器械、仪器、设备和软件)。

2. 环境的特性和分类

(1) 特性

① 物质环境是一切生命的基础。

② 社会环境和态度环境是群体动物繁衍和发展的需要。

③ 人造环境的特性在于独有性和发展性。

(2) 分类

① 两大类型

• 涉及人类活动的 7 个环境：生活环境、行动环境、交流环境、教育环境、就业环境、文体环境和宗教环境。

• 2 个建筑环境：居家环境和公共环境。

② 三个层次

第一层次：是人类基本活动环境,即生活环境、行动环境和交流环境,是人类生存需要的产品和技术。

第二层次:是人类技能活动环境,即教育环境和就业环境,是人类发展需要的产品和技术。

第三层次:是人类社会活动环境,即文体环境、宗教环境、居家环境、公共环境,是人类提高生活质量需要的产品和技术。

3. 残疾与环境之间的相互关系

(1) 负面作用:人类生命自从在母体诞生后直至死亡,一生中都可能因为环境改变而导致残疾。

(2) 正面作用:正由于近代科学技术的发展,使一些偏瘫、截瘫和先天聋儿等残疾人,通过现代康复治疗和训练后能克服障碍甚至回归健全人。

(3) 残疾与环境的关系:有些残疾是人类不可避免的,只要人与环境不协调,就会出现残疾。

4. 无障碍环境由来和 ICF 环境因素　每个人的健康状况(疾病或疾患)是个人因素(身体机能和身体结构)与环境因素交互作用和复杂联系的结果。而环境又包括物质环境、社会环境和态度环境,都将影响每个人的活动和参与。因此 ICF 对"残疾"重新定义为:"是对损伤、活动受限和参与限制的一个总括性术语。它表示在个体(在某种健康条件下)和个体所处的情景性因素(环境因素和个人因素)之间发生交互作用的消极方面"。

目前国际上对残疾人与无障碍环境的最新认识,是现代的、积极的残疾观,即残疾的"生物-心理-社会"的综合模式。

5. 辅助器具和无障碍环境　辅助器具又名辅助产品,为功能障碍者使用的、特殊制作的或一般可得到的任何产品(包括器械、仪器、设备和软件)。

创建无障碍环境的实质是用辅助器具和辅助技术来帮助残疾人克服自身损伤和环境带来的障碍,以便能进行活动和参与。无障碍环境不仅是功能障碍者(含残疾人)融入社会、就学就业及提高生活质量和发挥潜能做贡献的需要,也是保障健全人利益的需要。

(二) 环境评定的方法

在 ICF 中所谓环境评定(environmental evaluation)是指对功能障碍者(含残疾人)活动和参与出现困难的环境进行评定。目的是在找出环境障碍后,通过增加人造环境的辅助器具来创建无障碍环境,以提高残疾人的生活质量并发挥积极作用。

1. 环境评定的依据　环境评定是一项按照残疾人自身的功能水平对其即将回归的环境进行实地考察,分析并找出影响其功能独立的因素,并提出修改方案,最大程度地提高其独立性的工作。

对环境进行评定时要根据 ICF 和 ICF 量表提出的环境因素限定值和分级,限定值用"障碍"或"辅助"来判断,每项环境因素都按 5 级来评定,采用 0~4 分来表示。对环境的评定若根据环境的障碍程度来判断时,则分值从无障碍的 0 分到完全障碍的 4 分;若根据在该环境下需要辅助的程度来判断时,则在分值前要冠以+号,从无需辅助的 0 分到完全辅助的+4 分。

2. 环境评定原则

(1) 在"标准环境"下评定功能障碍病人的活动和参与。

(2) 评定功能障碍病人的真实环境。

(3) 评定功能障碍病人活动和参与时需要外界环境的辅助。

(4) 评定的是必要的且能使用辅助器具的环境。

3. 环境评定步骤

(1) 选择评定环境:主要依据残疾的类别进行评定。不同类别残疾人的活动和参与困难不同,需要辅助的环境也就不同,则要评定的环境障碍也随之不同。

(2) 评定具体环境:根据活动和参与的困难进行。深入到个案残疾人有障碍的环境里,按评定报告内容,审视每一项具体活动的真实环境是否需要辅助来进行评定和打分。

4. 环境评定内容　我们常用的是 5 个环境评定,即生活环境、行动环境、交流环境、居家环境和公共环境。评定的内容就是残疾人在这些真实环境里活动和参与时,什么地方有困难需要辅助,就是环境的障碍,就要用辅助器具来改造,即创建无障碍环境,以实现全面康复。

(1) 生活环境评定:生活环境是人类日常生活的基本环境,通俗来讲就是吃、喝、拉、撒、睡,以及穿衣、洗澡等活动。

(2) 行动环境评定:行动是人类生存的重要活动功能。

(3) 交流环境评定:互相交流是人类生活的重要活动功能,无交流能力的人会失去与社会的联系,从而可能导致情绪障碍。

(4) 居家环境评定:居家环境是从事家务活动的环境,包括居家活动环境和居家建筑环境两方面。前者是动态环境,后者是静态环境。居家活动环境是指家庭生活的环境。

(5) 公共环境评定:公共环境是从事公共活动的环境,包括参加公共活动的环境和公共建筑环境两方面。

(三) 环境评定的应用

根据环境评定的结果,可采用辅助器具等对存在的环境障碍进行改造,以便于功能障碍者更好地学习、工作和生活。

二、实验见习目的

1. 掌握环境评定的有关概念。
2. 掌握环境评定的依据、原则。
3. 掌握常用的环境评定的内容、方法和步骤。
4. 熟悉环境评定的影响因素。
5. 了解环境评定的应用。

三、实验见习的工具、标准

(一) 工具

本实验可采用皮尺、卷尺、秒表、摄影和(或)录像设备、绘图设备等工具进行现场环境评定,也可通过交谈式访问和家庭调查形式进行评定。

(二) 标准

1. 参照 ICF 的"活动和参与"及"环境因素"部分

2. 参考 2012 年发布的中华人民共和国国家标准 GB50763—2012《无障碍设计规范》以及 2001 年中华人民共和国行业标准《城市道路和建筑物无障碍设计规范》(以下简称为《行标》)。

3. 环境评定分级(表 16-1)

表 16－1　环境评定分级

级别	障碍		辅助		百分比
	障碍状况	障碍分值（分）	辅助状况	辅助分值（分）	
0 级	无障碍（没有,可忽略）	0	无需辅助	0	0～4％
1 级	轻度障碍（一点点,低）	1	轻度辅助	+1	5％～24％
2 级	中度障碍（中度,一般）	2	中度辅助	+2	25％～49％
3 级	重度障碍（高,很高）	3	重度辅助	+3	50％～95％
4 级	完全障碍（全部）	4	完全辅助	+4	96％～100％

4. 生活环境评定报告（表 16－2）。

表 16－2　生活环境评定报告

1. 姓名：　　　　2. 性别：□男　□女　3. 出生：　　年　　月　　日

4. 障碍类别

□视力障碍　□听力障碍　□智力障碍　□言语障碍　□精神障碍

□肢体障碍：○上肢（手）　○下肢（脚）　○躯干　　○四肢

5. 障碍级别：□无残疾证　□一级　□二级　□三级　□四级

6. 身体功能和身体结构的损伤及功能评定

	无辅助（0 分）	轻辅助（+1 分）	中辅助（+2 分）	重辅助（+3 分）	完全辅助（+4 分）	分值总/平均
一、自己清洗和擦干身体						
1. 部分身体						
2. 全身						
二、护理身体各部位						
3. 护理皮肤						
4. 护理牙齿						
5. 护理毛发						
6. 护理手指甲或脚趾甲						
三、如厕						
7. 控制小便						
8. 控制大便						
四、穿脱						
9. 穿脱衣裤						
10. 穿脱鞋袜						

（续表）

	无辅助（0分）	轻辅助（+1分）	中辅助（+2分）	重辅助（+3分）	完全辅助（+4分）	分值 总/平均
五、进食						
六、喝水						
七、照顾个人健康						
11. 确保身体舒适						
12. 控制饮食						
13. 维持个人健康						
小结						

结论

评估人员： 专业职称： 评估日期： 年 月 日

5. 出行环境评定报告（表16-3）。

表16-3 出行环境评定报告

1. 姓名： 2. 性别：□男 □女 3. 出生： 年 月 日

4. 障碍类别

□视力障碍 □听力障碍 □智力障碍 □言语障碍 □精神障碍

□肢体障碍：○上肢(手) ○下肢(脚) ○躯干 ○四肢

5. 障碍级别：□无残疾证 □一级 □二级 □三级 □四级

6. 身体功能和身体结构的损伤及功能评定

	无辅助（0分）	轻辅助（+1分）	中辅助（+2分）	重辅助（+3分）	完全辅助（+4分）	分值 总/平均
一、保持和改变身体姿势						
1. 卧姿						
2. 坐姿						
3. 站姿						
4. 体位变换						
二、移动自身						
5. 坐姿移动自身						
6. 卧姿移动自身						
三、搬运物体						
四、精巧手的使用						
7. 拾起						
8. 抓握						
9. 释放						

（续表）

	无辅助（0分）	轻辅助（+1分）	中辅助（+2分）	重辅助（+3分）	完全辅助（+4分）	分值总/平均
五、手和手臂的使用						
10. 拉						
11. 伸						
12. 转动或旋转手或手臂						
六、行走						
13. 确保身体舒适						
14. 控制饮食						
15. 维持个人健康						
16. 住所内						
小结						

结论

评估人员：　　　专业职称：　　　　　　评估日期：　　年　　月　　日

6. 交流环境评定报告（表16-4）。

表16-4　交流环境评定报告

1. 姓名：　　　2. 性别：□男　□女　3. 出生：　　年　　月　　日

4. 障碍类别

□视力障碍　□听力障碍　□智力障碍　□言语障碍　□精神障碍

□肢体障碍：○上肢（手）　○下肢（脚）　○躯干　　○四肢

5. 障碍级别：□无残疾证　□一级　□二级　□三级　□四级

6. 身体功能和身体结构的损伤及功能评定

	无辅助（0分）	轻辅助（+1分）	中辅助（+2分）	重辅助（+3分）	完全辅助（+4分）	分值总/平均
一、交流-接收						
1. 听懂口语						
2. 理解身体姿势						
3. 理解信号和符号						
4. 理解绘画和照片						
5. 理解手语						
6. 书面信息交流						
二、交流-生成						
7. 讲话						
8. 生成非语言信息						
9. 生成手语						

（续表）

	无辅助 （0分）	轻辅助 （+1分）	中辅助 （+2分）	重辅助 （+3分）	完全辅助 （+4分）	分值 总/平均
三、交谈和使用交流设备						
10. 交谈和讨论						
11. 使用通讯器具						
12. 使用书写器具						
13. 使用交流技术						
小结						

结论

评估人员：　　　专业职称：　　　　　　评估日期：　　　年　　　月　　　日

7. 居家环境评定报告（表 16-5）。

表 16-5　居家环境评定报告

1. 姓名：　　　2. 性别：□男　□女　3. 出生：　　年　　月　　日

4. 障碍类别

□视力障碍　□听力障碍　□智力障碍　□言语障碍　□精神障碍

□肢体障碍：○上肢（手）　○下肢（脚）　○躯干　○四肢

5. 障碍级别：□无残疾证　□一级　□二级　□三级　□四级

6. 身体功能和身体结构的损伤及功能评定

	无辅助 （0分）	轻辅助 （+1分）	中辅助 （+2分）	重辅助 （+3分）	完全辅助 （+4分）	分值 总/平均
一、居家活动环境						
1. 准备膳食						
2. 清洗和晾干衣服						
3. 清洁餐厅和餐具						
4. 清洁生活区						
5. 使用家用电器						
6. 贮藏日用品						
7. 处理垃圾						
8. 缝补衣服						
9. 维修器具						
10. 照管室内外植物						
11. 照管宠物						
小结						

（续表）

	无辅助 （0分）	轻辅助 （＋1分）	中辅助 （＋2分）	重辅助 （＋3分）	完全辅助 （＋4分）	分值 总/平均
二、居家建筑环境						
1. 住宅门口						
2. 客厅和走廊						
3. 浴室和厕所						
4. 厨房和饭厅						
5. 卧室和书房						
6. 阳台和窗户						
小结						

结论

评估人员：　　　　专业职称：　　　　　　　评估日期：　　年　　月　　日

8. 公共环境评定报告（表16-6）。

表16-6　公共环境评定报告

1. 姓名：　　　2. 性别：□男　□女　3. 出生：　　年　　月　　日

4. 障碍类别

□视力障碍　□听力障碍　□智力障碍　□言语障碍　□精神障碍

□肢体障碍：○上肢（手）　○下肢（脚）　○躯干　　○四肢

5. 障碍级别：□无残疾证　□一级　□二级　□三级　□四级

6. 身体功能和身体结构的损伤及功能评定

	无辅助 （0分）	轻辅助 （＋1分）	中辅助 （＋2分）	重辅助 （＋3分）	完全辅助 （＋4分）	分值 总/平均
一、到达目的地的途径						
1. 步行						
2. 交流						
二、建筑物出入口设施						
3. 门前						
4. 门开启						
三、建筑物内设施						
5. 大厅和走廊						
6. 楼梯和台阶						
7. 公厕						
8. 电梯						

（续表）

	无辅助 （0分）	轻辅助 （＋1分）	中辅助 （＋2分）	重辅助 （＋3分）	完全辅助 （＋4分）	分值 总/平均
9. 设备						
四、建筑物标识						
10. 盲道						
11. 指示牌						
小结						

结论

评估人员：　　　　专业职称：　　　　　　　　评估日期：　　年　　月　　日

9. 环境评定汇总报告（表16－7）。

表16－7　环境评定汇总报告

1. 姓名：　　　　2. 性别:□男　□女　3. 出生：　　年　　　月　　　日

4. 障碍类别

□视力障碍　□听力障碍　□智力障碍　□言语障碍　□精神障碍

□肢体障碍：○上肢(手)　○下肢(脚)　○躯干　　　○四肢

5. 障碍级别:□无残疾证　□一级　□二级　□三级　□四级

6. 身体功能和身体结构的损伤及功能评定

环境类型	初评			终评			随访 1			随访 2		
	年	月	日	年	月	日	年	月	日	年	月	日
生活环境												
行动环境												
交流环境												
居家环境												
公共环境												
总计平均												
结论												
评估组长												
签名												

结论

评估人员：　　　　专业职称：　　　　　　　　评估日期：　　年　　月　　日

四、实验见习的方法

1. 回顾理论课关于环境、无障碍环境、辅助器具的概念。

2. 梳理环境评定的依据、原则、步骤和内容。

3. 在环境评定的实操上,主要对生活环境、行动环境、交流环境、居家环境和公共环境等5个方面进行。评定的内容为残疾人在这些真实环境里活动和参与时出现的环境障碍,需要用辅助器具进行改造,以创建无障碍环境,实现全面康复。

五、实验见习的步骤

将学生分为5组,以偏瘫患者为例,每组分别对其生活环境、行动环境、交流环境、居家环境和公共环境进行评估,并以评估记录和PPT展示的形式进行汇报,同时提出一定的环境改造建议。

1. 生活环境评定 参照ICF"活动和参与"第5章自理的d510～d570,生活环境里主要有7类共18项生活自理的活动:① 自己清洗和擦干身体(部分身体、全身);② 护理身体各部(皮肤、牙齿、毛发、手指甲、脚趾甲);③ 如厕(控制小便、控制大便);④ 穿脱(衣裤、鞋袜);⑤ 进食(进餐、使用餐具);⑥ 喝水(用杯子、用吸管);⑦ 照顾个人健康(确保身体舒适、控制饮食、维持个人健康)。根据上述环境评定原则,可以简化为7类共15项生活活动来评定是否需要环境辅助。

生活活动的困难主要是由各种原因导致的运动障碍(如平衡、协调、精细动作)、感官障碍(如视障)、智力障碍等引起,主要是肢体、智力、精神和视力残疾人。例如上肢截肢者,特别是双上肢截肢者,由于躯体结构损伤而导致所有自理的困难;视觉障碍者通常是由于感官功能损伤而导致自理有不同程度的困难;智力障碍者和精神障碍者会由于认知功能受限而影响自理。例如进食需辅助的原因有:① 四肢瘫、儿麻及肌肉萎缩者由于手部肌无力无法握勺;② 脑瘫、偏瘫及脑外伤者由于中枢神经损伤存在手眼协调及头部控制差也无法握勺,影响进食;③ 智障者由于认知能力受限影响进食能力。而喝水需辅助的原因有:① 脑瘫及脑损伤者由于头部控制及吞咽问题;② 四肢瘫及肌肉萎缩者无法握杯子;③ 智障者由于认知能力受限。对于沐浴及如厕需辅助的原因有:截瘫、偏瘫、脑瘫等上肢手功能、下肢功能障碍者,在沐浴及如厕时会产生手抓、握、放、下肢移位、坐姿平衡、擦洗背部、洗脚等问题。至于穿脱衣、裤、袜、鞋对肢体及智力残疾人均有困难而需要辅助。

生活环境评定报告见表16-2,包括7类共15个项目,以及对每个项目的环境评定都列出了5个选择,即无辅助、轻辅助、中辅助、重辅助和完全辅助。生活"无辅助"是指能自主地、迅速地完成该项生活活动,即完全自理;而生活"完全辅助"是指完全不能自主地完成该项生活活动,即完全不能自理;若只能自主完成不到一半的该项生活活动,即为"重辅助"。则根据全部辅助情况可以计算出个案的生活环境辅助平均值。

2. 行动环境评定

参照ICF"活动和参与"第4章行动的d410～d475,主要有12类共47项的行动活动:① 维持和改变身体姿势(卧姿、蹲姿、跪姿、坐姿、站姿、体位变换);② 移动自身(坐姿移动自身、卧姿移动自身);③ 举起和搬运物体(举起、用手搬运、用手臂搬运、用肩和背搬运、放下物体);④ 用下肢移动物体(用下肢推动、踢);⑤ 精巧手的使用(拾起、抓握、操纵、释放);⑥ 手和手臂的使用(拉、推、伸、转动或扭动手或手臂、投掷、接住);⑦ 行走(短距离、长距离、不同地表面、绕障碍物）；⑧ 到处移动（爬行、攀登、奔跑、跳跃、游泳）；⑨ 不同场所移动（住所内、建筑物内、住所和建筑物外）；⑩ 使用器具移动（助行器具、各种轮椅等）。此外，还有乘坐交通工具（各种汽车、火车、飞机、轮船等）以及驾驶车辆（骑自行车、三轮车、摩托车、汽车等）。根据上述环境评定原则，可以简化为 6 类共 17 项行动活动来评定是否需要环境辅助。

行动困难是由于躯体损伤（结构和功能）及环境障碍导致的，行动困难的主要群体是肢体障碍者和视觉障碍者。常见肢体障碍的临床疾病有脑瘫、截瘫、偏瘫、截肢、小儿麻痹后遗症，俗称"三瘫一截儿麻"，都有不同程度的行动困难。脑瘫的主要临床表现有四肢痉挛、角弓反张、姿势异常等。常见的继发障碍为脊柱侧弯、髋关节的脱位或内收、膝关节过伸、跟腱挛缩导致的尖足、足外翻、扁平足。这些异常导致了患儿抬头、翻身、坐、爬、站、行走的行动困难。截瘫的主要表现为受伤平面以下出现瘫痪，运动、感觉、反射功能等损伤而导致行动困难；下肢截肢者由于肢体缺损而导致无法站立和行走的行动困难；偏瘫是由脑血管病、脑外伤及脑部肿瘤等原因引起一侧上下肢的运动功能障碍，如：肩关节半脱位、肘、腕关节屈肌张力高，髋关节的外展、足内翻、足下垂等。这些障碍导致了行走、手抓放物品、转移等的行动困难；儿麻后遗症由于受累肌肉出现萎缩，神经功能不能恢复，造成下肢畸形，常见的有：足部的马蹄内、外翻足、高弓足、仰趾、爪形趾，膝部的膝内、外翻、反屈，髋部的屈曲、外展、外旋等功能受损，也必然导致行动困难。而视觉障碍者通常是由于感官功能损伤而导致行动困难。

行动环境评定报告见表 16-3，包括 6 类共 17 个项目，以及对每个项目的环境评定都列出了 5 个选择，即无辅助、轻辅助、中辅助、重辅助和完全辅助。行动"无辅助"是指能自主地、迅速地完成该项行动。例如偏瘫患者一侧上肢活动受限，但只要健手能单独完成该项手的动作，就是无辅助。因为 ICF 并没有规定手的动作必须用左手或右手或双手。而"完全辅助"是指完全不能自主地行动，若只能自主完成不到一半的该项行动活动，就属于"重辅助"。则根据全部辅助情况可以计算出个案的行动环境辅助平均值。

3. 交流环境评定　互相交流是人类生活的重要活动功能，无交流能力的人会失去与社会的联系，从而可能导致情绪障碍。参照 ICF"活动和参与"交流的 d310～d360，主要有 3 类共 17 项交流活动：① 交流-接收（听懂口语、非口语交流包括理解肢体语言、理解信号和符号、理解图画和图表及相片、理解正式手语、书面信息）；② 交流-生成（讲话、生成非语言信息包括肢体语言、信号和符号、绘画和照相、正式手语、书面信息）；③ 交谈和使用交流设备及技术（交谈、讨论、通讯器具如电话或手机或传真机、书写器具如打字机或电脑或盲文书写器等，使用交流技术如盲文软件和因特网等）。根据上述环境评定原则，可以简化为3类共 13 项交流活动来评定是否需要环境辅助。

交流困难是由于躯体受损（结构和功能）及环境障碍导致的。如视觉障碍者、听觉障碍者和言语障碍者由于感官功能和结构的损伤而导致交流困难；智力、精神障碍者由于认知受限、心理障碍难以沟通产生交流困难；还有肢体障碍者，如偏瘫和脑瘫因中枢神经损伤影响到构音器官协调动作或语言发育障碍造成交流困难。

交流环境评定报告见表 16-4，包括 3 类共 13 个项目，以及对每个项目的环境评定都列出了 5 个选择。交流"无辅助"是指能自主地、迅速地完成该项交流，而"完全辅助"是指完全不能自主地交流。根据全部辅助情况可以计算出个案的交流环境辅助平均值。

4. 居家环境评定

居家环境是从事家务活动的环境,包括居家活动环境和居家建筑环境两方面。前者是动态环境,后者是静态环境。居家活动环境是指家庭生活的环境。参照ICF"活动和参与"第6章家庭生活中的d620~d660,分为三大部分:获得必需品、家庭任务、照顾居室物品和帮助别人,共6类26项居家活动。根据环境评定原则居家活动可以简化为以下11项:准备膳食、清洗和晾干衣服、清洁餐厅和餐具、清洁生活区、使用家用电器、贮藏日用品、处理垃圾、缝补衣服、维修器具、照管室内外植物、照管宠物。而居家建筑环境则参照ICF"环境因素"的e155私人建筑物的设计、施工及建造的产品和技术,内容有3项:① 私人建筑物的出入口设施;② 建筑物内的设施;③ 私人建筑物为指示道路、行进路线和目的地而建造的标识。参考2012年发布的中华人民共和国国家标准GB50763—2012《无障碍设计规范》以及2001年中华人民共和国行业标准《城市道路和建筑物无障碍设计规范》(以下简称为《行标》)内容,具体实操时可以归纳为6项建筑环境的评定:住宅门口、客厅和走廊、浴室和厕所、厨房和饭厅、卧室和书房、阳台和窗户。

居家活动困难是由于躯体损伤(结构和功能)及环境障碍造成的,居家环境对各类残疾人都有不同程度的障碍。对肢体残疾人来说,由于下肢移动的困难或上肢活动的困难或手眼协调的困难,均导致家务活动的障碍;视力残疾人由于视觉障碍,智力残疾人由于认知障碍,均会导致家务活动有障碍;而听力残疾人和言语残疾人由于沟通障碍会导致部分家务活动有障碍。

居家环境评定报告见表16-5,包括居家活动环境的11项和居家建筑环境的6项总共17个项目,并对每个项目的环境评定都列出了5个选择。居家"无辅助"是指从事各种家务活动都完全没有障碍,而"完全辅助"是指完全不能从事任何家务活动,一半需要辅助的家务活动就属于"重辅助"。根据11项辅助情况,可以计算出个案的居家活动辅助平均值。在进行居家环境评定时,除应熟悉居家活动的环境评定外,还需要详细了解居家建筑环境的评定规范,以便实操。

(1) 住宅门口

① 门前:门前要有不小于1.50 m×1.50 m的轮椅活动面积;门前有台阶时,要建坡道,坡道的《行标》规范如表16-8所示。如果有符合《行标》的坡道和扶手(双层扶手,高度分别为0.85 m和0.65 m),则为无辅助;若没有坡道则为完全辅助;若有《行标》的坡道而无扶手,则为轻辅助;若有坡道但不符合《行标》,则为其间的级别。例如当坡道的坡度小于《行标》,但借助他人推轮椅可上坡时,则为中辅助;若借助他人也无法实现时,则为重辅助。

表16-8 坡道的坡度与高度的最大容许值

坡道(高/长)	1/20	1/16	1/12	1/10	1/8
最大高度(m)	1.20	0.90	0.75	0.60	0.30
水平长度(m)	24.00	14.40	9.00	6.00	2.40

② 门开启:若为自动门则无辅助,若为其他类型门则有一些辅助。例如水平门把手时,虽有困难也能开门,则为轻辅助或中辅助,取决于残疾状况;若门把手为旋钮,或需要钥匙开门锁,则对某些肢残人很困难,需带辅具来开门,则为重辅助;若只能他人帮助开

门则为完全辅助。

③ 门槛:若无门槛则无辅助,特别是四肢瘫用手动轮椅时,不能有门槛,有门槛就是完全辅助;而对其他的轮椅用户,可以有一点门槛,《行标》规定门槛高度不应大于150 cm;还规定当高于 4.00 cm,则应该修坡度为 1/2 的坡道,否则为完全辅助。所以门槛在 1.50～4.00 cm,根据残疾状况可以判断是轻辅助至重辅助。

④ 门宽度:根据《行标》,自动门为 1.00 m,其他门不小于 0.80 m,符合标准为无辅助;不符合标准时,要实测轮椅和门宽,可能是轻、中、重辅助;只要轮椅不能进门就是完全辅助。

⑤ 楼房住宅:通常都是平开门,《行标》规定在门把手一侧的墙面应留有不小于 0.50 m 的墙面宽度,否则开门有障碍,需辅助。此外,楼房若无电梯则对下肢残疾人为完全辅助;若有电梯但不符合《行标》规范,则有不同程度的辅助。

综合考虑以上情况可以评定住宅门口的环境障碍。

(2) 客厅和走廊

① 宽度:客厅和走廊的宽度应≥1.50 m。

② 扶手:高度为 0.85 m,扶手末端应向内拐到墙面或向下延伸 0.10 m.

③ 墙角:做成圆弧形。

④ 墙面:应设自地面高 0.35 m 的护墙板,防轮椅脚托板撞墙。

⑤ 地面:应平整,选用遇水不滑的地面材料,且要有轮椅移动的足够空间。

⑥ 门槛:走廊到宅内各室的门槛要求同宅门口。

⑦ 设备:家具的摆放要考虑乘轮椅者能通过并接近和操作,如轮椅到椅子和沙发的转移,以及电灯、电话、电视、音响、空调、插座等电器的操作方便。

综合考虑以上情况可以评定客厅和走廊的环境障碍。

(3) 浴室和厕所

① 门:宽度不小于 0.80 m,方便轮椅进出,且门扇内侧要设置关门拉手。

② 地面:应平整并选用遇水不滑的地面材料,且要有轮椅移动的足够空间。

③ 坐便器:高度与标准轮椅坐高一致(0.45 m),坐便器两侧需设置 0.70 m 水平抓杆,在坐便器的里侧还需设高 1.40 m 的垂直安全抓杆;要方便取手纸。

④ 洗浴器:浴盆高度为 0.45 m,便于轮椅转移;浴盆上安放活动坐板或在浴盆一端设置 0.40 m 的洗浴坐台,浴盆内侧的墙面要有两层水平抓杆或一水平一垂直抓杆;若淋浴,则淋浴椅高度要与椅一致;要方便打开水龙头。

⑤ 洗面器:最大高度为 0.85 m,应采用单杠杆水龙头或感应水龙头;洗面器下部距地面不小于 0.60 m,以方便轮椅靠近使用;电源插座要设在使用方便的地方。洗面器上方的镜子底边距地面为 1.10 m,并向前倾斜 0.15 m,便于站立者和坐轮椅者均可使用。

⑥ 应急:设紧急呼叫按钮;门扇向外开,其上需设置观察窗口;能开关电灯。

综合考虑以上情况可以评定浴室和厕所的环境障碍。

(4) 厨房和餐厅

① 门:厨房和餐厅合一且为开敞式方便残疾人;若有门则推拉门比较方便实用。

② 案台:台面距地面 0.75～0.80 m 的高度,对乘轮椅者和可立姿的残疾人都可使用;案台下方为便于乘轮椅者深入,最小空同宽度是 0.70 m,高度是 0.60 m,深度是 0.25 m;案台最好是高度可调案台,两侧可设抽屉式落地柜。

③ 吊柜:案台上的吊柜底面距案台 0.30 m,吊柜自身高度 0.60～0.80 m,深度 0.25～

0.30 m,方便取餐具、调料、食物和开关柜门。最好是高度可调的吊柜。

④ 炉灶:应采用案台上安放的炉灶,控制开关在案台前面操作。

⑤ 洗涤池:洗涤池应采用单杠杆水龙头或感应水龙头;洗涤池的上口与地面距离不应大于 0.80 m,洗涤池深度为 0.10~0.15 m;洗涤池下方轮椅的空间同案台。

⑥ 设备:冰箱和冰柜的取物要方便;微波炉、电水壶、电开关等使用方便。

⑦ 饭桌:桌面高度和桌下空间要求同案台。

此外,厨房面积要考虑到乘轮椅者进入和操作的位置及回转方便等。综合考虑以上情况可以评定厨房和餐厅的环境障碍。

(5) 卧室和书房

都要有轮椅活动的足够空间,家具如床和椅子的高度与标准轮椅坐高一致(0.45 m),便于转移;床边有助站扶手,床位的一侧要留有直径不小于 1.50 m 的轮椅回转空间;电灯、电话和电视的操作方便;床头柜和衣柜取物,以及书柜取书要方便;书桌的桌面高度和桌下空间要求同案台。综合考虑来评定卧室和书房的环境障碍。

(6) 阳台和窗户

阳台深度要大于 1.50 m,便于乘轮椅者休闲。乘轮椅者的视线水平高度一般为 1.10 m,所以阳台围栏或外窗台的高度不大于 0.80 m,以适合乘轮椅者的视野效果。窗扇的开启和窗把手的高度要适合乘轮椅者的使用要求,以便乘轮椅者能自行开关各房间的窗户和窗帘。根据上述 6 项辅助情况,可以计算出个案的居家建筑环境所需辅助的评定值。

5. 公共环境评定

公共环境是从事公共活动的环境,包括参加公共活动的环境和公共建筑环境两方面。参加公共活动可以参照 ICF"活动和参与"第 9 章社区、社会和公民生活中的 d910 社区生活,包括:① 非正式社团活动;② 正式社团活动;③ 典礼。而能否参加这 3 项活动,虽主要取决于个人的行动环境和交流环境是否有障碍,但也与公共环境是否存在障碍密切相关。有无无障碍步行通道、无障碍巴士等可造成到达目的地的行动障碍,而目的地的公共建筑障碍,可以参照 ICF"环境因素"的 e150 公共建筑物的设计、施工及建造的产品和技术进行评定。其内容有 3 类:① 公共建筑物的出入口设施;② 建筑物内的设施;③ 公共建筑物为指示道路、行进路线和目的地而建造的标识。因此公共环境评定的内容共计 4 类共 11 项。

公共活动困难是由于躯体损伤(结构和功能)及环境障碍造成的,公共环境对各类残疾人都有不同程度的障碍。对肢体残疾人来说,由于下肢移动的困难或上肢活动的困难或手眼协调的困难,均导致公共活动的障碍;视力残疾人由于视觉障碍,智力残疾人由于认知障碍,均会导致公共活动有障碍;而听力残疾人和言语残疾人由于沟通障碍会导致部分公共活动有障碍。

公共环境评定报告见表 16 - 6,包括 4 类共 11 个项目,以及对每个项目的环境评定都列出了 5 个选择。公共环境"无辅助"就是公共环境完全没有障碍,而"完全辅助"是公共环境完全障碍,一半需要辅助就属于重障碍。考虑到当治疗师对"活动线"所涉及的途径和公共建筑进行环境评定不熟悉,为此需要参考《行标》内容来详细介绍这 4 项公共活动及公共建筑环境的评定规范,以便实操。

(1) 到达公共建筑物的途径

① 人行道:途径中是否是无障碍通道,即对盲人有盲道,乘轮椅者有坡道。

② 交通:途径中的交通是否是无障碍,即乘轮椅者有无无障碍巴士或出租车。

（2）公共建筑物出入口设施

①门前：同居家评定。

②门开启：同居家评定，门宽度≥1.50 m，应采用自动门。

（3）公共建筑物内设施

①大厅和走廊：可参考居家评定，但宽度不应小于1.80 m，以便两台轮椅可并排通过。

②楼梯和台阶：应采用有休息平台的直线形梯段和台阶，宽度不应小于1.50 m，两侧应设高0.85 m的扶手，直径为0.035～0.045 m。

③公厕：男、女公共厕所应各设一个无障碍隔间厕位，面积不应小于1.40～1.80 m。坐便器和扶手尺寸同居家评定；洗手盆两侧和前缘应设安全抓杆，盆前应有0.80～1.10 m乘轮椅者使用面积；男厕所小便器两侧和上方应设安全抓杆。

④电梯：轿厢门宽≥0.80 m，深度≥1.40 m，轿厢宽度≥1.10 m，正面和侧面应设高0.80～0.85 m的扶手，正面有高0.90 m至顶部的镜子，侧面应设高0.90～1.10 m带盲文的选层按钮（候梯厅等同），有上下运行、数显和报层音响。

⑤设备：要考虑乘轮椅者使用方便，包括：服务台、收款窗口、售票口、挂号口、取药口、饮水器、公用电话、电灯开关等。

（4）公共建筑标识

①盲道：在楼门口、服务台、门厅、楼梯口及楼梯平台、电梯、电话、洗手间等应设提示盲道。

②指示牌：如紧急出口、洗手间、电梯口、服务台、公用电话等要有指示牌；建筑物外要有无障碍通道、停车场、残疾人停车位等标识。

根据上述11项辅助情况，可以计算出个案某个活动线的公共环境需辅助的评定值。

6. 环境评定汇总

根据上述常用的5个环境评定报告可以汇总，并取平均值得出个案残疾人环境的总体辅助分值，再对照环境评定分级（表16-7），可看出其环境的总体障碍属于5级中的哪一级。

六、实验见习的总结反馈

1. 根据ICF观点，残疾人所遇到的活动受限和参与限制是由于残疾人自身（功能、结构）的损伤和环境障碍交互作用的结果。对残疾人的某些功能障碍，通过医疗康复后可能有所改善，而有些障碍是无法改变的。所以只有通过改变环境以适应其损伤并发挥参与功能，才能从根本上解决残疾人活动和参与的困难，使他们能融入现代社会并发挥作用。

2. 环境评定是进行环境改造的第一步，学生通过对5大类环境的评估，加深学生对环境和残疾相互影响的理解。

3. 学会参考ICF的量表和内容，以及《无障碍设计规范》《行标》对相关的环境进行评估。

4. 在环境评定的过程中，学会使用卷尺、照片、视频等方式进行记录，部分学生可能存在使用量表不熟悉，记录不准确，在课后可以对自己所生活的校园各类环境进行模拟评定。

5. 根据评定结果，提出一定的改造建议。

七、参考文献

1. 王玉龙. 康复功能评定学[M]. 3 版. 北京：人民卫生出版社，2019：340 - 363.

2. 中华人民共和国建设部. 中华人民共和国行业标准：城市道路和建筑物无障碍设计规范：JGJ 50—2001[S]. 北京：中国建筑工业出版社，2001.

3. WHO. International classification of functioning, disability and health[S]. Geneva：World Health Organization，2001.

4. 中华人民共和国住房和城乡建设部. 中华人民共和国行业标准：无障碍设计规范：GB 50763—2012[S]. 北京：中国建筑工业出版社，2012.

5. 香港房屋协会. 香港住宅通用设计指南[M]. 北京：中国建筑工业出版社，2009.

环境评定—
环境评定

第十七章　常见骨关节疾病的评定

一、实验见习内容

1. 手外伤后的评定。
2. 肩周炎的评定。
3. 颈椎病的评定。
4. 腰椎间盘突出症的评定。
5. 膝关节骨关节炎的评定。
6. 截肢的评定。

二、实验见习目的

1. 掌握手外伤后运动功能、感觉功能评定;熟悉手的整体功能评定量表和问卷;了解手外伤后的心理功能、日常生活能力、社会参与能力的评定。

2. 掌握肩周炎的运动功能、感觉功能评定;熟悉肩周炎常用评估量表;了解肩周炎患者的心理功能、日常生活能力、社会参与能力的评定。

3. 掌握颈椎病患者的颈椎活动度、颈椎生理曲度、特殊检查、肌力、感觉功能的评定;熟悉颈椎病常用评估量表;了解颈椎病患者的心理功能、日常生活能力、社会参与能力的评定。

4. 掌握腰椎间盘突出症患者的疼痛、脊柱功能、感觉功能的评定;熟悉腰椎间盘突出症常用评估量表;了解腰椎间盘突出症患者的膀胱直肠功能评定、日常生活的能力和生活质量评定。

5. 掌握膝关节骨关节炎患者的疼痛、关节活动范围、肌力、膝关节的肿胀、膝关节稳定性、下肢力线、膝关节本体感觉等的评定;熟悉膝关节骨关节炎常用评估量表;了解膝关节骨关节炎患者的日常生活能力的评定。

6. 掌握截肢患者的残肢评定;熟悉截肢平面与功能丧失百分率评定;了解截肢后全身状况评定和假肢零部件选配评定。

三、实验见习的工具、标准、量表

1. 工具

主观评定方法:不需借助任何仪器,多采用量表进行评定。

客观评定方法:借助的仪器包括:握力计、捏力计、量角器、卷尺、棉签、大头针、叩诊锤等以及特定量表所配套的用具。具体工具选择参照相应评定内容的相关章节。

2. 标准　肌力、关节活动度、感觉、疼痛等评定的评定量表的评定标准请参照相关章节的"评定标准"部分。其他评定量表的评定标准详见本章"实验量表"部分。

3. 量表 肌力、关节活动度、感觉、疼痛等评定的评定量表可参照相关章节。

四、手外伤后评定

(一)运动功能评定

1. 肌力 徒手肌力测定(Manual Muscle Testing,MMT)是最常用的方法,共分六级评定肌力。此外,单独测定手部某一肌肉肌力相对较难,可借助仪器评定握力、捏力等综合测试方法。

(1)握力评定:使用标准可调握力计测试,测出手屈肌肌力(包括手内在肌和外在肌),正常值约为体重的50%。所得值主要是等长收缩的肌力。握力正常值常用握力指数来表示:握力指数=健手握力(kg)/体重(kg)×100,正常>50。

(2)捏力评定:使用标准捏力计测试。主要反映拇对指肌力。捏力测量包括掌捏(拇指指腹对示指指腹)、侧捏(拇指指腹对示指中节侧面)、三指捏(拇指指腹对示指、中指指腹)。分别检测3次,注意双侧对比。

2. 关节活动度

(1)腕、手各关节正常及功能活动度评定(表17-1、表17-2、表17-3)

表17-1 腕关节活动度

	正常活动度	功能活动度		正常活动度	功能活动度
掌屈	75°	15°	桡侧偏	20°	10°
背伸	70°	30°	尺侧偏	35°	15°

表17-2 掌指关节活动度

	拇指		其余四指	
	功能活动度	正常活动度	功能活动度	正常活动度
屈	90°	0°~80°	90°	0°~90°
伸	−1°	0°	−1°	0°~5°

表17-3 指间关节活动度

	拇指		其余四指 近端指间关节		其余四指 远端指间关节	
	正常活动度	功能活动度	正常活动度	功能活动度	正常活动度	功能活动度
屈	80°	0°~80°	100°	0°~100°	70°	0°~70°
伸	0°	0°~5°	−1°	0°~7°	−1°	0°~8°

(2)指关节功能损伤比例评定:参照美国《永久病损评定指南》(Guides to the Evaluation of Permanent Impairment,GEPI),依据肢体功能的重要性(图17-1、图17-

2),不同的手指予相应的权重指数。而手功能是上肢最重要的功能之一,因而手功能所占权重指数最高。

这种计算方式反映了在人体局部功能中不同部分功能的重要性,就上肢、手等局部功能来说,最高的残损比例是解剖结构的缺失。没有任何可能超过人体全部功能100%的残损比例。

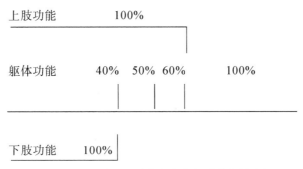

图 17 - 1　上肢和下肢在人体全部功能中的比例

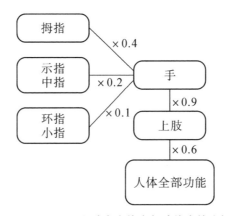

图 17 - 2　手和上肢在人体全部功能中的比例

① 示、中、环、小指关节:示、中、环、小指的掌指关节活动(MCP)占该指总运动功能的100%,正常可屈曲 90°,功能位屈曲 30°;近侧指间关节(PIP)占该指总运动功能的80%,正常可以屈曲 90°,功能位为屈曲 30°;远侧指间关节(DIP)占 45%,正常可以屈曲70°,功能位为屈曲 20°。根据每个关节实际测量的角度(V),通过查对 GEPI 提供的表格(表 17 - 4),可以求出屈曲损伤百分比(IF%)、伸展损伤百分比(IE%)和僵直损伤百分比(IA%),其中,(+)表示过伸,例如:测得 MCP 关节伸 10°,屈 60°,查表 IE%=7%,IF%=17%,该关节屈伸障碍造成该指功能损伤为两项之和(24%),又如测得 MCP 关节僵直在屈曲 40°,查表 IA%=54%,即该关节僵直造成该指功能损伤为 54%。同样的方法,可以求出 PIP 和 DIP 关节障碍所造成的功能损伤百分比。但多关节受累的计算绝非简单的相加,而要根据下列公式进行计算。

$$A\% + B\%(100\% - A\%) = 合并损伤值$$

公式中 A%、B% 分别表示两个不同关节功能的损伤百分比。如 DIP 关节损伤12%;PIP 关节 31%;MCP 关节 27%,第一步将 DIP 和 PIP 合并的 12%+31%(100%—

12%)≈39%,再将 39% 与 MCP 的 27% 按照公式合并计算,39%＋27%(100%－39%)≈55%。

表 17-4　手指的 MCP、PIP、DIP 关节的 V 与 IF%、IE%、IA%的关系

MCP				PIP				DIP			
V(°)	IF% (%)	IE% (%)	IA% (%)	V(°)	IF% (%)	IE% (%)	IA% (%)	V(°)	IF% (%)	IE% (%)	IA% (%)
20(+)	60	0	60	30(+)	80	0	80	30(+)	45	0	45
10(+)	54	3	57	20(+)	73	0	73	20(+)	42	0	42
0	49	5	54	10(+)	66	0	66	10(+)	39	0	39
10	44	7	51	0	60	0	60	0	36	0	36
20	38	10	48	10	54	3	57	10	31	2	33
30	33	12	45	20	48	7	55	20	26	4	30
40	27	27	54	30	42	11	53	30	21	12	33
50	22	41	63	40	46	14	50	40	15	20	35
60	17	56	73	50	30	25	53	50	10	29	39
70	11	71	82	60	24	36	60	60	5	37	42
80	6	85	91	70	18	47	65	70	0	45	45
90	0	100	100	80	12	58	70				
				90	6	69	75				
				100	0	80	80				

② 拇指关节:拇指的各关节活动占总运动功能的比重为 MCP 关节的屈伸占 10%,指间关节 IP 屈伸占 15%,内收占 20%,对掌占 40%,外展占 10%。

MCP 关节正常可屈曲到 60°,功能位为 20°。IP 关节主要运动方式是屈伸,正常可屈至 80°,功能位为屈曲 20°。根据实际测量的角度(V°),通过查 GEPI 提供的表(表 17-5)可以求出拇指的 MCP、IP 关节的各功能损伤百分比。

表 17-5　拇指的 MCP、IP 关节的 V°与 IF％、IE％、IA％的关系

掌指关节 MCP				指间关节 IP			
V(°)	IF％ (％)	IE％ (％)	IA％ (％)	V(°)	IF％ (％)	IE％ (％)	IA％ (％)
40(＋)	10	0	10	30(＋)	15	0	15
30(＋)	9	0	9	20(＋)	13	0	13
20(＋)	8	0	8	10(＋)	11	0	11
10(＋)	7	0	7	0	8	1	9
0	6	0	6	10	6	2	8
10	5	1	6	20	4	3	7
20	4	1	5	30	3	3	6
30	3	3	6	40	3	7	10
40	2	5	7	50	2	9	11
50	1	8	9	60	1	11	12
60	0	10	10	70	1	13	14
				80	0	15	15

内收拇指测量有两种测量方法:指尖达到第 5 掌骨头的距离,正常位 0 cm;测量拇指 IP 关节横纹达到第 5 掌骨头的距离,正常≤2 cm。对掌测量:以拇指对掌运动时,拇指 IP 关节横纹与中指掌指交界横纹的距离为准,正常为 8 cm。外展测量:主要是应用量角器测量,正常值为 0°～40°。通过查 GEPI 提供的表(表 17-6)可以查得相应的功能损伤百分数。

表 17-6　拇指 MCP 伸屈以外的异常造成的拇损伤

内收不足		内收僵直		对掌不足		外展不足		外展僵直	
测量值 (cm)	拇损伤 (％)	测量值 (cm)	拇损伤 (％)	测量值 (cm)	拇损伤 (％)	角度 (°)	拇损伤 (％)	角度 (°)	拇损伤 (％)
8	20	0	20	0	45	0	10	0	10
7	13	1	19	1	31	10	9	10	10
6	8	2	17	2	22	20	7	20	10
5	6	3	15	3	13	30	3	30	10
4	4	4	10	4	9	40	1	40	10
3	3	5	15	5	5	50	0	50	10
2	1	6	17	6	3				
1	0	7	19	7	1				
0	0	8	20	8	0				

对于拇指而言,多种运动异常的计算可以直接相加得出。而对于不同性质的损伤的计算,如除运动外还有截肢、感觉障碍等不同性质的损伤,应该按照"A%+B%(100%-A%)+合并损伤值"公式计算。

从拇指功能损伤百分率可以求出相当于受损伤的百分率,见表17-7。

表17-7 指与手功能损伤换算表

拇指=手损伤的百分比(%)	示、中指=手损伤的百分比(%)	环、小指=手损伤的百分比(%)
0~1=0	0~2=0	0~4=0
2~3=1	3~7=1	5~14=1
4~6=2	8~12=2	15~24=2
7~8=3	13~17=3	25~34=3
9~11=4	18~22=4	35~44=4
12~13=5	23~27=5	45~54=5
14~16=6	28~32=6	55~64=6
17~18=7	33~37=7	65~74=7
19~21=8	38~42=8	75~84=8
22~23=9	43~47=9	85~94=9
24~26=10	48~52=10	95~100=10
27~28=11	53~57=11	
29~31=12	58~62=12	
32~33=13	63~67=13	
34~36=14	68~72=14	
37~38=15	73~77=15	
39~41=16	78~82=16	
42~43=17	83~87=17	
44~46=18	88~92=18	
47~48=19	93~97=19	
49~51=20	98~100=20	
52~53=21		
54~56=22		
57~59=23		
59~61=24		

（续表）

拇指＝手损伤的百分比（%）	示、中指＝手损伤的百分比（%）	环、小指＝手损伤的百分比（%）
62～63＝25		
64～66＝26		
67～68＝27		
69～71＝28		
72～73＝29		
74～76＝30		
77～78＝31		
79～81＝32		
82～83＝33		
84～86＝34		
87～88＝35		
89～91＝36		
92～93＝37		
94～96＝38		
97～98＝39		
99～100＝40		

3. 手指肌腱功能评定　采用中华医学会手外科学会手部肌腱修复后评定标准，又称为总主动活动度测定法（Total Activity Measurement，TAM）。

TAM＝（MCP 关节屈曲度数＋PIP 关节屈曲度数＋DIP 关节屈曲度数）－（MCP 关节伸直受限度数＋PIP 关节伸直受限度数＋DIP 关节伸直受限度数）。各关节伸直以 0°为准，过伸部分不计。

评定标准共分四个等级：优——正常，TAM 约 260°；良——TAM＞健侧的 75%；中——TAM＞健侧的 50%；差——TAM＜健侧的 50%。

4. 手灵巧度的评定

（1）明尼苏达手部灵巧测度（Minnesota Manual Dexterity Test，MMDT）是一种可靠的手眼协调测试方法，主要包括"摆放"和"反转"两部分。

（2）钉板测度（Purdue Pegboard Test，PPT），另一种较常用的手部灵巧度测试。能测试的手功能包括：

① 手、手指和手臂的一般活动。

② 指尖精巧活动（如组装）：计分方法分为：右手部分、左手部分、双手总分、左右及双手总分，以及"组装"部分。测试要求病人对示指和拇指捏握等微细手功能有良好的控制。相反，MMDT 涉及较粗略的手握功能。

（二）感觉功能评定

1. 一般检查

（1）感觉：包括浅感觉、深感觉和复合觉（皮质感觉）；浅感觉包括触觉、痛觉、温度觉、压觉；评定时注意区分外周神经的感觉分布和感觉神经根分布和皮区。具体评定方法参照相关章节。

（2）疼痛：手外伤急性期和恢复期均需对疼痛进行评估，了解疼痛发生的原因或诱因，疼痛的部位、性质、程度，加重或缓解因素，持续时间、与活动是否相关，是否伴有全身症状如发热、乏力、消瘦、皮疹等。

在此基础上对疼痛的强度、性质、相关心理问题进行评估，选择合适的康复治疗方法，并评估疗效。

2. 特殊检查

（1）Tinel 征（腕部）：检查者指尖或叩诊锤在患者腕管上轻轻叩击。阳性结果是能引起拇指、示指、中指和环指桡侧麻木、刺痛或异常感觉，感觉到的麻木、刺痛等一定是在神经的末端，这可以提示正中神经感觉纤维的再生情况，有异常感觉的最远点就是神经纤维再生的最远端。

（2）Froment 征：让患者用拇指和示指捏住一张纸，检查者试图从患者手中将纸抽出，如果患者指末节因为拇收肌的瘫痪而屈曲，此为试验阳性。如果同时伴有拇指掌指关节的过度背伸，则称为 Jeanne 征。这两个体征都提示尺神经瘫痪。

（3）Semmes-Weinstein 单丝法：简称 SW 法，是一种精细触觉检查方法，包括轻触、深压觉以检测皮肤对不同压力的反应和敏感度。评定标准：

① 正常：1.65～2.83；

② 轻触觉减退：3.22～3.61；

③ 保护性感觉减退：4.31～4.56；

④ 保护性感觉丧失：4.56～6.65；

⑤ 感觉完全丧失＞6.65。

（4）两点分辨试验（Two Point Discrimination，2PD）

① 感觉正常和异常的标准：2PD＜6 mm 正常，7～15 mm 部分丧失，＞15 mm 完全丧失（表 17-8）。

表 17-8　2PD 的正常值和手功能关系

两点间距分辨能力	临床意义	功能
2PD＜6 mm	正常	能做精细工作
2PD 在 6～10 mm	尚可	可持小物品
2PD 在 11～15 mm	差	可持较大物品
仅感觉到一点	保护性	持物有困难
无感觉	感觉缺失	不能持物

② 从 MCP 以远的横断性完全性感觉丧失与手功能损伤的关系（表 17-9）：拇指自掌指关节以远完全丧失感觉（2PD＞15 mm），相当于手功能损伤 20%，仅桡侧丧失感觉，

则相当于手功能损伤 8%。

表 17-9　从 MCP 以远的横断性感觉丧失与手功能损伤百分数的关系(%)

损伤侧	手指				
	拇指	示指	中指	环指	小指
桡侧	8	6	6	3	2
尺侧	12	4	4	2	3
全部	20	10	10	5	5

③ 纵行感觉丧失与手指功能损伤百分数的关系(表 17-10):指长度计算:拇指从 MCP 关节至指尖指长度为 100%,从 MCP 关节至 IP 关节位 50%;其他手指从 MCP 关节至指尖为 100%,从指尖至 PIP 关节为 80%,从指尖至 DIP 关节为 45%;如:示指桡侧自 PIP 关节以远部分感觉丧失,指长度为 80%,相当于示指有 12% 的功能损伤。

表 17-10　纵行感觉丧失与手指功能损伤百分数的关系(%)

拇指、小指					示指、中指、环指				
指长度	尺侧		桡侧		指长度	尺侧		桡侧	
	完全性	部分性	完全性	部分性		完全性	部分性	完全性	部分性
100	30	15	20	10	100	20	10	30	15
90	27	14	18	9	90	18	9	27	14
80	24	12	16	8	80	16	8	24	12
70	21	11	14	7	70	14	7	21	11
60	18	9	12	6	60	12	6	18	9
50	15	8	10	5	50	10	5	15	8
40	12	6	8	4	40	8	4	12	6
30	9	5	6	3	30	6	3	9	5
20	6	3	4	2	20	4	2	6	3
10	3	2	2	1	10	2	1	3	2

(5) Moberg 拾物试验(Moberg Pick Up Test):本实验可代表手的感觉、运动的综合能力,通过相应的活动测定感觉精确度,多用于测试实体觉或正中神经分布区的皮肤感觉。把装有近 10 种常用物品(螺母、回行针、硬币、别针、尖头螺丝、钥匙、铁垫圈、约 5 cm×2.5 cm 的双层绒布块、直径 2 cm 左右的绒布制棋子或绒布包裹的圆纽等)的器皿放于患者面前,令其先睁眼后闭眼,把其中的物品逐一放入另一器皿中,并且辨别其种类及名称。先测试患手,再测试健手,并记录下病人拾物所用的手指、捏法和所用的时间。

(6) 感觉功能恢复等级:英国医学研究委员会(Medical Research Council,MRC)将周围神经损伤后的感觉功能恢复情况分为 6 级(表 17-11)。

表 17－11 周围神经损伤后的感觉功能恢复

恢复等级	评定标准
0 级(S_0)	感觉无恢复
1 级(S_1)	皮肤深痛觉恢复
2 级(S_2)	浅痛觉与触觉有少许恢复
3 级(S_3)	浅痛觉与触觉完全恢复,没有过敏
4 级(S_4)	感觉达到 S_3 水平外,两点辨别觉也部分恢复
5 级(S_5)	完全恢复,两点辨别觉<6 mm

（三）手的整体功能评定

1. Carroll 手功能评定法　又称上肢功能测试(Upper Extremity Function Test, UEFT),其将与日常生活活动有关的上肢动作,分成 6 大类,共 33 项(表 17－12)。Ⅰ—Ⅳ类主要是评定手的抓握和对捏的功能;Ⅴ、Ⅵ类主要是评定整个上肢的功能和协调性。

表 17－12　Carroll 上肢功能测试(UEFT)

分类	方法	实验用品规格(cm)	重量(g)
Ⅰ抓握	1. 抓起正方体木块	10×10×10	576
	2. 抓起正方体木块	7.5×7.5×7.5	243
	3. 抓起正方体木块	5×5×5	72
	4. 抓起正方体木块	2.5×2.5×2.5	9
Ⅱ握	5. 握圆柱体	直径 4,长 15	500
	6. 握圆柱体	直径 2.2,长 10	125
Ⅲ侧捏	7. 用拇指与示指侧捏起石板条	11×2.5×1	61
Ⅳ捏	8. 捏起木球	直径 7.5	100
	9～24. 分别用拇指与示指、中指、环指和小指捏起 4 个不同大小的玻璃球或钢珠	直径±1.6	6.3
		直径±1.1	6.6
		直径±0.6	1.0
		直径±0.4	0.34
Ⅴ放置	25. 把一个钢垫圈套在钉子上	外径 3.5,内径 1.5,厚±0.25	14.5
	26. 把熨斗放在架子上		2 730

（续表）

分类	方法	实验用品规格（cm）	重量（g）
Ⅵ旋前和旋后	27. 把壶里的水倒进一个杯子里	2.84 L	
	28. 把杯里的水倒进另一个杯子里（旋前）	273 mL	
	29. 把杯里的水倒进前一个杯子里（旋后）		
	30. 把手依次放在头后		
	31. 把手放在头顶		
	32. 把手放在嘴上		
	33. 写上自己的名字		

（1）评定内容：包括抓握、握、侧捏、捏、放置、旋前和旋后六项内容。

（2）评定标准：分四个等级。

① 0分：全部活动不能完成，包括将物品推出其原来位置、推出板外、推到桌上，或能拿起笔，但写不出可以辨认的字。

② 1分：只能完成一部分活动：能拿起物品，但放不到指定位置上；在27、28项中能拿起水壶和杯子，但不能倒水等。

③ 2分：能完成活动，但动作较慢或笨拙。

④ 3分：能正常完成活动。

将各项按上述评分标准评分，所得分数相加后计算总分，判断上肢功能（表17-13）。

表 17-13 Carroll 上肢功能测试（UEFT）评定标准

功能级	分值（分）
微弱	0～25
很差	26～50
差	51～75
功能不完全	76～89
完全有功能	90～98
功能达最大	99（利手）、96（非利手）

2. Jebsen 手功能测试 Jebsen 手功能测试（Hand Function Test，HFT）由写字、翻卡片、拾起小物品放入容器内、模仿进食、堆放棋子、移动大而轻的物品和移动大而重的物品7个项目组成。记录完成每项活动所需要的时间，测试结果可分别按年龄、性别、利手和非利手查正常值表判断是否正常。

3. Sollerman 手 ADL 能力测试 主要测试手完成20种ADL的能力，评定指标是病人完成20项活动所需要的时间，操作中应用何种捏握方式（表17-14）。左右手分别测试。

表 17－14　Sollerman 手 ADL 能力测试项目

1. 将钥匙插入锁	11. 切模拟的肉卷
2. 拾起硬币并放入钱包内	12. 戴上半截露指的连指手套（拇指分开）
3. 从钱包内取出硬币	13. 用笔写字
4. 开、关拉锁	14. 折信纸并放入信封内
5. 拿起方木	15. 夹上纸夹子
6. 拿起熨斗	16. 拿起电话听筒
7. 用螺丝刀上螺丝	17. 转动门把手
8. 在螺栓上套上螺母	18. 将无把手的罐里的水倒入杯中
9. 在水平放置的广口瓶上取下瓶盖	19. 将有把手的罐里的水倒入杯中
10. 扣上 4 个扣子	20. 将杯中的水倒回罐里

4. 密歇根手综合评价结果问卷　该问卷根据手的功能、日常活动、疼痛、工作胜任、感觉和病人满意程度给出患手的综合评价结果。

5. 腕管（正中神经）功能丧失评估表　评定内容是询问患者在过去 2 周内的症状的 24 小时变化情况，计分方法是把表内两部分各计算出平均值，较低的值表示情况较好，较高的值则表示情况较差。

（四）其他功能评定

1. 心理功能　手外伤患者，急性期主要表现为焦虑，若伴有手功能障碍时可产生抑郁，需要及时给予心理功能评定及治疗，评定方法参照相关章节。

2. 日常生活能力　手外伤后，由于患手功能下降使其梳洗、洗澡等日常生活活动部分受限。急性期日常生活能力评定采用改良巴氏指数（MBI）评定表，恢复期采用 IADL 评定，具体评定参照相关章节。

3. 社会参与能力　由于手外伤后关节活动度减少，患手肌力下降，最终会影响患者的生存质量、劳动、就业和社会交往等能力。主要进行生存质量、休闲娱乐、社会交往、劳动力和职业评定，方法参照相关章节。

五、肩周炎的评定

（一）运动功能评定

1. 肌力　需要在进行康复治疗前、后 1 个月、3 个月、6 个月分别对三角肌、斜方肌、肩胛提肌、冈上肌、肱二头肌、肱三头肌等肩胛带肌进行评定，同时还需对肘、腕关节肌群进行评定，评定方法及注意事项参照相关章节。

2. 关节活动度检查　肩、肘、腕关节的活动度测量。测量方法参照相关章节。

（二）感觉功能评定

1. 感觉　触觉、痛觉、位置觉。具体评定方法参照相关章节。

2. 疼痛

(1) 急性期:压力测痛法、VAS 评估量表。

(2) 慢性期:简化 McGill 疼痛问卷。

具体评定方法参照疼痛评定相关章节。

(三) 肩周炎常用评估量表

1. 肩关节评定简表(SST,表 17-15)

表 17-15　肩关节评定简表

1. 侧卧位时肩关节舒服吗?	是	不是
2. 睡眠时肩关节舒服吗?	是	不是
3. 把衬衫下摆塞进裤子时手能够到一点后背吗?	是	不是
4. 你能把手放在脑后,同时肘转到身体的侧方吗?	是	不是
5. 你能否不屈曲肘关节,把一枚硬币放到你肩膀同样高的架子上?	是	不是
6. 你能否平举起 1 磅(0.454 kg)的重量?	是	不是
7. 你能伸直手臂把 8 磅(3.63 kg)重的物品举到头的水平吗?	是	不是
8. 你能用患病的手臂提起 20 磅(9.07 kg)的重量吗?	是	不是
9. 你能用患病的手臂将垒球扔 20 码(约等于 18 m)远吗?	是	不是
10. 你能用患病的手臂过顶将垒球扔 20 码(约等于 18 m)远吗?	是	不是
11. 你能用患病的手臂够到对侧肩关节的后面吗?	是	不是
12. 你的肩关节是否能够完全适应你的日常工作?	是	不是

2. UCLA 肩关节功能评分系统(表 17-16)　总分 35 分。优:34～35 分;良:29～33 分;差:<29 分。

表 17-16　UCLA 肩关节功能评分系统

功能/治疗反应	评分(分)
疼痛	
持续性疼痛并且难以忍受:经常服用强镇痛药物	1
持续性疼痛可以忍受:偶尔服用强镇痛药物	2
休息时不痛或轻微痛,轻微活动时出现疼痛经常服用水杨酸制剂	4
仅在重体力劳动或激烈运动时出现疼痛,偶尔服用水杨酸制剂	6
偶尔出现并且很轻微	8
无疼痛	10

（续表）

功能/治疗反应	评分（分）
功能	
不能使用上肢	1
仅能轻微活动上肢	2
能做轻微家务劳动或大部分日常生活活动	4
能做大部分家务劳动、购笔、开车；能梳头、自己更衣、包括系乳罩	6
仅轻微活动受限；能举肩工作	8
活动正常	10
向前侧屈曲活动	
＞150°	5
120°～150°	4
90°～120°	3
45°～90°	2
30°～45°	1
＜30°	0
前屈曲力量（手测量）	
5级（正常）	5
4级（良）	4
3级（可）	3
2级（差）	2
1级（肌肉收缩）	1
0级（无肌肉收缩）	0
病人满意度	
满意、较以前好转	5
不满意、比以前差	0

3. Constant-Murley 法（表 17-17）　总分 100 分，包括 4 部分，即疼痛（P）：15 分；日常生活活动（ADL）：20 分；关节活动度（ROM）：40 分；肌力（MMT）：25 分。其中 35 分（P15 分，ADL20 分）来自于患者的主观感受；65 分（ROM40 分，MMT25 分）来自医生的客观检查。

表 17－17　Constant-Murley 肩功能评定标准

Ⅰ．疼痛(最高 15 分)	评分(分)	ⅱ．外旋(最高 10 分)	
无疼痛	15	手放在头后,肘部保持向前	2
轻度痛	10	手放在头后,肘部保持向后	2
中度痛	5	手放在头顶,肘部保持向前	2
严重痛	0	手放在头顶,肘部保持向后	2
Ⅱ．ADL(20 分)		手放在头顶再充分向上伸直上肢	2
ⅰ 日常生活活动的水平		ⅲ．内旋(最高 10 分)	
全日工作	4	手背可达大腿内侧	0
正常的娱乐和体育活动	4	手背可达臀部	2
不影响睡眠	2	手背可达腰骶部	4
ⅱ 手的位置		手背可达腰部(L3 水平)	6
上抬到腰部	2	手背可达胸 12 椎体水平	8
上抬到剑突	4	手背可达肩胛下角水平(T7)	10
上抬到颈部	6	Ⅳ．肌力(最高 25 分)	
上抬到头顶部	8	0 级	0
举过头顶	10	Ⅰ 级	5
Ⅲ．ROM		Ⅱ 级	10
ⅰ. 前屈、后伸、外展、内收 4 种活动分别按以下标准评分(每种活动最高 10 分,4 项最高 40 分)		Ⅲ 级	15
0°～30°	0	Ⅳ 级	20
31°～60°	2	Ⅴ 级	25
61°～90°	4		
91°～120°	6		
121°～150°	8		
151°～180°	10		

4. GEPI 肩关节功能评价量表(表 17－18)

表 17－18　GEPI 肩关节功能评价量表

项目	评分标准	得分	小计
1. 疼痛(30 分)	无(30 分)		
	有时略微疼痛,活动无障碍(25 分)		
	轻度疼痛,普通活动无障碍(20 分)		
	中度疼痛,能够忍受(10 分)		
	高度疼痛,活动严重受限(5 分)		
	因疼痛而完全不能活动(0 分)		

项目	评分标准						得分	小计
2. 肩关节活动范围（25分）		6分	5分	4/3分＊	2分	1分	0分	
	前屈	>150°	149°～120°	119°～90°	89°～60°	59°～30°	<30°	
	外展	>150°	149°～120°	119°～90°	89°～60°	59°～30°	<30°	
	外旋		>60°	59°～40°	39°～20°	19°～10°	<10°	
	内旋		>60°	59°～40°	39°～20°	19°～10°	<10°	
	后伸			>45°	44°～30°	29°～15°	<15°	
3. 肌力（5分）	5级 5分		4级 4分	3级 3分	2级 2分	1级 1分	0级 0分	
4. 日常生活活动能力（35分）			容易完成		勉强、疼痛、困难		无法完成	
	穿上衣		5分		3分		0分	
	梳头		5分		3分		0分	
	翻衣领		5分		3分		0分	
	系围裙		5分		3分		0分	
	使用手纸		5分		3分		0分	
	擦对侧腋窝		5分		3分		0分	
	系腰带		5分		3分		0分	
5. 局部形态（5分）	无异常 5分		轻度异常 3分		中度异常 2分		重度异常 0分	
（备注：＊外旋、内旋、后伸为3分）总分： 分								
评定者： 评定日期： 年 月 日								

（四）心理功能

患者在发病急性疼痛期主要表现为焦虑、睡眠障碍，后期因长期的慢性疼痛及关节活动不同程度受限，患者可出现抑郁。评定方法参照相关章节。

（五）日常生活能力

由于肩部疼痛、关节活动功能下降使其日常生活活动会部分受限，可应用 ADL 评定采用改良巴氏指数评定表。具体评定参照相关章节。

（六）社会参与能力

患者由于疼痛、关节活动度减少、肌力下降最终会影响患者生活质量、劳动、就业和社会交往等能力。主要进行生活质量评定、劳动力评定和职业评定。评定方法参照相关章节。

六、颈椎病的评定

（一）颈椎活动度评定

1. 主动运动检查
2. 被动运动检查
（1）生理活动范围检查；
（2）附属运动检查。
3. 抗阻活动　上述主、被动检查具体方法参照关节活动度评定相关章节。
4. 其他　颈椎活动度测量器、电磁式动作分析仪、超声三维动作分析仪以及动态X线检查等。

（二）颈椎生理曲度评定

常见颈椎生理弯曲减少或后凸畸形、斜颈等，可用X线检查进行评定。

（三）特殊检查

1. 椎间孔挤压试验（左右）　阳性表示椎间孔空间不足。
2. 轴向牵拉试验　此检查可帮助确定颈部牵引治疗方案并判断其疗效。
3. 莱尔米特征　阳性提示椎管内存在硬脊膜刺激或颈髓病变。
4. 椎间盘挤压试验（叩顶试验）　阳性说明颈神经根受压。
5. 臂丛神经牵拉试验　多见于神经根型颈椎病。

（四）肌力

1. 评定颈前屈、后伸、侧屈、旋转的力量，包括斜方肌、肩胛提肌、头半棘肌、颈半棘肌、头最长肌、头夹肌、颈夹肌等。
2. 评定颈段神经支配的上肢肌肉力量，包括耸肩、肩关节各方向运动、肘关节各方向运动、腕关节及手指的各方向运动。
具体检查方法参照相关章节。

（五）感觉功能评定

1. 感觉　根据出现感觉障碍的皮肤节段，可以评估神经感觉受损的情况。具体评定方法参照相关章节。
2. 疼痛　明确疼痛的区域、疼痛的程度、疼痛的性质、疼痛的深浅和疼痛的持续性等五要素。具体检查方法参照相关章节。

（六）颈椎病常用评估量表

1. 颈椎功能障碍指数（The Neck Disability Index，NDI）　NDI共10个项目，每个项目最低得分为0分，最高得分为5分，分数越高表示功能障碍程度越重（表17-19）。按以下公式计算受试对象颈椎功能受损的程度：

$$受试对象颈椎功能受损指数（\%）=\frac{每个项目得分的总和}{受试对象完成的项目数\times 5}\times 100\%$$

结果判断：0～20%，表示轻度功能障碍；20%～40%，表示中度功能障碍；40%～60%，表示重度功能障碍；60%～80%，表示极重度功能障碍；80%～100%，表示完全功能障碍或应详细检查受试对象有无夸大症状。

表 17－19　颈椎功能障碍指数调查（NDI）

请仔细阅读说明。

这项问卷调查将有助于医生了解颈痛对你日常生活的影响。请阅读每个部分的项目，然后在最符合你现在情况的项目方框上打钩。

问题 1——疼痛强度

☐我此刻没有疼痛

☐此刻疼痛非常轻微

☐此刻有中等程度的疼痛

☐此刻疼痛相当严重

☐此刻疼痛非常严重

☐此刻疼痛难以想象

问题 2——个人护理（洗漱、穿衣等）

☐我可以正常照顾自己，而不会引起额外的疼痛

☐我可以正常照顾自己，但会引起额外的疼痛

☐在照顾自己的时候会出现疼痛，我得慢慢、小心地进行

☐我的多数日常生活需要一些帮助

☐我的不多数日常生活活动每天都需要帮助

☐我不能穿衣，洗漱也很困难，不得不卧床

问题 3——提起重物

☐我可以提起重物，且不引起任何额外的疼痛

☐我可以提起重物，但会引起额外的疼痛

☐疼痛会妨碍我从地板上提起重物，但如果重物放在桌子上合适的位置，我可以设法提起它

☐疼痛会妨碍我提起重物，但可以提起中等重量的物体

☐我可以提起轻的物体

☐我不能提起或搬动任何物体

问题 4——阅读

☐我可以随意阅读，而不会引起颈痛

☐我可以随意阅读，但会引起轻度颈痛

☐我可以随意阅读，但会引起中度颈痛

☐因中度颈痛，使得我不能随意阅读

☐因严重颈痛，使得我阅读困难

☐我完全不能阅读

问题 5——头痛

☐我完全没有头痛

☐我有轻微的头痛，但不经常发生

☐我有中度头痛，但不经常发生

☐我有中度头痛，且经常发生

☐我有严重的头痛，且经常发生

☐我几乎一直都有头痛

（续表）

问题 6——集中注意力
  □我可以完全集中注意力，并且没有任何困难
  □我可以完全集中注意力，但有轻微的困难
  □当我想完全集中注意力时，有一定程度的困难
  □当我想完全集中注意力时，有较多的困难
  □当我想完全集中注意力时，有很大的困难
  □我完全不能集中注意力

问题 7——工作
  □我可以做很多我想做的工作
  □我可以做多数日常的工作，但不能做太多
  □我只能做一部分日常的工作
  □我不能做我的日常工作
  □我几乎不能工作
  □我任何工作都无法做

问题 8——睡觉
  □我的睡眠没有问题
  □我的睡眠稍受影响（失眠，少于 1 h）
  □我的睡眠轻度受影响（失眠，1～2 h）
  □我的睡眠中度受影响（失眠，2～3 h）
  □我的睡眠重度受影响（失眠，3～5 h）
  □我的睡眠完全受影响（失眠，5～7 h）

问题 9——驾驶
  □我能驾驶而没有任何颈痛
  □我想驾驶就可以驾驶，但仅有轻微颈痛
  □我想驾驶就可以驾驶，但有中度颈痛
  □我想驾驶，但不能驾驶，因有中度颈痛
  □因严重的颈痛，我几乎不能驾驶
  □因颈痛，我一点都不能驾驶

问题 10——娱乐
  □我能从事我所有的娱乐活动，没有颈痛
  □我能从事我所有的娱乐活动，但有一些颈痛
  □因颈痛，我只能从事大部分的娱乐活动
  □因颈痛，我只能从事少量的娱乐活动
  □因颈痛，我几乎不能参与任何娱乐活动
  □我不能参与任何娱乐活动

2. 颈部疼痛与残疾量表（The Neck Pain and Disability Scale，NPDS；表略）。

3. Nurick 颈椎病患评分量表（表 17-20）　Nurick 评分对于脊髓型颈椎病进行的能力障碍的分类在国际上被较多地使用。但是对于步行是否可能和劳动是否可能的评价较多，没有反映上肢功能和生活状况的情况，因此无法准确掌握脊髓型颈椎病的病态。

表 17 - 20 Nurick 颈椎病评分

分数(分)	临床表现
0	有神经根症状和体征,但没有脊髓功能障碍
1	有脊髓功能障碍,但步态正常
2	轻微步态异常,但病人能工作
3	不用辅助器具病人能行走,但步态异常影响就业
4	离开辅助器具不能行走
5	只能依赖轮椅或卧床不起

4. JOA 颈椎病评定量表 JOA 评分(日本骨科学会1975 年制定了日本骨科学会治疗成绩判定标准,又称 17 分法)评价比较全面,而且进行了量化。1994 年,日本骨科学会又在旧的 17 分法的基础上加入神经根功能的评价部分,制定了新的 17 分法,表中最高分 17 分,17 分为正常,分数越低表示功能越差,以此可以评定手术或治疗前后功能变化(表 17 - 21)。

$$术后改善率=[(术后评分-术前评分)/(17-术前评分)]×100\%$$

改善率还可对应于通常采用的疗效判定标准:改善率为 100% 时为治愈,改善率大于60% 为显效,25%～60% 为有效,小于 25% 为无效。

表 17 - 21 JOA 脊髓型颈椎病评分

	分数(分)	评分
1. 运动功能(8 分)		
上肢(4 分)		
正常	4	
用筷子吃饭有些困难	3	
用筷子吃饭很困难	2	
能用汤匙吃饭,但不能用筷子	1	
自己不能吃饭	0	
下肢(4 分)		
正常	4	
不用任何辅助可以行走但是有轻微肌肉挛缩	3	
上下台阶需要扶栏杆	2	
在平地上行走需要辅助器具	1	
不能行走	0	

（续表）

	分数（分）	评分
2. 感觉功能（6 分）		
上肢（2 分）		
正常	2	
轻微感觉缺失	1	
明显感觉缺失	0	
下肢（2 分）		
正常	2	
轻微感觉缺失	1	
明显感觉缺失	0	
躯干（2 分）		
正常	2	
轻微感觉缺失	1	
明显感觉缺失	0	
3. 膀胱功能（3 分）		
正常	3	
轻度功能障碍	2	
严重功能障碍	1	
完全尿潴留	0	
总分	17	

5. 颈椎病临床评价量表（Clinical Assessment Scale for Cervical Spondylosis，CASCS；表略）。

6. 椎动脉型颈椎病功能评定量表（Functional Scale for Cervical Spondylosis of Vertebral Artery Type，FS‑CSA；表略）。

（七）其他

1. 心理功能　主要表现为焦虑、抑郁。具体评定参照相关章节。

2. 日常生活能力　常用 Barthel 指数、Oswestry 颈椎功能受限指数评估等。具体评定参照相关章节。

3. 社会参与能力　患者由于疼痛、关节活动度减少、肌力下降最终会影响患者生活质量、劳动、就业和社会交往等能力。主要进行生活质量评定、劳动力评定和职业评定。评定方法参照相关章节。

七、腰椎间盘突出症评定

（一）疼痛的评定

疼痛的评定包括对疼痛的程度和性质的评定。疼痛的程度可用目测视觉模拟评分法(VAS)评定、简化 McGill 疼痛问卷和压力测痛法等,动态观察变化,随时反映治疗情况。对于持续存在经治疗无法缓解且加重的严重疼痛,应排除其他疾病可能。具体评定方法参照相关章节。

(二)脊柱功能的评定

1. 腰椎活动度评定　活动度评定可参照关节活动度评定相关章节。

2. 肌力　腰痛患者常伴有腰肌及髂肌肌力减弱,当神经根或马尾神经受压时,可出现下肢肌力减弱。相关内容参照肌力评定相关章节。

3. 生理曲度检查　常见的有腰椎生理弯曲减少或后凸畸形、腰椎前凸增加、腰椎侧弯等。

4. 脊柱稳定性评定　临床多使用过屈过伸动态 X 线片检查,与邻近的锥体 Cobb 角超过 15°或移位超过 3 mm,就能诊断脊柱不稳定。

5. 电生理评定　临床多采用腰部竖脊肌表面肌电屈曲-伸直比(FER)的指标评估非特异性慢性腰背痛。

(三)感觉功能评定

如下肢深、浅感觉等,不同部位感觉的减弱、麻木或丧失,对诊断的定位有重要意义。

(四)膀胱直肠功能评定

可对膀胱储尿、排尿功能,肛周浅感觉,肛门括约肌收缩等项目进行评定。

(五)日常生活活动能力和生活质量评定

如 Barthel 指数量表、SF-36 量表等。

(六)腰椎间盘突出症常用评估量表

1. Oswestry 功能障碍指数问卷表(ODI)　由 10 个问题组成,包括疼痛的强度、生活自理、提物、步行、坐位、站立、干扰睡眠、性生活、社会生活、旅游等 10 个方面的情况。这个问卷的设计旨在帮助医务人员了解腰痛(或腿痛)对患者日常生活活动的影响。

2. Roland-Morris 功能障碍问卷表　包括了体格健康状况等方面的内容,有 24 个受腰痛特定影响的问题组成,每个问题后面都有"由于腰痛"加以限制,以区别因为其他原因导致的功能障碍。

3. JOA 腰背痛评分　主要用于腰椎间盘突出症、腰椎滑脱等腰椎疾患的疗效评价。

4. Tauffer 和 Coventry 腰椎间盘突出症疗效标准(表 17-22)

表 17-22　Tauffer 和 Coventry 腰椎间盘突出症疗效标准

结果	标准
良	背痛和下肢痛大部分(76%～100%)解除
	能从事惯常的工作
	身体活动不受限制或轻微受限
	不经常使用止痛药或不用止痛药

结果	标准
可	背痛和下肢痛部分(26%～75%)解除
	能从事惯常的工作但受限制,或能从事轻工作
	身体活动受限制
	经常使用一般止痛药
差	背痛和下肢痛减轻很少一部分或没有缓解(0～25%)或疼痛较术前加重
	不能工作
	身体活动极度受限

八、膝关节骨关节炎评定

（一）疼痛的评定

可采用视觉模拟评分法进行评定,对治疗前后的评定结果进行比较。

（二）关节活动范围测定

关节活动障碍是骨关节炎的主要临床表现之一,通过 ROM 测定可了解关节活动受限程度。

（三）肌力测定

骨关节炎患者,因肢体运动减少,可致失用性肌萎缩,肌力减弱。肌力检查是判定肌肉功能状态的重要指标,可反映患肢肌肉的状态。常用方法有徒手肌力检查法、等长肌力测定法和等速肌力测试法,对股四头肌、股二头肌等肌肉进行评定。具体评定方法参照相关章节。

（四）膝关节肿胀的评定

伸膝位,在髌骨上下极之间的中点测量膝关节的髌骨中心围度。积液越多,该数值越大;膝关节内积液相同的情况下,膝关节周围软组织越肿胀,该数值也增大。

（五）膝关节稳定性评定

前后稳定性评定:Lachman 试验,前抽屉试验(ADT)和后抽屉试验(PDT);内侧开口感、外侧开口感、外侧副韧带张力检查及辅助进行应力侧位 X 线片检查。

（六）下肢力线的评定

1. 下肢机械力线投影法　皮尺上端从髂前上棘向内 2 横指,下端到内、外踝连线中点向内 1 cm 拉一条直线,若髌骨中心在此线内侧,则有膝外翻可能,反之有内翻可能。

2. 下肢体表测量法　从髂前上棘至第 1、第 2 趾间拉一直线,从该线距髌骨中心水平距离可推算膝内外翻角度。

（七）膝关节本体感觉评定

1. 关节位置觉　测量关节被动感知关节所处的某一特定位置和主动重复还原至特定位置的能力。

2. 关节运动觉　测量关节能感知的被动运动速度的最小阈值。

3. 评价脊髓反射通道　肌肉收缩和肌张力的调节可对关节起到主动保护作用,这种反映神经肌肉控制传出途径的活动能力,即肌肉的反射性收缩能力常通过不随意干扰条件下肌肉收缩的潜伏期来评定,对可能倾向于关节过度使用损伤导致的不同步的神经肌肉活动模式的评价,提供了一个有价值的参考;力学感受器、前庭、视觉控制联合对神经肌肉控制的功能评价通过下肢平衡和位置的摇摆来测定,目前有较多先进的稳定和平衡测试分析仪器能对关节的本体感觉进行综合测试和分析。

(八)步态分析

下肢骨关节损伤后,极易影响下肢步行功能,应对患者施行步态分析检查。

(九)日常生活活动能力评定

严重的骨关节炎患者常影响其日常生活活动能力,应进行 ADL 评定,以了解患者日常生活活动能力水平。

(十)膝关节骨性关节炎常用评定量表

1. Lequene 和 Mery 膝关节骨性关节炎严重度指数(表 17－23)

表 17－23　Lequene 和 Mery 膝关节骨性关节炎严重度指数

	评分(分)
Ⅰ. 疼痛或不适	
A. 在夜间休息时	
无不适	0 分
只在挪动或特定位置	1 分
不挪动	2 分
B. 起床后晨僵或疼痛持续的时间	
少于 1 min	0 分
少于 15 min	1 分
15 min 或更多	2 分
C. 站立维持 30 min 后疼痛加重	1 分
D. 行走时疼痛	
无不适	0 分
只在远距离后疼痛	1 分
启动后很早就有且坐后疼痛增加	2 分
E. 从座位站起时不需要上肢的帮助	1 分
Ⅱ. 最大行走距离	
无限	0 分
超过 1 km,但有限制	1 分
大约 1 km(大约 15 min)	2 分
500～900 m(8～15 min)	3 分
300～500 m	4 分
100～300 m	5 分
少于 100 m	6 分
应用单个手杖或单拐	1 分
应用双手杖或双拐	2 分

（续表）

	评分（分）
Ⅲ．日常活动能力（容易 0 分，有困难 1 分，不能 2 分）	
您能上一层标准的楼梯吗？ 您能下一层标准的楼梯吗？ 您能蹲下来或下跪吗？ 您能在不平的地上行走吗？	0～2 分 0～2 分 0～2 分 0～2 分
得分评价：容易 　　　　有困难 　　　　不能	
膝关节骨性关节炎的临床严重程度的评价 评分 ＞14 分 11～13 分 8～10 分 5～7 分 1～4 分	障碍 极其严重 非常严重 严重 中度 轻度

2. JOA 膝性骨关节炎治疗效果判定标准（表 17 - 24）

表 17 - 24　JOA 膝性骨关节炎治疗效果判定标准

指标	评分（100 分满分）（分）	
	左	右
1. 疼痛，能步行		
(1) 可步行 1 km 以上，通常无疼痛，活动时偶有疼痛	30	30
(2) 可步行 1 km 以上，有疼痛	25	25
(3) 可步行 500～1 000 m，有疼痛	20	20
(4) 可步行 100～500 m，有疼痛	15	15
(5) 可室内步行或步行 100 m 以下，有疼痛	10	10
(6) 不能步行	5	5
(7) 不能站立	0	0
2. 疼痛，能上下楼梯		
(1) 上下自由、无疼痛	25	25
(2) 上下自由，有疼痛，使用扶手、无疼痛	20	20
(3) 使用扶手、有疼痛，一步一步、无疼痛	15	15
(4) 一步一步，有疼痛，使用扶手、一步一步、无疼痛	10	10
(5) 使用扶手、一步一步、有疼痛	5	5
(6) 不能	0	0

（续表）

指标	评分（100分满分）（分）	
	左	右
3. 屈曲角度及强直、高度挛缩		
（1）能达到正常坐姿的活动度	35	35
（2）能达到侧身坐、盘腿坐的活动度	30	30
（3）能屈曲110°以上	25	25
（4）能屈曲75°以上	20	20
（5）能屈曲35°以上	10	10
（6）屈曲＜35°，且强直，高度挛缩	0	0
4. 肿胀		
（1）无水肿、肿胀	10	10
（2）有时需要穿刺	5	5
（3）经常需要穿刺	0	0

九、截肢评定

（一）截肢后全身状况评定

1. 躯体状况

（1）一般情况：如患者年龄、性别、截肢部位、原因、截肢水平、截肢时间、伤口处理情况等，特别是截肢原因。

（2）是否存在合并伤：如电击伤所致前臂截肢患者伴臂丛神经损伤，枪弹伤所致髋离断截肢患者伴有内脏器官损伤等。

（3）是否伴有其他系统的疾病：如心脑血管疾病、糖尿病、神经精神性疾病等。

（4）是否伴有其他肢体功能障碍：其他肢体功能障碍也会影响截肢患者以后假肢的装配及训练。

2. 心理状况　截肢对人体造成重大创伤，尤其是外伤性截肢，患者毫无心理准备，突然的打击使患者极度痛苦、悲观绝望，甚至无法生活，易造成创伤后应激障碍。不同年龄患者截肢后的心理特点不同。心理评估参照相关章节。

（二）截肢平面与功能丧失百分率评定

1. 上肢截肢平面与功能丧失的关系（表17-25）

表17-25　上肢截肢平面与功能丧失的关系

上肢截肢平面	功能丧失（%）			
	整个手指	全手	整个上肢	整个人
肩离断截肢			100	60
肘离断			100	57

（续表）

上肢截肢平面	功能丧失（%）			
	整个手指	全手	整个上肢	整个人
全部 MP		100	90	54
拇指 MP	100	40	36	21.6
示指 MP	100	20	18	10.8
中指 MP	100	20	18	10.8
环指 MP	100	10	9	5.4
小指 MP	100	10	9	5.4
拇指 IP	50	20	18	10.8
示指 PIP	80	16	14.4	8.6
中指 PIP	80	16	14.4	8.6
环指 PIP	80	8	7.2	4.3
小指 PIP	80	8	7.2	4.3
示指 DIP	45	9	8.1	4.9
中指 DIP	45	4.5	4	2.4
环指 DIP	45	4.5	4	2.4
小指 DIP	45	4.5	4	2.4

2. 下肢截肢平面与功能丧失的关系（表 17 - 26）

表 17 - 26　下肢截肢平面与功能丧失的关系

下肢截肢平面	功能丧失（%）			
	整个足趾	全足	整个下肢	整个人
半侧骨盆切除			100	50
髋关节离断			100	40
大腿截肢（距坐骨结节 7.6 cm 以内）			90	40
大腿截肢			90	36
膝离断截肢			90	36
小腿截肢（距股骨内髁切迹 7.6 cm 以内）			70	36
小腿截肢		100	70	28
赛姆截肢		75	53	28
肖帕特截肢		50	35	21
利斯弗朗截肢		30	21	14
皮果罗夫截肢		30	21	8
踇趾跖趾关节切除	100	18	13	5

（续表）

下肢截肢平面	功能丧失（%）			
	整个足趾	全足	整个下肢	整个人
踇趾趾间关节切除	75	14	10	4
第2～5趾跖趾关节切除	100	3	2	1
第2～5趾 PIP 切除	80	2	1	0
第2～5趾 DIP 切除	45	1	1	0

（三）残肢评定

1. 残肢长度

（1）上臂残肢长度

① 定义：上臂残肢长度是指肩峰到上臂残肢末端的距离。

② 测量方法：肢体放松，测量肩峰到残肢末端之间的距离。

③ 评定标准：根据上臂残肢长百分比来评定。

$$上臂残肢长百分比（\%）＝上臂残肢长度（cm）/上臂全长（cm）×100\%$$

上臂全长是指肩峰至肱骨外上髁的距离。双侧上臂截肢者，上臂全长等于身高乘以 0.19。

- 上臂长残肢：上臂残肢长度超过上臂全长的90%；
- 上臂中残肢：上臂残肢长度为上臂全长的50%～90%；
- 上臂短残肢：上臂残肢长度为上臂全长的30%～50%；
- 上臂极短残肢：上臂残肢长度不及上臂全长的30%。

（2）肘离断残肢长度

① 定义：肘离断残肢长度是指肩峰到残肢末端（相当于肱骨外上髁）的距离。

② 测量方法：同上臂残肢长度的测量。

（3）前臂残肢长度

① 定义：前臂残肢长度是指肱骨外上髁到前臂残肢末端的距离。

② 测量方法：在肘关节90°屈曲、前臂旋转中立位（拇指向上）状态下，从肱骨外上髁和鹰嘴处作标记，测量肱骨外上髁至残肢末端的距离。

③ 评定标准：根据前臂残肢长百分比来评定。

$$前臂残肢长百分比（\%）＝前臂残肢长度（cm）/前臂全长（cm）×100\%$$

前臂全长是指屈肘90°，前臂旋转中立位时肱骨外上髁至尺骨茎突的距离。双侧前臂截肢者，前臂全长等于身高乘以 0.21。

- 前臂长残肢：前臂残肢长度大于前臂全长的80%；
- 前臂中残肢：前臂残肢长度为前臂全长的55%～80%；
- 前臂短残肢：前臂残肢长度为前臂全长的35%～55%；
- 前臂极短残肢：前臂残肢长度少于前臂全长的35%。

（4）腕离断残肢长度

① 定义：腕离断残肢长度是指肱骨外上髁到桡骨茎突或前臂残肢末端的距离。

② 测量方法:同前臂残肢长度测量。

（5）手掌残端长度

① 定义:手掌残端长度又称残掌长,是指手掌截除后的残端长度。

② 测量方法:测量尺骨茎突与掌骨残端之间的距离。

（6）手指残端长度

① 定义:手指残端长度又称残指长,是指手指截除后的残端长度。

② 测量方法:测量手指根部至手指残端之间的距离。

（7）大腿残肢长度

① 定义:大腿残肢长度是指坐骨结节到大腿残肢末端的长度。

② 测量方法:患者俯卧位,坐骨结节做标记,测量坐骨结节与残肢末端之间的距离。

③ 评定标准

· 大腿极短残肢:大腿残肢在坐骨结节平面以下 3～5 cm;

· 大腿短残肢:臀肌粗隆以远、近侧 1/3 经股骨的截肢;

· 大腿中残肢:大腿中 1/3 与下 1/3 之间的截肢;

· 大腿长残肢:远侧 1/3 段经股骨的截肢。

（8）膝离断残肢长度

① 定义:膝离断残肢长度是指坐骨结节到大腿残肢末端(相当于股骨外上髁)的距离。

② 测量方法:患者俯卧位,在坐骨结节处做标记,测量坐骨结节至大腿残端之间的距离。

（9）小腿残肢长度

① 定义:小腿残肢长度是指髌韧带中间点(MPT)到小腿残肢末端的距离。

② 测量方法:患者端坐位,评定要点:a. 确定髌韧带中间点(MPT),即髌骨下端和胫骨粗隆上缘之间的中间点;b. 用专用卡尺测量 MPT 到残肢末端之间的距离,即为小腿残肢长度。

③ 评定标准

· 小腿长残肢:将小腿划分为三等分,在小腿下 1/3 范围内的截肢,为小腿长残肢;

· 小腿中残肢:将小腿划分为三等分,在小腿中 1/3 范围内的截肢,为小腿中残肢;

· 小腿短残肢:将小腿划分为三等分,在小腿上 1/3 范围内的截肢,为小腿短残肢。

（10）赛姆截肢残肢长度

① 定义:赛姆截肢残肢长度指髌韧带中间点到踝离断末端的距离。

② 测量方法:同小腿残肢长度的测量。

（11）跗骨残端长度

① 定义:跗骨残端长度是指跗骨截除后的残端长度。

② 测量方法:测量脚后跟与跗骨残端之间的距离。

（12）跖骨残端长度

① 定义:跖骨残端长度是指跖骨截除后的残端长度。

② 测量方法:测量脚后跟与跖骨残端之间的距离。

（13）足趾残端长度

① 定义:足趾残端长度是指足趾截除后的残端长度。

② 测量方法:测量足趾根部与足趾残端之间的距离。

2. 残肢围长

(1) 定义:残肢围长是指残肢的周径或周长。

(2) 测量方法

① 上臂截肢围长:以腋下为起点,每隔 2～3 cm 测量到残肢末端的围长。

② 肘离断截肢围长:同上臂围长的测量。

③ 前臂截肢围长:以肘屈曲皱纹处为起点,每隔 2～3 cm 测量到残肢末端的围长。

④ 腕离断截肢围长:同前臂围长的测量。

⑤ 髋离断截肢围长:测量髂棘以及骨盆水平位置的围长。

⑥ 大腿截肢围长:以坐骨结节处为起点,每隔 2～3 cm 测量到残肢末端的围长。

⑦ 膝离断围长:同大腿截肢围长的测量。

⑧ 小腿截肢围长:以髌韧带中间点(MPT)为起点,每隔 2～3 cm 测量到残肢末端的围长。

⑨ 赛姆截肢围长:同小腿截肢围长的测量。

(3) 注意事项

① 皮尺不要拉太紧或太松,以皮肤没有起皱褶为准。

② 皮尺在肢体前、后、内、外保持水平,不能有的位置高、有的位置低。

③ 注意晨起后围长的变化,一般早上起床后残肢围长会稍微变粗。

④ 观察残肢有无水肿,如果有水肿测量后的尺寸偏大。

⑤ 测量后的尺寸注意和健侧作对比。

3. 残肢肌力

(1) 定义:残肢肌力是指残肢肌肉的最大主动收缩力。进行残肢评定时,应对各关节主要肌群肌力进行检查,如髋关节的伸肌、屈肌、外展肌,膝关节的伸肌(股四头肌),肘关节的屈肌(肱二头肌),前臂伸腕肌等。

(2) 测定方法参照相关章节。

4. 残肢关节活动度

(1) 定义:残肢关节活动度又称残肢关节活动范围,是指残肢关节从起点到终点的运动弧。对上肢截肢者主要评定肩关节有无正常的活动度;对下肢截肢者主要评定髋关节屈伸、内收外展、内外旋,以及膝关节的屈伸运动。

(2) 测定方法参照相关章节。

5. 残肢外形与畸形

(1) 残肢外形:残肢外形有多种,如圆柱形、圆锥形、沙漏状、折角状、鳞茎状等。为适应现代全面接触、全面承重或全面接触式接受腔的安装,理想的残肢外形是圆柱形或圆锥形。

(2) 残肢畸形:正常残肢无畸形。若截肢后残肢摆放不当或长时间缺少运动,则有可能导致关节挛缩或畸形。大腿截肢易出现髋关节屈曲外展畸形、小腿截肢易出现膝关节屈曲畸形。

6. 皮肤情况

(1) 有无病理性瘢痕:正常时无。若有病理性瘢痕或大面积瘢痕存在,应检查瘢痕的部位、大小、厚度、成熟度、愈合还是未愈合等。

（2）有无皮肤粘连：正常时无。若有粘连存在，应检查皮肤粘连的范围、程度及对关节活动的影响。

（3）有无皮肤内陷：正常时无。若有，应检查其内陷深度。

（4）有无开放性损伤：若有开放性损伤存在，应检查其大小、形状、渗出物等。

（5）有无植皮：若有植皮，注意植皮的部位、类型、愈合程度。

（6）有无皮肤病：正常时无。若有，应先治疗皮肤病。

（7）有无神经瘤或神经敏感：正常时无。若有，应先进行脱敏治疗或手术治疗。

7. 残肢感觉

（1）残肢感觉减弱。

（2）残肢感觉过敏：多见于部分足切除患者的残端。

（3）残肢痛：最常见的原因是神经瘤。

（4）幻肢痛：疼痛多为持续性，夜间多见，其特点和程度不一，少有剧烈疼痛。

感觉和疼痛评定方法和标准参照相关章节。

8. 残端

（1）残端骨性结构是否圆润和是否覆盖一定厚度的软组织，是决定残端是否负重的重要标准。

（2）残肢末端伤口的愈合是否符合承重条件。

（3）残肢的屈肌和伸肌是否在残端处缝合或固定，决定残肢的屈伸力量。

（4）残端是否可以承受一定的压力。

（四）假肢零部件选配的评定

假肢在装配过程中除了考虑残肢条件、假肢的装配价格、假肢的功能等外，还要考虑安装假肢者的年龄、运动等级或运动量及患者的体重。在为患者制定假肢安装处方时，应综合考虑以上因素，为患者选择与之相匹配假肢部件和假肢接受腔。合适的假肢零部件和假肢接受腔不仅可以提供适合患者自身情况的功能假肢，而且还可以弥补患者因为截肢而导致的身体不平衡。

十、实验见习的方法

（一）方法

本实验中疾病的评定主要采用量表评定，以示范操作教学、学生相互模拟进行主观评定。

（二）步骤

老师先具体讲解手外伤后评定内容和方法，选择一名学生模拟患者配合完成。讲解内容：

1. 运动功能评定

（1）肌力（包括握力和捏力）。

（2）关节活动度（腕和手各关节正常及功能活动度评定、指关节功能损伤比例评定）。

（3）手指肌腱功能评定（总主动活动度测定法）。

（4）手灵巧度评测（明尼苏达手部灵巧测度、钉板测度）。

2. 感觉功能评定

（1）一般检查（感觉、疼痛）。

（2）特殊检查 Tinel 征（腕部）、Froment 征、Semmes-Weinstein 单丝法、两点辨别实验、Moberg 拾物试验、感觉功能恢复等级。

3. 手的整体功能评定

（1）Carroll 手功能评定法。

（2）Jebsen 手功能测试。

（3）Sollerman 手 ADL 能力测试。

（4）密歇根手综合评价结果问卷。

（5）腕管（正中神经）功能丧失评估表。

4. 其他功能评定

（1）心理功能、日常生活能力、社会参与能力。

（2）将学生 2 人一组进行配对（一人模拟治疗师，一人模拟患者），操作手外伤后评定内容和方法，老师在旁进行指导。

（3）将学生分成五组，分别负责其余五种疾病的评定，根据理论课所学，自行讨论研究。

（4）每组派两人上台演示其所分配的疾病的评定内容和方法（一人模拟治疗师，一人模拟患者），老师在旁进行纠正指导并帮助其余组学生进行操作练习。

十一、实验见习的总结反馈

常见骨关节疾病评定是康复评定学的重要内容，手外伤、颈椎病、肩周炎、腰椎间盘突出症、膝关节炎和截肢是其主要疾病，不仅要了解其临床表现，还需要掌握其评定内容和具体评定方法，特别是临床应用。

本章的难点在于学生难以熟记各疾病的具体评定内容以及评定量表的选择，另外，评定量表的理解程度也不足，评定操作生疏。

所以老师在讲解时要着重突出评定内容和量表选择的重要性，要熟记于心，督促学生课后互相进行评定量表的评定操作。

十二、参考文献

1. 恽晓平. 康复疗法评定学[M]. 2 版. 北京：华夏出版社，2014：189-207.

2. 杨天潼，尤萌.《永久性残损评定指南（第六版）》实践应用指南[J]. 证据科学，2015，23（03）：359-370.

3. 杨朝辉，黄琴，夏小萱. 手外伤后上肢功能指数量表与关节主动活动度系统评定的对比研究[J]. 中国康复医学杂志，2011，26（02）：128-131.

4. 王伟，毕大卫. 肩关节功能评分的研究现状[J]. 浙江中西医结合杂志，2010，20（05）：323-325，327.

5. 颈椎病的并发症与康复评定[J]. 健康管理，2016（10）：102-107.

6. Poder Thomas G，Carrier Nathalie. Predicting SF-6Dv2 utility scores for chronic low back pain using the Oswestry Disability Index and Roland-Morris Disability Questionnaire[J]. Expert Review of Pharmacoeconomics & Outcomes Research，2021，

21(1).

7. 周益友,赵勇,汪玉江,等.膝关节骨关节炎疗效评定标准综述[J].新疆中医药,2011,29(04):107－109.

8. 李放.截肢患者的康复评定与治疗[J].中国临床康复,2003(29):3994－3995.

常见骨关节疾病的
评定—颈椎病评估

第十八章　常见神经疾病的评定

一、实验见习内容

神经系统常见的疾病评定内容主要包括脑卒中、脊髓损伤、周围神经损伤主要功能障碍的评定。

脑卒中(cerebral stroke)又称"中风""脑血管意外"(Cerebral Vascular Accident, CVA),是一种急性脑血管疾病,是指各种原因造成脑动脉系统病变引起的血管痉挛、闭塞或破裂,导致局灶性(或整体性)脑组织损害,引起临床症状超过 24 h 或致死。包括缺血性脑卒中和出血性脑卒中。具有发病率、致残率、复发率和死亡率高的特点。临床常见的功能障碍有:运动功能障碍(偏瘫为主)、感觉功能障碍、认知功能障碍、言语功能障碍、吞咽功能障碍、意识障碍及精神心理等方面的障碍。

脊髓损伤(Spinal Cord Injury, SCI)是因外伤、炎症、肿瘤等原因导致脊髓横贯性损害,造成损伤平面以下运动、感觉、反射、括约肌、自主神经等方面的功能障碍。

周围神经损伤是指由于炎症、外伤、压迫缺血、中毒、营养及代谢障碍等原因造成受该神经支配的区域出现运动、感觉和自主神经功能障碍。临床上常见有:面神经炎(又称 Bell's 麻痹)、多发性神经炎、急性感染性多发性神经根炎(又称 Guillain-Barre 综合征)、臂丛神经损伤、桡神经损伤、尺神经损伤、正中神经损伤、坐骨神经损伤、腓总神经损伤、胫神经损伤、三叉神经痛、肋间神经痛等。本实验见习内容如下:

1. 脑卒中的评定内容及常用评定方法。
2. 脊髓损伤的评定内容及常用评定方法。
3. 周围神经损伤的内容及常用评定方法。

二、实验见习目的

1. 掌握脑卒中后存在的主要功能障碍;掌握具体评定的内容和方法;了解脑卒中并发症的评定。

2. 掌握脊髓损伤后存在的主要功能障碍;掌握脊髓损伤评定的内容;掌握脊髓损伤程度和损伤平面的评定方法;了解脊髓损伤功能预后评定;了解脊髓损伤心理评定;熟悉神经源性膀胱评定等。

3. 掌握周围神经病损后存在的主要功能障碍;掌握周围神经损伤评定的内容和具体评定方法;熟悉周围神经解剖结构、周围神经病损的原因和神经损伤程度的分类。

三、实验见习的工具、标准、量表

多采用量表进行评定。感觉功能、反射检查、肢体周径和围度、膀胱功能测定等需专业的评定工具。

1. 脑卒中的评定量表　格拉斯哥昏迷评分量表、Brunnstrom 运动六阶段分期标准、简化 Fugl-Meyer 运动功能评定量表、改良 Ashworth 痉挛评定量表(Modified Ashworth Scale,MAS)、偏瘫步行能力评定表、Holden 步行功能分类表、偏瘫手功能分级表、Carroll 上肢功能测试实验表、偏瘫上肢功能测试表、加拿大作业活动表现测量表(COPM)、洼田饮水试验、蒙特利尔认知评估量表(Montreal Cognitive Assessment,MoCA)、简易智能精神状态检查量表(Mini-Mental State Examination,MMSE)、抑郁自评量表(Self-RatingDepression Scale,SDS)、焦虑自评量表(Self-Rating Anxiety Scale,SAS)、改良 Barthel 指数等。

2. 脊髓的损伤评定量表　美国脊髓损伤学会(American Spinal Cord Injury Association,ASIA)损伤程度分级、MAS、改良 Barthel 指数、艾森格人格问卷(成人)、症状自评量表、抑郁自评量表、焦虑自评量表等;评定工具:叩诊锤、棉签、大头针、卷尺、膀胱容量测定仪、肌电图仪、轮椅。

3. 周围神经损伤的评定量表　MMT、关节活动度量表、肢体周径量表、感觉评定量表、反射评定量表;评定工具:量角器、卷尺、棉签、大头针、叩诊锤、肌电图仪等。

四、脑卒中实验见习的方法

1. 实验课老师先简要复习理论课相关内容,讲解脑卒中后常见的功能障碍和评定方法,并提前准备好评定所需的量表和工具。

2. 脑卒中患者需评定的主要内容包括:一般情况、意识状态、运动功能、感觉功能、言语功能、认知功能、心理功能、泌尿功能及并发症。

3. 选择一位典型的脑卒中患者,做好医患沟通,取得患者的信任和配合。指导学生采集病史,找出临床问题:先对患者一般情况进行评定,如性别、年龄、职业、家庭成员、同住者、费用类别(医保/自费)、家庭支持度、康复目标等;再了解患者发病诱因和特点、发病时间、现病史与既往史、临床诊断、主要脏器的功能状态、相关危险因素、入院存在的康复问题,明确评估过程中的注意事项,尤其是高血压、房颤、冠心病、慢性阻塞性肺疾病等患者,评定时需密切关注生命体征,避免患者过度用力,以防再次脑血管意外。

4. 系统了解患者的临床问题之后,按流程评估患者的功能障碍。

5. 首先评估患者意识状态,意识障碍者选择格拉斯哥昏迷评分量表进行评定,判断意识障碍的程度及预后。

6. 偏瘫是脑卒中后主要的功能障碍。脑卒中后运动功能的评估内容包括:肌力、肌张力、主被动关节活动范围、平衡功能、协调能力、步行能力、步态、上肢功能及手功能、日常生活活动能力。整体运动功能评定采用 Brunnstrom 运动六阶段分期量表和简化 Fugl-Meyer 运动功能评定量表;肌张力异常者用改良 Ashworth 痉挛评定量表;步行功能评定用偏瘫步行能力评定表、Holden 步行功能分类表;偏瘫手功能评定用偏瘫手功能分级表;上肢功能评定用 Carroll 上肢功能测试实验表或偏瘫上肢功能测试表;对患者作业活动进行评价和指导,用加拿大作业活动表现测量表(COPM);日常生活活动能力评定用改良 Barthel 指数。

7. 感觉功能评定　包括浅感觉(痛觉、轻触觉、温度觉)、深感觉(位置觉、运动觉、振动觉)和大脑皮层复合感觉。具体评定方法详见第七章感觉评定。

8. 言语功能评定　一般包括听理解力、口语表达能力、阅读能力和书写能力。具体评定方法详见第六章言语-语言功能的评定。

9. 吞咽功能评定　观察患者是否留置鼻胃管或者鼻肠管,可选择洼田饮水试验,评定患者是否存在吞咽困难和饮水呛咳。

10. 认知功能评定　主要包括记忆力、计算力、定向力、注意力、视空间功能等内容的评定,轻度认知障碍者可选用蒙特利尔认知评估(Montreal Cognitive Assessment, MoCA)量表,中重度认知障碍者可选用简易智能精神状态检查量表(Mini-Mental State Examination, MMSE)量表。

11. 心理功能评定　脑卒中后心理障碍一般包括抑郁症、焦虑症,可选用抑郁自评量表(Self-Rating Depression Scale, SDS)和焦虑自评量表(Self-Rating Anxiety Scale, SAS),评定患者的心理状态。

12. 泌尿功能评定　观察患者是否留置导尿管,膀胱容量测定仪可评估患者储尿及排尿功能。

13. 并发症的评定　关注患者有无压疮、深静脉血栓形成、坠积性肺炎、体位性低血压、肩痛、肩关节半脱位、肩手综合征、肌肉萎缩、骨质疏松等并发症的发生。

14. 实验课老师指导学生如何规范选择与操作各量表并详细分析各量表的临床意义。

15. 最后总结评定结果　患者存在哪些功能障碍及功能障碍的程度、部位、性质及范围等,列出临床康复问题,为制定康复治疗方案提供依据。

五、脑卒中实验量表

1. 格拉斯哥昏迷评分量表(GCS)(同表 5 - 1)

2. Brunnstrom 运动六阶段分期标准(表 18 - 1)

表 18 - 1　Brunnstrom 运动六阶段分期标准

分期	运动特点	上肢	手	下肢
1	无随意运动	无任何运动	无任何运动	无任何运动
2	引出联合反应、共同运动	仅出现协同运动模式	仅有极细微的屈曲	仅有极少的随意运动
3	随意出现的共同运动	可随意发起协同运动	可有钩状抓握,但不能伸指	在坐和站立位上,有髋、膝、踝的协同性屈曲
4	共同运动模式打破,开始出现分离运动	出现脱离协同运动的活动:肩 0°,肘屈 90°的条件下,前臂可旋前、旋后;肘伸直情况下,肩可前屈 90°;手臂可触及腰骶部	能侧捏和松开拇指,手指有半随意的小范围伸展	在坐位上,可屈膝 90° 以上,足可向后滑动。足跟不离地的情况下踝可背屈
5	肌张力逐渐恢复,有分离精细运动	出现相对独立于协同运动的活动:肩前屈 30～90°时,前臂可旋前旋后;肘伸直时肩可外展 90°;肘伸直,前臂中立位,上肢可举过头	可做球状和圆柱状抓握,手指同时伸展,但不能单独伸展	健腿站,病腿可先屈膝,后伸髋;伸膝下,踝可背屈
6	运动接近正常水平	运动协调近于正常,手指指鼻无明显辨距不良,但速度比健侧慢(≤5 s)	所有抓握均能完成,但速度和准确性比健侧差	在站立位可使髋外展到抬起该侧骨盆所能达到的范围;坐位下伸直膝可内外旋下肢,合并足内外翻

[注] Brunnstrom 将偏瘫肢体功能的恢复过程根据肌张力的变化和运动功能情况分为六个阶段。

3. 简化 Fugl-Meyer 运动功能评定量表(表 18 - 2)

表 18 - 2 简化 Fugl-Meyer 运动功能评定量表

姓名: 　　　住院号: 　　　病区: 　　　床号: 　　　评价时间:

评定标准	0 分	1 分	2 分			
Ⅰ 上肢						
坐位或仰卧位						
1. 有无反射活动						
(1)肱二头肌	不引起反射活动		能引起反射活动			
(2)肱三头肌	同上		同上			
2. 屈肌协同运动						
(3)肩上提	完全不能进行	部分完成	无停顿地充分完成			
(4)肩后缩	同上	同上	同上			
(5)肩外展≥90°	同上	同上	同上			
(6)肩外旋	同上	同上	同上			
(7)肘屈曲	同上	同上	同上			
(8)前臂旋后	同上	同上	同上			
3. 伸肌协同运动						
(9)肩内收、内旋	同上	同上	同上			
(10)肘伸展	同上	同上	同上			
(11)前臂旋前	同上	同上	同上			
4. 伴有协同运动的活动						
(12)手触腰椎	没有明显活动	手仅可向后越过髂前上棘	能顺利进行			
(13)肩关节屈曲90°,肘关节伸直	开始时手臂立即外展或肘关节屈曲	在接近规定位置时肩关节外展或肘关节屈曲	能顺利充分完成			
(14)肩0°,肘屈90°,前臂旋前、旋后	不能屈肘或前臂不能旋前	肩、肘位正确,基本上能旋前、旋后	顺利完成			
5. 脱离协同运动的活动						
(15)肩关节外展90°,肘伸直,前臂旋前	开始时肘就屈曲,前臂偏离方向,不能旋前	可部分完成此动作或在活动时肘关节屈曲或前臂不能旋前	顺利完成			
(16)肩关节前屈举臂过头,肘伸直,前臂中立位	开始时肘关节屈曲或肩关节发生外展	肩屈曲中途,肘关节屈曲、肩关节外展	顺利完成			

（续表）

评定标准	0 分	1 分	2 分	/	/	/
（17）肩屈曲 30°~90°,肘伸直,前臂旋前旋后	前臂旋前旋后完全不能进行或肩肘位不正确	肩、肘位置正确,基本上能完成旋前旋后	顺利完成			
6. 反射亢进						
（18）检查肱二头肌、肱三头肌和指屈肌三种反射	至少2~3个反射明显亢进	一个反射明显亢进或至少两个反射活跃	活跃反射≤1个,且无反射亢进			
7. 腕稳定性						
（19）肩0°,肘屈90°时,腕背屈	不能背屈腕关节达15°	可完成腕背屈,但不能抗拒阻力	施加轻微阻力仍可保持腕背屈			
（20）肩0°,肘屈90°,腕屈伸	不能随意屈伸	不能在全关节范围内主动活动腕关节	能平滑地不停顿地进行			
8. 肘伸直,肩前屈30°时						
（21）腕背屈	不能背屈腕关节达15°	可完成腕背屈,但不能抗拒阻力	施加轻微阻力仍可保持腕背屈			
（22）腕屈伸	不能随意屈伸	不能在全关节范围内主动活动腕关节	能平滑地不停顿地进行			
（23）腕环形运动	不能进行	活动费力或不完全	正常完成			
9. 手指						
（24）集团屈曲	不能屈曲	能屈曲但不充分	能完全主动屈曲			
（25）集团伸展	不能伸展	能放松主动屈曲的手指	能完全主动伸展			
（26）钩状抓握	不能保持要求位置	握力微弱	能够抵抗相当大的阻力			
（27）侧捏	不能进行	能用拇指捏住一张纸,但不能抵抗拉力	可牢牢捏住纸			
（28）对捏(拇示指可夹住一根铅笔)	完全不能	捏力微弱	能抵抗相当的阻力			
（29）圆柱状抓握	同(26)	同(26)	同(26)			

评定标准	0 分	1 分	2 分			
(30) 球形抓握	同上	同上	同上			
10. 协调能力与速度（手指指鼻试验连续 5 次）						
(31) 震颤	明显震颤	轻度震颤	无震颤			
(32) 辨距障碍	明显的或不规则的辨距障碍	轻度的或规则的辨距障碍	无辨距障碍			
(33) 速度	较健侧长 6 s	较健侧长 2～5 s	两侧差别<2 s			
Ⅱ下肢						
仰卧位						
1. 有无反射活动						
(1) 跟腱反射	无反射活动		有反射活动			
(2) 膝腱反射	同上		同上			
2. 屈肌协同运动						
(3) 髋关节屈曲	不能进行	部分进行	充分进行			
(4) 膝关节屈曲	同上	同上	同上			
(5) 踝关节背屈	同上	同上	同上			
3. 伸肌协同运动						
(6) 髋关节伸展	没有运动	微弱运动	几乎与对侧相同			
(7) 髋关节内收	同上	同上	同上			
(8) 膝关节伸展	同上	同上	同上			
(9) 踝关节跖屈	同上	同上	同上			
坐位						
4. 伴有协同运动的活动						
(10) 膝关节屈曲	无主动运动	膝关节能从微伸位屈曲，但屈曲<90°	屈曲>90°			
(11) 踝关节背屈	不能主动背屈	主动背屈不完全	正常背屈			
站位						
5. 脱离协同运动的活动						
(12) 膝关节屈曲	在髋关节伸展位时不能屈膝	髋关节 0°时膝关节能屈曲，但<90°，或进行时髋关节屈曲	能自如运动			
(13) 踝关节背屈	不能主动活动	能部分背屈	能充分背屈			

（续表）

评定标准	0 分	1 分	2 分			
6. 反射亢进						
（14）查跟腱、膝和膝屈肌三种反射	2～3 个明显亢进	1 个反射亢进或至少 2 个反射活跃	活跃的反射≤1 个且无反射亢进			
7. 协调能力和速度（跟-膝-胫试验,快速连续做 5 次）						
（15）震颤	明显震颤	轻度震颤	无震颤			
（16）辨距障碍	明显不规则的辨距障碍	轻度规则的辨距障碍	无辨距障碍			
（17）速度	比健侧长 6 s	比健侧长 2～5 s	比健侧长 2 s			
总分						

4. 改良 Ashworth 痉挛评定量表（表 18-3）

表 18-3　改良 Ashworth 痉挛评定量表

分级	评定标准
0 级	无肌张力增加
1 级	肌张力略微增加:受累部分被动屈伸时,在 ROM 之末出现最小的阻力或突然卡住和释放感
1$^+$ 级	肌张力轻度增加:在 ROM 后 1/2 处出现突然卡住,在 ROM 后 1/2 处均有最小阻力
2 级	肌张力明显增加:在 ROM 前 1/2 处出现阻力,但受累部分能较容易被移动
3 级	肌张力严重增加:被动运动困难
4 级	僵直:受累部分被动屈伸时呈现僵直状态,不能活动

5. 偏瘫步行能力评定表（表 18-4）

表 18-4　偏瘫步行能力评定表

级别	评价标准
0 级	不能站立、行走
1 级	室内在他人扶持下可以步行 10 m 以内（室内辅助下步行）
2 级	室内在他人监护下步行 20 m（室内保护步行）
3 级	室内独立步行 50 m 以上,并可独立上、下高 18 cm 的台阶 2 次以上（室内独立步行）
4 级	持续步行 100 m 以上,可以跨越 20 cm 高的障碍物和上、下 10 层阶梯（16 cm 高,25 cm 宽）（建筑物内步行）
5 级	持续步行 200 m 以上,并可独立上、下阶梯（16 cm 高,25 cm 宽）,步行速度达到 20 m/min 以上（室外独立步行）

〔注〕评定时患者可以使用各种拐杖和支具;1～4 级步行速度不限;建筑物内步行是指患者具备在医院、电影院、剧场、饭店、办公楼与建筑物内步行的能力;5 级者具备到社会环境中活动的能力,如乘坐公共汽车、地铁及横穿马路等。

6. Holden 步行功能分类表(表 18-5)

表 18-5 Holden 步行功能分类表

级别	特征	表现
0 级	无功能	患者不能走,需要轮椅或 2 人协助才能走
Ⅰ级	需大量持续性的帮助	需使用双拐或需要 1 个人连续不断地搀扶才能行走或保持平衡
Ⅱ级	需少量帮助	能行走但平衡不佳,不安全,需 1 人在旁给予持续或间断的接触身体的帮助或需使用膝-踝-足矫形器(KAFO)、踝-足矫形器(AFO)、单拐、手杖等以保持平衡和保证安全
Ⅲ级	需监护或语言指导	能行走,但不正常或不够安全,需 1 人监护或用语言指导,但不接触身体
Ⅳ级	平地上独立	在平地上能独立行走,但在上下斜坡,在不平的地面上行走或上下楼梯时仍有困难,需他人帮助或监护
Ⅴ级	完全独立	在任何地方都能独立行走

7. 偏瘫手功能分级表(表 18-6)

表 18-6 偏瘫手功能分级表

级别	表现
Ⅰ. 实用手	右(利):能写出能读的字;进餐时能较正确地使用筷、匙、刀、叉 左:进餐时虽不能集中注意力但仍能端端正正地拿住饭碗
Ⅱ. 辅助手	运用上达不到实用手的水平,但靠自身力量能抓东西、固定物品和释放
Ⅲ. 不完全残废手	达不到上述两者水平,但有下述可能: Ⅰ. 可用伸不开手的拳压住桌上的物品,如压住纸让健手写字或压住菜让健手切等; Ⅱ. 能用手将放在腹部前方桌上的物品拨向腹部,并将之固定在患手和腹部之间; Ⅲ. 被动掰开伸不开手指的患手,在其中塞入东西能持住
Ⅳ. 完全残废手	主动、被动动作完全无效

8. Carroll 上肢功能测试实验表(表 18-7)

表 18-7 Carroll 上肢功能测试实验表

分类	方法	实验用品规格(cm)	重量(g)	得分
一、抓握	1. 抓起正方体木块	10×10×10	576	
	2. 抓起正方体木块	7.5×7.5×7.5	243	
	3. 抓起正方体木块	5×5×5	72	
	4. 抓起正方体木块	2.5×2.5×2.5	9	
二、握	5. 握圆柱体	直径 4,长 15	500	
	6. 握圆柱体	直径 2.2,长 10	125	
三、侧捏	7. 用拇指与示指侧捏起石板条	11×2.5×1	61	

（续表）

分类	方法	实验用品规格（cm）	重量（g）	得分
四、捏	8. 捏起木球	直径 7.5	100	
	9～24. 分别用拇指与示指、中指、环指和小指捏起 4 个不同大小的玻璃球或钢球	直径±1.6 直径±1.1 直径±0.6 直径±0.4	6.3 6.6 1.0 0.34	
五、放置	25. 把一个钢垫圈套在钉子上	外径 3.5，内径 1.5，厚 0.25±	14.5	
	26. 把熨斗放在架子上		2 730	
六、旋前和旋后	27. 把壶里的水倒进一个杯子里	2.84 L		
	28. 把杯里的水倒进另一个杯子里（旋后）	273 mL		
	29. 把杯里的水倒进前一个杯子里（旋后）	273 mL		
	30. 把手依次放在头后			
	31. 把手放在头顶			
	32. 把手放在嘴上			
	33. 写上自己的名字			

［注］评分标准：0 分，全部不能完成；1 分，只能完成一部分；2 分，能完成但动作慢或笨拙；3 分，能正确地完成。各项的分数之和为总分，利手满分为 99 分，非利手满分为 96 分。功能级的确定：0～25 分为微弱，26～50 分为很差，51～75 分为差，76～89 分为功能不全，90 分以上为功能完全。

9. 偏瘫上肢功能七级评估分级表（表 18-8）

表 18-8 偏瘫上肢功能七级评估分级表

级别	项目	通过	不通过
1	没有反应	（ ）	（ ）
2	A. 联合反应 B. 患手放在大腿上	（ ） （ ）	（ ） （ ）
3	C. 健手将患侧衣服塞入裤里时，提患侧手臂 D. 提着 1 kg 重袋子（持续 15 s）	（ ） （ ）	（ ） （ ）
4	E. 稳定瓶盖（用健手打开瓶盖，患手抓住杯子） F. 患手固定毛巾一端，将湿毛巾拧干（健手扭两圈）	（ ）	（ ）
5	G. 拿起并搬移小木块 H. 用匙子进食	（ ） （ ）	（ ） （ ）
6	I. 提举盒子 J. 用胶杯喝水	（ ） （ ）	（ ） （ ）

（续表）

级别	项目	通过	不通过
7	K. 用钥匙开锁头 L1. 操控筷子(利手) L2. 操控夹子(非利手)	（　　）	（　　）
总体级别		第（　　）级	

[注]七个级别

第一级：肩关节、手肘及手部没有随意活动能力。

第二级：肩关节及手肘有少许随意活动能力。

第三级：肩关节有共同屈曲模式成 30°～60°，及手肘成 60°～100°；手部能松弛抓握达 3～5 磅(1.362～2.27 kg)负重。

第四级：肩关节有＞60°共同屈曲，手肘成＞100°；有少许手肘外展；有 3～5 磅(1.362～2.27 kg)手部松弛抓握，并有少许侧面捏握达 1/2～3 磅(0.227～1.362 kg)。

第五级：开始有联合强力的共同屈曲及外展；＞5 磅(2.27 kg)手部抓握；超过 3 磅(1.362 kg)侧面捏握及能随意放松。

第六级：有肩胛、手肘及手腕的个别控制；肩关节、手肘、手腕及手指有完全的外展能力；＞5 磅(2.27 kg)手部抓握；超过 3 磅(1.362 kg)侧面捏握；但协调动作比较差。

第七级：上肢各肌肉有很好的个别操控及协调。

10. 加拿大作业活动表现测量表(COPM)(表 18-9)

表 18-9 加拿大作业活动表现测量表(COPM)

步骤一：确定作业表现方面的问题	步骤二：重要程度
步骤 1A：自理 个人自理 (例如：穿衣、洗澡、进食、个人卫生) **功能性行走** (例如：转移、室内外行走) **社区生活** (例如：交通工具使用、购物、理财)	**重要性**
步骤 1B：生产活动 有薪/无薪工作 (例如：找工作/维持工作，义工) **家务活动** (例如：清洁、洗衣、烹饪) **玩耍/上学** (例如：玩耍技巧，家庭作业)	
步骤 1C：休闲活动 静态娱乐 (例如：爱好、手工艺、阅读) **动态娱乐** (例如：体育活动、郊游、旅行) **社交活动** (例如：探亲访友、电话联络、聚会、通信)	

（续表）

步骤三和步骤四:评分——初次评估和再评估				
初次评估: 作业表现的问题: 1. _____ 2. _____ 3. _____ 4. _____ 5. _____			再评估: 表现 2 满意度 2 _____ _____ _____ _____ _____	
评分: 总分＝表现或满意度总分/问题数	表现 总分 1	满意度 总分 1	表现 总分 2	满意度 总分 2

［注］表现总分差值＝表现总分 2－表现总分 1＝

满意度总分差值＝满意度总分 2－满意度总分 1＝

附加记录和背景资料:

初次评估:

再次评估:

11. 改良 Barthel 指数(同表 14－2)

12. 洼田饮水试验(表 18－10)

表 18－10　洼田饮水试验

等级	标准	初期评定			中期评定			末期评定		
		年	月	日	年	月	日	年	月	日
1 级	能够顺利地一次咽下(5 s 之内正常)									
2 级	分两次以上,能够不呛咳地咽下 (2.5 s 以上可疑 1 级或 2 级)									
3 级	能一次咽下,但有呛咳(异常)									
4 级	分两次以上咽下,也有呛咳(异常)									
5 级	全量咽下困难,频繁呛咳(异常)									
评级:										

［注］评定与检查方法:患者端坐,喝下 30 mL 温开水,观察所需时间及呛咳情况。

13. 蒙特利尔认知评估(MoCA)量表(同表 5－3)

14. 简易智能精神状态检查量表(MMSE)(同表 5－2)

15. 抑郁自评量表(SDS)(同表 5－11)

16. 焦虑自评量表(SAS)(同表 5－12)

六、脊髓损伤实验见习的方法

1. 实验课老师先简要复习脊髓的解剖学知识，讲解脊髓损伤后常见的临床问题和功能障碍，并提前准备好评定所需的工具和量表。

2. 选择一位典型的脊髓损伤患者，做好医患沟通，取得患者的信任和配合。因脊髓损伤患者可能存在二便功能障碍和心理障碍，注意保护患者隐私，消除患者紧张情绪。

3. 脊髓损伤　需评定的主要内容包括损伤原因、损伤程度、损伤平面、躯体功能、心理功能、社会功能、并发症、功能预后等。

4. 指导学生采集病史　先评定患者一般情况，如性别、年龄、职业、家庭成员、同住者、费用类别（医保/自费）、家庭支持度、康复目标等；再了解患者致病因素为外伤/炎症/肿瘤、发病时间、现病史与既往史、临床诊断、主要脏器的功能状态、入院存在的康复问题，是否存在并发症，明确评估过程中的注意事项。尤其需要关注脊柱骨折类型、脊柱稳定性及手术方式，避免评定过程中引起二次损伤。

5. 损伤原因评定　分为外伤性脊髓损伤和非外伤性脊髓损伤。外伤性脊髓损伤常见的原因有：交通事故、工业事故、运动损伤、高处坠落、暴力损伤等；非外伤性脊髓损伤常见的原因有：发育性病因包括脊柱侧弯、脊椎裂、椎管狭窄、脊椎滑脱等，获得性病因包括感染、肿瘤、医源性疾病等。了解脊髓损伤原因，积极做好病因预防，如高空作业安全带的使用、汽车驾驶安全带的使用，严禁酒后驾车、疲劳驾驶等。

6. 损伤程度评定　分为不完全性脊髓损伤、完全性脊髓损伤。判断脊髓损伤程度必须在脊髓休克期结束后进行评估。评估流程为：Ⅰ.先行球（海绵体）－肛门反射检查，球（海绵体）－肛门反射的出现提示脊髓休克期已经结束。操作方法为：当用针刺阴茎头的背部时或轻捏龟头施以少许压力时（女性刺激阴蒂），留置尿管者可牵拉尿管，表现为球（海绵体）肌和肛门外括约肌的收缩。Ⅱ.脊髓休克期结束后，一般根据鞍区功能是否保留分为"完全性脊髓损伤"或"不完全性脊髓损伤"。鞍区保留不存在即定义为完全损伤，而鞍区保留存在则定义为不完全损伤。"鞍区保留"指查体发现最低段鞍区存在感觉或（和）运动功能。感觉功能即肛门皮肤黏膜交界处（S4－S5皮节）存在轻触觉或针刺觉，或存在肛门深部压觉；鞍区运动功能保留是指肛门指诊（必查项目）检查发现肛门括约肌存在自主收缩。具体操作方法为：患者取侧卧位，检查肛门皮肤黏膜交界处轻触觉或针刺

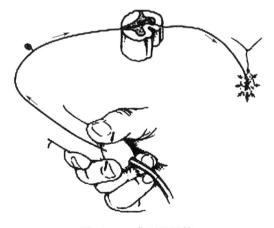

图 18-1　弗利导尿管

觉(详见第七章"感觉评定"),判定最低骶段浅感觉是否保留;检查者戴手套,涂润滑油,用示指插入患者肛门后对肛门直肠壁轻轻施压,还可以使用拇指配合示指对肛门施加压力,判断患者是否有可以重复感知的压觉;在S4~S5有轻触觉或针刺觉者,深部肛门压觉评估不是必须检查的项目,因患者已经可以判定为感觉不完全性损伤;肛门指检时感知患者肛门外括约是否有自主收缩,判定运动功能是否保留。国际脊髓功能损伤程度分级(ASIA美国脊髓损伤协会)是脊髓损伤诊断的国际统一标准。

7. 损伤平面评定　包括感觉平面、运动平面和神经损伤平面。感觉平面:通过身体两侧(右侧和左侧)各28个关键点的检查进行确定。根据身体两侧具有正常针刺觉(锐/钝区分)和轻触觉的最低脊髓节段进行确定。身体左右侧可以不同。运动平面:通过身体两侧各10个关键肌的检查进行确定。根据身体两侧具有3级及以上肌力的最低关键肌进行确定(仰卧位徒手肌力检查,MMT),其上所有节段的关键肌功能须正常(MMT为5级)。身体左右侧可不同。神经损伤平面:是指在身体两侧有正常的感觉和运动功能的最低脊髓节段,该平面以上感觉和运动功能正常(完整)。实际上,身体两侧感觉、运动检查正常的神经节段常不一致。因此,在确定神经平面时,需要确定4个不同的节段,即R(右)—感觉、L(左)—感觉、R—运动、L—运动。

8. 躯体功能评定　需评估患者肢体周径(有无肌肉萎缩或肢体肿胀)、肌力、肌张力、关节活动度、坐立位平衡功能、步行功能、膀胱和直肠功能、心肺功能、疼痛、自助具和矫形器等,详细评定方法相关章节有系统介绍。神经源性膀胱者可行膀胱容量与压力测定,判断膀胱逼尿肌与尿道括约肌的功能状态,以及两者之间协调情况,反映膀胱的顺应性和膀胱感觉功能,测定膀胱安全容量等,为导尿计划提供依据、指导临床药物治疗和膀胱护理。根据实验室条件,选择简易膀胱容量压力测定或膀胱容量测定仪进行评定。不能忽视对自主神经功能的评定,观察患者有无异常心率和血压、出汗异常及体温调节障碍等,排汗功能及血管运动功能主要依靠交感和副交感神经间的相关作用。

9. 心理功能评定　脊髓损伤后患者会产生一系列心理变化,一般经历5个心理过程:震惊阶段、否定阶段、抑郁或焦虑反应阶段、对抗独立阶段、适应阶段。可采用心理测验量表对脊髓损伤患者各种心理障碍进行测验,做出定量评价,为制定心理康复计划提供依据,同时可判断心理康复疗效。定量心理评定量表常用的有:艾森格人格问卷(成人)、症状自评量表、抑郁自评量表、焦虑自评量表等,常由心理康复师进行专业评定。

10. 社会功能评定　包括患者的ADL能力、独立能力(FIM)、就业能力等。

11. 并发症评定　脊髓损伤并发症一般包括压疮、排尿障碍、泌尿系感染、自主神经过反射、呼吸系统感染、深静脉血栓形成、肌肉萎缩、关节挛缩、骨质疏松、脊柱畸形、异位骨化、疼痛等。

12. 功能预后评定　脊髓损伤平面与其功能预后有直接相关性。依据患者损伤程度和平面,确定康复目标。

七、脊髓损伤实验见习量表

1. 脊髓损伤水平评分表(ASIA美国脊髓损伤协会)(表18-11)

表 18－11 脊髓损伤水平评分表

神经节段	感觉检查关键点	左		右		运动检查关键肌群	左	右
		痛觉	触觉	痛觉	触觉			
C2	枕骨粗隆							
C3	锁骨上窝							
C4	肩锁关节顶部							
C5	肘前窝外侧面					屈肘肌		
C6	拇指					伸腕肌		
C7	中指					伸肘肌		
C8	小指					中指屈指肌		
T1	肘前窝尺侧面					小指展肌		
T2	腋窝							
T3	第3肋间							
T4	第4肋间(乳头)							
T5	第5肋间							
T6	第6肋间(剑突)							
T7	第7肋间							
T8	第8肋间(肋弓下缘)							
T9	第9肋间							
T10	第10肋间(脐)							
T11	第11肋间							
T12	腹股沟韧带中部							
L1	T12与L2间的上1/2							
L2	大腿前中部					屈髋肌		
L3	股骨内侧髁					伸膝肌		
L4	内踝					踝背伸肌		
L5	第3跖骨颈背侧					趾伸肌		
S1	足跟外侧					踝跖屈肌		
S2	腘窝中点							
S3	坐骨结节							
S45	肛门周围							

（续表）

神经节段	感觉检查关键点	左		右		运动检查关键肌群	左	右
		痛觉	触觉	痛觉	触觉			
总感觉评分						总运动评分		
括约肌功能及反射检查		肛门指诊						
		肛门反射			尿道球海绵体反射			
总评分				损害程度分级				
备注								

[备注]1. 感觉检查：每个关键点要检查 2 种感觉：轻触觉和针刺觉（锐/钝区分）。每个关键点的轻触觉和针刺觉分别以面颊部的正常感觉作为参照，按 3 个等级评分。

0＝感觉缺失；

1＝感觉改变（受损或部分感知，包括感觉过敏）；

2＝正常或完整（与面颊部感觉类似）；

NT＝无法检查。

轻触觉检查需要在患者闭眼或视觉遮挡的情况下，使用棉棒末端的细丝触碰皮肤，接触范围不超过 1 cm。在检查针刺觉时，检查者应确定患者可以准确可靠地区分每个关键点的锐性和钝性感觉。

身体两侧轻触觉和针刺觉（锐/钝区分）总分各为 56 分，身体一侧感觉总分为 112 分。两种感觉得分之和最高可达 224 分。分数越高表示感觉越接近正常。若任何关键点无法检查，则无法计算感觉得分。

2. 肌力检查：推荐每块肌肉的检查应按照从上到下的顺序，使用标准的仰卧位及标准的肌肉固定方法。人体左右各有 10 组关键肌，根据 MMT 肌力评分法将肌力分为 0～5 级，作为分值。每块关键肌正常得分为 5 分，每个肢体有 5 个关键肌，总分为 25 分，上肢总分为 50 分，下肢总分为 50 分。任何一块必查肌肉无法检查时则无法计算运动得分。

3. 损害程度分级：

损伤程度	临床表现
A 完全性损伤	最低骶段（S4～S5）无任何感觉或运动功能保留
B 不完全损伤	损伤平面以下包括最低骶段有感觉功能保留但无运动功能
C 不完全损伤	损伤平面以下有运动功能保留，超过一半的关键肌肌力<3 级（0～2 级）
D 不完全损伤	损伤平面以下有运动功能保留，超过一半的关键肌肌力≥3 级
E 正常	所有节段的感觉和运动功能均正常，且患者既往有神经功能障碍

2.脊髓损伤神经学分类国际标准(表18-12)

表18-12 脊髓损伤神经学分类国际标准

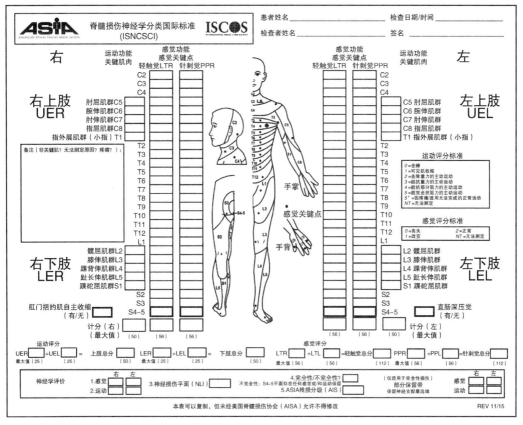

3.脊髓损伤平面与功能预后的关系(表18-13)

表18-13 脊髓损伤平面与功能预后的关系

损伤平面	最低功能肌群	活动能力	生活能力
C1~C3	颈肌	依赖膈肌维持呼吸,可用声控方式操纵某些活动	完全依赖
C4	膈肌、斜方肌	使用电动高靠背轮椅,有时需要辅助呼吸	高度依赖
C5	三角肌、肱二头肌	可用手在平坦路面上驱动电动高靠背轮椅,需要上肢辅助具及特殊推轮	大部分依赖
C6	胸大肌、桡侧腕伸肌	可用手驱动轮椅,独立穿上衣,可基本独立完成转移,可自己独立驾驶改装汽车	中度依赖
C7~C8	肱三头肌、桡侧腕屈肌、指深屈肌、手内部肌	轮椅实用,独立完成床-轮椅、厕所、浴室间转移	大部分自理
T1~T6	上部肋间肌、上背部肌群	轮椅独立,使用长腿支具扶拐短距离步行	大部分自理
T12	腹肌、胸肌、背肌	用长腿支具扶拐步行,长距离步行需轮椅	基本自理
L4	股四头肌	用短腿支具扶杖步行,不需要轮椅	基本自理

4. 脊髓损伤康复基本目标(表 18-14)

表 18-14　脊髓损伤康复基本目标

脊髓损伤水平	基本康复目标	需用支具及轮椅种类
C5	桌上动作自理,其他依靠帮助	电动轮椅,平地可用手动轮椅
C6	ADL 部分自理,床上翻身,坐起,需中等量帮助	手动电动轮椅,可用多种自助具
C7	ADL 基本自理,起坐,移乘,轮椅活动	手动轮椅,残疾人专用汽车
C8~T4	ADL 自理,起坐,移乘,轮椅活动,应用骨盆长支具治疗性站立	手动轮椅,残疾人专用汽车,骨盆长支具,双拐
T5~T8	ADL 自理,起坐,移乘,轮椅活动,骨盆支具治疗性步行	手动轮椅,残疾人专用汽车,骨盆长支具,双拐
T9~T12	ADL 自理,起坐,移乘,轮椅活动,上下肢支具治疗性步行	轮椅、上下肢支具,双拐
L1	ADL 自理,起坐,移乘,轮椅活动,长下肢支具家庭功能性步行	轮椅、长下肢支具,双拐
L2	ADL 自理,起坐,移乘,轮椅活动,长下肢支具社区功能性步行	轮椅、长下肢支具,双拐
L3	ADL 自理,起坐,移乘,轮椅活动,肘拐,短下肢支具社区功能性步行	短下肢支具,洛夫斯特德拐
L4	ADL 自理,起坐,移乘,可驾驶汽车,可不需轮椅	短下肢支具,洛夫斯特德拐
L5~S1	无拐,足托功能性步行及驾驶汽车	足托或短下肢支具

5. 简易膀胱容量压力测定的步骤(表 18-15)

表 18-15　简易膀胱容量压力测定的步骤

目的	1. 了解膀胱的最大容量及安全容量 2. 评估逼尿肌和 S 括约肌的功能与状态 3. 为神经源性膀胱初步分型及膀胱处理提供依据 4. 观察膀胱的顺应性,制定排尿日志
准备	1. 洗手、戴口罩和帽子 2. 环境:安静,关闭门窗,隐私保护 3. 测定工具:可调节式输液架 1 个,带有刻度(100 cm)的标尺 1 个,透明等径的玻璃管 1 根、导尿管 1 根,带有三通的输液器 1 副,37 ℃生理盐水 500~1 000 mL,带刻度的集尿器 1 个
流程	1. 患者取仰卧位,先自主排尿或手法排尿 2. 局部消毒,经尿道插入导尿管(无菌操作),导出残余尿 3. 接通所有测定装置,确认装置连接通畅 4. 以 500 mL/(10~20 min)的速度滴入生理盐水 5. 观察仪器上的压力情况,过程中可以让患者咳嗽、腹压、更换体位,同时还要观察尿管周围溢尿情况,以及患者有无不适主诉 6. 记录数据:残余尿量、充盈过程中的感觉(最初排尿感、正常排尿感、强烈排尿感、急迫排尿感、疼痛……)、充盈期膀胱内压力变化、膀胱内压力波动对应的膀胱容量变化、漏尿点膀胱内压力 7. 撤除测定装置,引流排空膀胱,记录液体量 8. 拔出导尿管,分析记录,保存评定资料

（续表）

注意事项	1. 导尿前患者通过各种方法排尿 2. 对于有感觉患者可以使用药物协助 3. 操作过程中如患者出现自主神经过反射、压力持续大于 40 cmH$_2$O 而未失禁停止操作 4. 操作前、操作中、操作后都要测量患者的血压情况

［注］本操作经济、方便、实用，易于护理人员操作。用于了解膀胱安全容量，即膀胱内压力<40 cmH$_2$O，只有在膀胱安全容量范围内储尿，上尿路的功能才能得到保护。

八、周围神经损伤实验见习的方法

1. 实验课老师先简要复习理论课相关内容，讲解周围神经损伤后常见的功能障碍和评定方法，并提前准备好评定所需的量表和工具。

2. 周围神经损伤评定的主要内容包括：损伤部位、损伤原因、损伤程度、运动功能、感觉功能、自主神经功能及并发症。

3. 损伤部位评定　确定患者损伤部位：12 对脑神经、31 对脊神经、植物神经（交感神经和副交感神经），如臂丛神经损伤、腋神经损伤、肌皮神经损伤、正中神经损伤、桡神经损伤、尺神经损伤、股神经损伤、坐骨神经损伤、腓总神经损伤、胫神经损伤等。

4. 损伤原因评定　牵拉伤；切割伤；压迫性损伤，如骨折脱位等造成的神经受压；缺血性损伤；电烧伤及放射性烧伤；火器伤；药物注射性损伤及其他医源性损伤。

5. 损伤程度评定　根据神经结构的损伤情况及创伤病理（Seddon 分类）可分为神经失用、轴突断裂、神经断裂。根据神经损伤程度（Sunderland 分类）分：Ⅰ度—神经失用、Ⅱ度—轴突断裂、Ⅲ度—轴突、髓鞘及内膜断裂、Ⅳ度—轴突、髓鞘、内膜及束膜断裂、Ⅴ度—轴突、髓鞘及所有支持性组织断裂。不同损伤程度，预后不同（图 18 - 2）。

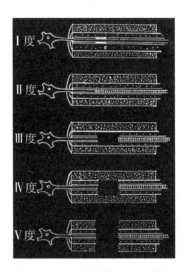

图 18 - 2　神经损伤程度示意图

Ⅰ度：局部暂时性传导阻滞，纤维完整、无变性，常于 3～4 周内完全恢复。Ⅱ度：轴突断裂，但轴突周围结构完好，可以 1～2 mm 的速度再生。Ⅲ度：轴突断裂、内膜损伤，但神经束的连续性尚完整，伴有轴突缺失。可自行恢复，但不完全。Ⅳ度：损伤严重，轴突数量明显减少，神经束膜广泛纤维化，神经干的连续性保持，不能自行恢复，需手术切除瘢痕后重新缝接吻合。Ⅴ度：神经干完全断裂，两端完全分离，需手术修复。

6. 运动功能评定　受损神经所支配的肌肉主动运动消失，表现为弛缓性瘫痪，肌张力下降，腱反射减弱或消失，肌肉萎缩，关节挛缩和畸形等。评定前先观察病损神经支配区域有无畸形、肌肉萎缩、肿胀，以及这些形态改变的程度和范围，皮肤是否完整、有无溃疡，步态和姿势有无异常。如伤口已愈合，观察瘢痕情况和有无动脉瘤或动静脉瘘形成等。用皮尺进行肢体周径的测量，并和健侧进行比较，判定肌肉萎缩或水肿的严重程度；MMT 评定肌力；量角器评定关节活动度。

7. 感觉功能评定　周围神经损伤后常出现所支配区域感觉减退或消失、感觉过敏

（痛觉多见，其次为温度觉）、感觉异常（局部麻木、刺痛、肿胀、冷热、束带感等）。感觉功能评定包括浅感觉、深感觉、皮层复合感觉。

8. 反射评定　通常腱反射消失或减退。叩诊锤、棉签、大头针等工具评定浅反射（角膜反射、腹壁反射、提睾反射、跖反射、肛门反射）、腱反射（胸大肌反射、肱二头肌反射、肱三头肌反射、桡骨骨膜反射、膝腱反射、跟腱反射）。并检查患者有无病理反射，用于鉴别诊断。

9. 反射性交感神经营养不良　伴发于周围神经损伤，表现为疼痛、肿胀、皮肤营养变化、血管舒缩和出汗功能障碍。

10. 神经干叩击试验（Tinel 征）　神经损伤及其修复过程中，在损伤平面或神经生长所达到的部位，轻叩神经，即发生该神经分布区放射性痛、触电感或者蚁走感，称 Tinel 征阳性。

11. 神经电生理评定　通过直流感应电、强度-时间曲线、神经传导速度、肌电图、诱发电位等检查，判断神经损伤范围、程度、吻合后恢复情况及预后。

12. 部分患者可能出现心理障碍、继发性损伤（如烫伤、跌倒）等。

九、实验见习的总结反馈

1. 实验课老师示范操作前，明确授课内容和流程，画出思维导图，注重理论联系实践，知识点讲解要条理清晰、重点突出。

2. 康复评定的环境应安静、舒适，并尽可能保证同样的测试内容在相同的环境中进行，确保康复评定的信度和效度。

3. 康复评定前，实验工具和量表要备齐全。

4. 结合临床典型病例分析评定内容，老师需讲解医患沟通技巧，重视学生与患者的沟通，缓解患者情绪紧张，避免伤害患者自尊，保护患者隐私，以防引起患者不适。

5. 因量表较多，评定时需有的放矢，根据患者存在的功能障碍选择有效的评定方法。

6. 课余时间与学生一起多实践、多交流。

7. 制定完善的实验考核方案，及时反馈授课效果。

十、参考文献

1. Huang C Y, Lin G H, Huang Y J, et al. Improving the utility of the Brunnstrom recovery stages in patients with stroke: Validation and quantification [J]. Medicine (Baltimore), 2016, 95: 4508.

2. Kim W S, Cho S, Baek D, et al. Upper Extremity Functional Evaluation by Fugl-Meyer Assessment Scoring Using Depth-Sensing Camera in Hemiplegic Stroke Patients [J]. PLoS One, 2016, 11: 0158640.

3. Louie D R, Eng J J. Berg Balance Scale score at admission can predict walking suitable for community ambulation at discharge from inpatient stroke rehabilitation[J]. J Rehabil Med, 2018, 50: 37 - 44.

4. Wang Y L, Lin G H, Huang Y J, et al. Refining 3 Measures to Construct an Efficient Functional Assessment of Stroke[J]. Stroke, 2017, 48: 1630 - 1635.

5. Van Dijk M M, Meyer S, Sandstad S, et al. A cross-sectional study comparing

lateral and diagonal maximum weight shift in people with stroke and healthy controls and the correlation with balance, gait and fear of falling[J]. PLoS One, 2017, 12: e0183020.

6. 李建军,杨明亮,杨德刚,等."创伤性脊柱脊髓损伤评估、治疗与康复"专家共识[J].中国康复理论与实践,2017,23(3):274-287.

7. 施红梅,吴铭,李安巧.运用世界卫生组织残疾评定量表对脊髓损伤和脑外伤患者功能和残疾状况的分析[J].中国康复理论与实践,2017,23(6):741-744.

8. 李贝贝,白跃宏.周围神经损伤评定的研究进展[J].中国康复,2017,32(5):421-424.

常见神经疾病的评定
—brunnstrom 上肢

第十九章　常见心肺疾病评定

一、实验见习内容

1. 心肺疾病是一系列涉及循环和呼吸系统的疾病,主要包括心血管疾病及肺部疾病,二者的致病因素均十分复杂,且相互影响。

2. 常见心肺疾病评定包括心力衰竭的评定、冠状动脉粥样硬化性心脏病的评定、慢性阻塞性肺疾病的评定、睡眠-呼吸暂停综合征的评定。

二、实验见习目的

1. 掌握心力衰竭的心功能评定方法及心力衰竭的分级、呼吸功能评定;熟悉心力衰竭的运动功能评定、认知功能评定、营养状态评定、心理评定、日常生活活动能力评定、社会功能方面、生活质量评估;了解心力衰竭的临床表现。

2. 掌握冠心病康复评定的具体方法、心脏功能分级;了解冠心病临床表现及诊断标准。

3. 掌握慢性阻塞性肺疾病评定的具体方法、COPD 严重程度分级;了解慢性阻塞性肺疾病临床表现及诊断标准。

4. 掌握睡眠呼吸暂停综合征评定的具体方法、严重程度分级;了解睡眠呼吸暂停综合征临床表现及诊断标准。

三、实验见习的工具、标准及量表

1. 工具　主观评定方法不需借助任何仪器,多采用量表进行评定。主要量表:心脏功能分级及治疗分级量表(美国心脏学会)、自觉用力程度分级量表(RPE)、呼吸困难分级量表、Barthel 指数、汉密尔顿抑郁量表(HAMD)和焦虑量表(HAMA)、西雅图心绞痛调查量表(SAQ)、简明精神状态检查量表(MMSE)等。

客观评定方法借助的工具:心肺运动试验系统设备、急救设备及药物、计时器、肺量计、椅子、血压计等。

2. 评定标准及量表

(1) 心功能分级量表(表 19 - 1)

表 19-1　心功能分级量表

临床情况			持续-间歇活动的能量消耗（kcal/min）	最大代谢当量（METs）
功能分级	Ⅰ	患有心脏疾病,其体力活动不受限制。一般体力活动不引起疲劳、心悸、呼吸困难或心绞痛	4.0～6.0	6.5
	Ⅱ	患有心脏疾病,其体力活动稍受限制,休息时感到舒适。一般体力活动时,引起疲劳、心悸、呼吸困难或心绞痛	3.0～4.0	4.5
	Ⅲ	患有心脏疾病,其体力活动大受限制,休息时感到舒适,较一般体力活动为轻时,即可引起疲劳、心悸、呼吸困难或心绞痛	2.0～3.0	3.0
	Ⅳ	患有心脏疾病,不能从事任何体力活动,在休息时也有心功能不全或心绞痛症状,任何体力活动均可使症状加重	1.0～2.0	1.5
治疗分级	A	患有心脏疾病,其体力活动不应受任何限制		
	B	患有心脏疾病,其一般体力活动不应受限,但应避免重度或竞赛性用力		
	C	患有心脏疾病,其一般体力活动应中度受限,较为费力的活动应予中止		
	D	患有心脏疾病,其一般体力活动应严格受到限制		
	E	患有心脏疾病,必须完全休息,限于卧床或坐椅子		

（2）肺功能的评定标准（表 19-2）

表 19-2　肺功能的评定标准

呼吸困难分级量表分级	程度	行为方式
1	正常	正常
2—	轻度	能上楼梯从第 1 层到第 5 层
2		能上楼梯从第 1 层到第 4 层
2+		能上楼梯从第 1 层到第 3 层
3—	中度	如按自己的速度不休息能走 1 km
3		如按自己的速度不休息能走 500 m
3+		如按自己的速度不休息能走 200 m
4—	重度	如走走歇歇能走 200 m
4		如走走歇歇能走 100 m
4+		如走走歇歇能走 50 m
5—	极重度	起床、做身边的事就感到呼吸困难
5		卧床、做身边的事就感到呼吸困难
5+		卧床、说话也感呼吸困难

（3）肺通气功能障碍分型（表 19 - 3）

表 19 - 3　肺通气功能障碍分型

	阻塞性	限制性	混合性
FEV1％	↓↓	正常/↑	↓
VC	正常/↓	↓↓	↓
MVV	↓↓	↑/正常	↓

四、实验见习的方法

本实验主要采用量表评定，以示范操作教学、学生相互模拟进行评定。

实验步骤（视频资料，手机拍摄，音频同步，每段 3 分钟以内）：

（1）教师实验示教

① 快速回顾梳理理论课内容，强调评定流程及注意事项。

② 分组带教，组内各选一位同学做模特，一位同学做家属，其余皆为评定者。老师选取一位同学做相应心肺疾病的模特，演示一种评定操作，记录并分析结果。在老师指导下，每组同学选取心肺疾病评定中的一项，组内演示，记录与分析结果。

③ 对于常见心肺疾病的评定中的重点及难点，老师着重讲解示范。

（2）在教师指导下学生相互模拟进行评定。

1. 心力衰竭的评定

（1）心力衰竭的评定流程

① 根据病史、体格检查、实验室检查及神经生理学等检查，明确病人是否心衰，判断心衰的分期及分级，是否存在并发症和合并症。

② 进行心功能、呼吸功能、营养状态、运动功能、认知功能、ADL 功能及生活质量等方面评估，根据评定结果，结合病人康复意愿、经济条件等制定康复目标。

③ 围绕康复目标制定康复治疗计划及康复方案，观察康复治疗效果，并根据后续的评估，对康复治疗方案进行完善。

（2）心功能评定：包括心功能分级、心电运动实验、6 min 步行试验（6MWT），详见第四章，在评定心力衰竭病人时应该注意运动负荷的增长不宜过大。

（3）呼吸功能评定：包括最大摄氧量、无氧代谢阈值（AT）、代谢当量（MET）等，详见第四章。

（4）运动功能评定

① 肢体围度：主要了解肢体有无萎缩及萎缩程度，详见第二章。

② 肌力：采用徒手肌力检查法对四肢、躯干肌群进行评估，详见第九章。

③ 关节活动度：了解关节活动受限程度，判断对患者日常生活的影响，详见第十章。

④ 平衡功能：采用三级平衡检测法及 Berg 平衡量表测评，详见第十一章。

（5）认知功能评定：可用简明精神状态检查量表、蒙特利尔认知评估量表，详见第五章。

（6）营养状态评定：常采用测定身体组成的临床营养评价方法及主观的全面评价方法。

（7）心理评定：采用汉密尔顿抑郁量表（HAMD）和焦虑量表（HAMA），详见第五章。

（8）日常生活活动能力评定：Barthel 指数，详见第十四章。

（9）社会功能方面：包括社会交往能力、劳动能力等，详见第十五章。

（10）生活质量评估：可选用明尼苏达心力衰竭生活质量调查表（MLHFQ）、生活事件量表（LES）等，详见第十五章。

2. 冠状动脉粥样硬化性心脏病的评定

（1）冠心病的评定流程

① 根据病史、体格检查、实验室检查及神经生理学等检查，明确病人是否为冠心病，判断是否存在并发症和合并症。

② 进行心功能、呼吸功能、运动功能、认知功能、行为类型、心理、生活质量等方面评估，结合病人康复意愿、经济条件等具体情况，制定出康复目标。

③ 围绕康复目标制定康复治疗计划及康复方案，观察康复治疗效果，并根据后续的评估，对康复治疗方案进行完善。

（2）心功能评定：包括心功能分级、心电运动试验、超声心动图、代谢当量（MET）测定、心肺遥测系统等，详见第四章。

（3）呼吸功能评定：包括主观呼吸功能障碍分级和肺功能检查：肺活量、最大通气量、用力肺活量等，详见第四章。

（4）运动功能评定

① 肢体维度：主要了解肢体有无萎缩及萎缩程度，详见第二章。

② 肌力：采用徒手肌力检查法对四肢、躯干肌群进行评估，详见第九章。

③ 关节活动度：了解关节活动受限程度，判断对患者日常生活的影响，详见第十章。

④ 平衡功能：采用三级平衡检测法及 Berg 平衡量表测评，详见第十一章。

（5）认知功能评定：可用简明精神状态检查量表（MMSE）、蒙特利尔认知评估量表，详见第五章。

（6）行为类型评定：A 型行为类型评定量表。

（7）心理评定：采用汉密尔顿抑郁量表（HAMD）和焦虑量表（HAMA），详见第五章。

（8）生活质量评估：常用西雅图心绞痛调查量表（SAQ）。

3. 慢性阻塞性肺疾病的评定

（1）慢性阻塞性肺疾病的评定流程：根据病史、检查判断慢阻肺，进行各项评估，制定康复目标，制定康复方案，实施方案，再评估，调整方案。

（2）症状评定

① COPD 症状问卷：常采用改良英国 MRC 呼吸困难指数（mMRC）用于呼吸困难，COPD 评估测试（CAT）用于对症状进行全面评估。

② 呼吸困难分级：用于评价呼吸系统疾病病人的肺功能，并指导患者的日常生活活动和康复治疗。

（3）肺功能评定：包括用力肺活量（VC）、一秒用力呼气量（FEV1）、最大自主通气量（MVV）、用力呼气中期流速（FEF）、肺部一氧化碳弥散功能（DLCO），详见第四章。

（4）运动能力评定：常用的方法有运动试验（平板或功率车）和步行试验（6 min 或 12 min），详见第四章。

（5）呼吸肌功能评定：包括呼吸肌力量、呼吸肌耐力和呼吸肌疲劳评定，详见第四章。

(6) 运动功能评定:包括肢体肌力评定、关节活动度评定等。

(7) 营养状态评定:体质指数(BMI)。

$$BMI=体重(kg)/身高(m^2)$$

BMI<21 kg/m² 为低体重,21 kg/m²<BMI<25 kg/m² 为正常体重,BMI>30 kg/m²为超重。

(8) 运动功能评定:包括上下肢体肌力评定、关节活动度评定等,详见第九章、第十章。

(9) 认知功能评定:一般用简明精神状态检查量表(MMSE)来判断,详见第五章。

(10) 心理评定:采用汉密尔顿抑郁量表(HAMD)和焦虑量表(HAMA),详见第五章。

(11) 日常生活能力评定:可采用 COPD 患者日常生活能力评定量表,详见第十四章。

(12) 生活质量评价:常用圣乔治呼吸疾病问卷(SGRQ)、医学结局健康调查量表(SF-36)、慢性呼吸系统疾病量表等,详见第十五章。

(13) 合并症评估:心血管疾病(包括缺血性心脏病、心衰、房颤和高血压)、骨质疏松症、肺癌、重症感染、代谢综合征和糖尿病等。

4. 睡眠-呼吸暂停综合征的评定

(1) 睡眠-呼吸暂停综合征的评定流程

① 详细的病史采集及体格检查,要询问家族史、吸烟和饮酒情况、上呼吸道病史、镇静药物服药史。

② 实验室检查及影像学检查,如常规检查、血气分析、肺功能检查、X 线头影测量(包括咽喉测量)及胸片、心电图、多导睡眠图监测、上气道结构和功能的评价、上呼吸道压力测定等。

③ 进行呼吸功能、认知功能、心理评估、ADL 功能、生活质量等方面评估,根据诊断和功能评定结果,结合病人意愿,制定康复目标。

(2) 嗜睡主观评价:现多采用 Epworth 嗜睡量表(The Epworth Sleeping Scale,ESS),通过 Epworth 嗜睡量表对嗜睡做出半客观的评定。总分 24 分,>6 分提示嗜睡;>11 分表示过度嗜睡;>16 分提示有危险性嗜睡。不过变动工作或由于任何原因引起的总睡眠不足也会影响评分。

(3) 上气道检查:睡眠时上气道狭窄包括固定狭窄和动力性狭窄,前者是由于解剖结构异常造成的,而后者则是由于咽喉部组织塌陷形成的。

① 鼻声反射的测定:应用吉姆鼻声反射仪综合评判病人鼻腔通气状况,根据测量结果,详细记录病人鼻腔最小横截面积和鼻腔具体阻塞部位。

② 颌面骨性结构的评估。

③ 口咽部结构评估:口咽腔的高度与宽度直接决定了口咽通道的通畅程度。目前临床上应用广泛的是软腭位置评分((Friedman Palate Position Score,FPP)系统。

④ 咽腔宽度评估:通常腭咽的狭窄程度直接反映了口咽腔的宽度情况,临床常采用构成咽侧壁的扁桃体和咽腭弓进行评价咽腔宽度,咽侧壁的开阔程度可半定量分为 4 级(表 19-4)。

表 19 - 4 咽侧壁的开阔程度分级

评分	标准
Ⅰ级	咽腭弓在舌的边缘交叉
Ⅱ级	咽腭弓与舌在≥25%直径交叉
Ⅲ级	咽腭弓与舌在≥50%直径交叉
Ⅳ级	咽腭弓与舌在≥75%直径交叉

⑤ 气道塌陷性检查:采用上气道内镜检查,即纤维或电子喉镜检查,可以结合 Müller 动作进行气道塌陷性检查,主要观察口咽部的软腭后区和舌后区,半量分级分为 4 级(表 19 - 5)。

表 19 - 5 气道塌陷性半量分级

评分	标准
0 级	无塌陷
Ⅰ级	塌陷 25%
Ⅱ级	塌陷约 50%
Ⅲ级	塌陷约 75%
Ⅳ级	塌陷约 100%

(4) 多导睡眠图监测:多导睡眠图(PSG)检查仍为 SAS 诊断分型及病情严重程度判断的主要方法,包括整夜 PSG 监测、夜间分段 PSG 监测、午后小睡 PSG 监测。

(5) 肺功能评定:包括用力肺活量、一秒用力呼气量、最大自主通气量、用力呼气中期流速、肺部一氧化碳弥散功能测试,这些测试应在病人处于坐位或站立位进行,且需要病人最大限度的配合,详见第四章。

(6) 认知功能评定:睡眠中反复的呼吸暂停和低通气导致阻塞性睡眠呼吸暂停综合征病人复杂认知功能不可逆损害,且与痴呆的发病相关,严重影响病人日常生活能力。一般用简明精神状态检查量表(MMSE)问卷和蒙特利尔认知评估表来判断,详见第五章。

(7) 心理评价:病人由于呼吸困难和对窒息的恐惧,经常处于焦虑、紧张状态,会加重其功能障碍。可通过汉密尔顿抑郁量表和焦虑量表进行心理评定,详见第五章。

(8) 日常生活能力评定:可采用日常生活能力评定量表进行评定,详见第十四章。

(9) 生活质量评价

① 一般的普适性量表:医学结局健康调查量表(SF - 36)、诺丁汉健康量表,详见第十五章。

② 疾病特异性量表:睡眠功能性结局问卷(FOSQ)、欧洲生活质量量表(EuroQOL)、睡眠暂停生活质量指数(SAQLI)。

五、实验见习的总结反馈

心肺疾病是一系列涉及循环和呼吸系统的疾病,致病因素十分复杂,可能发生多种功能障碍,影响患者的活动与功能。为改善心肺疾病患者的生存能力和生活质量,伴随康复医学概念和技术的发展,心脏康复和肺康复的理论与技术逐渐形成与发展。通过心肺疾患评定的实验见习,巩固理论课内容的同时,把重点放在实际评定操作上,将前面部分章节的评定内容融会贯通,既考虑到人的整体性,也考虑到疾病的特殊性,综合各项评估中突出疾病特点,培养学生综合性考虑问题的习惯,养成良好的临床思维。

学生通过模拟患者,更加深刻地了解疾病的表现及特征;通过模拟家属,体会疾病带来的影响并思考各种影响带来的家庭负担;通过模拟评定者,选取合适的评定量表,采取合适的患者体位、评估者体位,留心评估中的注意事项,在实际操作中发现问题,及时组内探讨、组间探讨或询问老师,最终解决问题。课上随机抽取学生做随堂测验,包括量表使用或者仪器操作,记录其平时成绩。督促学生课后做好复习工作。

六、附件

(一)明尼苏达心力衰竭生活质量调查表(MLHFQ;表 19-6)

表 19-6 明尼苏达心力衰竭生活质量调查表(MLHFQ)

	在最近的一个月内,您的心力衰竭对您的生活的影响	无	很少	较少	中等	较多	很多
1	您的踝关节或腿出现肿胀?	0	1	2	3	4	5
2	使您在白天被迫坐下或躺下休息?	0	1	2	3	4	5
3	使您在步行或上楼梯困难?	0	1	2	3	4	5
4	使您在家中或院子里工作困难?	0	1	2	3	4	5
5	使您离开家出门困难?	0	1	2	3	4	5
6	使您晚上睡眠状况困难?	0	1	2	3	4	5
7	使您和您的朋友或家人一起做事困难?	0	1	2	3	4	5
8	使您做获得收入的工作困难?	0	1	2	3	4	5
9	使您做娱乐、体育活动或喜好的事情困难?	0	1	2	3	4	5
10	使您的性生活困难?	0	1	2	3	4	5
11	使您对您喜欢的食物也吃得很少?	0	1	2	3	4	5
12	使您有呼吸困难?	0	1	2	3	4	5
13	使您疲劳、乏力或没有精力?	0	1	2	3	4	5
14	使您在医院住院?	0	1	2	3	4	5
15	使您因就医花钱?	0	1	2	3	4	5
16	使您因为治疗出现了副作用?	0	1	2	3	4	5
17	使您觉得自己是家人或朋友的负担?	0	1	2	3	4	5
18	使您觉得不能控制自己的生活?	0	1	2	3	4	5
19	使得您焦虑?	0	1	2	3	4	5
20	使您不能集中注意力或记忆力下降?	0	1	2	3	4	5
21	使您情绪低落?	0	1	2	3	4	5

（二）西雅图心绞痛调查量表（表 19－7）

表 19－7 西雅图心绞痛调查量表

1. 过去四周内，由于胸痛、胸部压榨感和心绞痛所致下列各项受限程度：

项目	受限程度					
	重度受限	中度受限	轻度受限	稍受限	不受限	因其他 原因受限
自行穿衣						
室内散步						
淋浴						
爬小山或上一段楼梯（不停）						
户外活动或提携杂物						
轻松步行一条街						
慢跑						
提起或移动重物						
剧烈运动（如游泳和打网球）						

2. 与 4 周前比较，做最大强度的活动时，胸痛、胸部压榨感和心绞痛的发作情况：
   明显增加□ 轻微增加□ 相同□ 轻微减少□ 明显减少□

3. 过去 4 周内，胸痛、胸部压榨感和心绞痛的平均发作次数：
   ≥4 次/天□ 1～3 次/天□ ≥3 次/周□ 1～2 次/周□ ＜1 次/周□ 无发作□

4. 过去 4 周内，胸痛、胸部压榨感和心绞痛服用硝基药物（如硝酸甘油）平均次数
   ≥4 次/天□ 1～3 次/天□ ≥3 次/周□ 1～2 次/周＜1 次/周□ 没使用□

5. 因胸痛、胸部压榨感和心绞痛遵守医嘱服药带来的烦恼：
   严重□ 中度□ 轻微□ 极少□ 无□ 医生未给药□

6. 对治疗胸痛、胸部压榨感和心绞痛的各种措施的满意程度：
   不满意□ 大部分不滴意□ 部分满意□ 大部分满意□ 高度满意□

7. 对医生就胸痛、胸部压榨感和心绞痛的各种措施的满意程度：
   不满意□ 大部分不满意□ 部分满意□ 大部分满意□ 高度满意□

8. 总的来说，对目前胸痛、胸部压榨感和心绞痛的治疗满意程度：
   不满意□ 大部分不满意□ 部分满意□ 大部分满意□ 高度满意□

9. 过去 4 周内，因胸痛、胸部压榨感和心绞痛影响生活乐趣的程度：
   不满意□ 大部分不满意□ 部分满意□ 大部分满意□ 高度满意□

10. 在您未来生活中如果还有胸痛、胸部压榨感和心绞痛，您会感觉怎样？
    不满意□ 大部分不满意□ 部分满意□ 大部分满意□ 高度满意□

11. 对心脏病发作和突然死亡的担心程度：
    一直担心□ 经常担心□ 有时担心□ 很少担心□ 绝不担心□

（三）改良英国 MRC 呼吸困难指数（mMRC；表 19 - 8）

表 19 - 8　改良英国 MRC 呼吸困难指数（mMRC）

mMRC 分级	mMRC 评估呼吸困难严重程度
mMRC0	我仅在费力运动时出现呼吸困难
mMRC1	我平地快步行走或步行爬小坡时出现气短
mMRC2	我由于气短,平地行走时比同龄人慢或者需要停下来休息
mMRC3	我在平地行走 100 米左右或数分钟后需要停下来喘气
mMRC4	我因严重呼吸困难以至于不能离开家,或在穿衣服、脱衣服时出现呼吸困难

（四）COPD 评估测试（CAT）问卷（表 19 - 9）

表 19 - 9　COPD 评估测试（CAT）问卷

姓名：　　　　性别：　　　　年龄：　　　　住院号：　　　　日期：		
请标记最能反映你当前情况的选项,在圆圈中打"√"。每个问题只能标记一个选项。		
我从不咳嗽	①②③④⑤	我一直在咳
我一点痰也没有	①②③④⑤	我有很多很多痰
我没有任何胸闷的感觉	①②③④⑤	我有很严重的胸闷感觉
当我爬坡或上一层楼梯时,我没有气喘的感觉	①②③④⑤	当我爬坡或上一层楼梯时,我感觉非常喘不过气来
我在家里能够做任何事情	①②③④⑤	我在家里做任何事情都很受影响
尽管我有肺部疾病,但我对外出离家很有信心	①②③④⑤	尽管我有肺部疾病,我对外出离家一点信心都没有
我的睡眠非常好	①②③④⑤	由于我有肺部疾病,我的睡眠相当差
我精力旺盛	①②③④⑤	我一点精力都没有
合计得分： COPD CAT 分值范围是 0～40 评定:0～10 分,"轻微影响";11～20 分为"中等影响" 　　　21～30 分为"严重影响";31～40 分为"非常严重影响"		

（五）Epworth 嗜睡量表（表 19 - 10）

表 19 - 10　Epworth 嗜睡量表

姓名：　　　　性别：　　　　年龄：　　　　住院号：　　　　诊断：				
问卷内容	评分			
在下列情况下你打瞌睡的可能	0	1	2	3
坐着阅读书刊				
看电视				

（续表）

问卷内容	评分		
在公共场所坐着不动(例如在剧场或开会)			
作为乘客在汽车中坐 1 小时,中间不休息			
在环境许可时,下车躺下休息			
坐下与人谈话			
午餐不喝酒,餐后安静地坐着			
遇堵车时停车数分钟			

［备注］0＝从不打瞌睡；1＝轻度可能打瞌睡；2＝中度可能打瞌睡；3＝很可能打瞌睡

（六）颌面骨性结构的评估（表 19-11）

表 19-11　颌面骨性结构的评估

评分	标准
Ⅰ级	正颌关系或正常咬合
Ⅱ级	可能的下颌后缩(小下颌导致)
Ⅲ级	可能的下颌前突(大下颌骨或上颌骨后移所致)；另一种情况为全部或部分无齿

（七）软腭位置评分（Friedman Palate Position Score，FPP；表 19-12）

表 19-12　软腭位置评分

评分	标准
Ⅰ级	扁桃体、腭垂完全可见
Ⅱ级	腭垂可见,扁桃体部分可见
Ⅲ级	软、硬腭可见,腭垂部分可见
Ⅳ级	仅硬腭可见

七、参考文献

1. 张晓军,恽晓平. 康复疗法评定学［M］. 2 版. 北京：华夏出版社,2014：189-207.

2. 恽晓平. 康复疗法评定学［M］. 2 版. 北京：华夏出版社,2014：189-207.

3. 王宁夫. 心肺功能诊断治疗学. 杭州：浙江科学技术出版社,2011.

4. 李锦秀. 运动康复治疗对慢性稳定性心力衰竭患者运动耐力、心肺功能及生活质量的影响［J］. 内科,2019,14(5)：557-559,566.

5. 张进,丁立群,范洁,等. 运动康复治疗对慢性稳定性心力衰竭患者运动耐力、心肺功能及生活质量的影响［J］. 中国循环杂志,2017,32(11)：1099-1103.

6. Brighton L J. Integrating Comprehensive Geriatric Assessment for people with COPD and frailty starting pulmonary rehabilitation：the Breathe Plus feasibility trial protocol［J］. E R J Open Res,2021,7(1)：1-10.

7. Agha B，Facial phenotype in obstructive sleep apnea-hypopnea syndrome：a systematic review and meta-analysis[J]. J Sleep Res，2017，26(2)：122－131.

8. Pinto J A. Accuracy of peripheral arterial tonometry in the diagnosis of obstructive sleep apnea[J]. Braz J Otorhinolaryngol，2015，81(5)：473－8.

常见心肺疾病评定
——心电运动试验

第二十章　常见儿童疾病评定

一、实验见习内容

1. 脑性瘫痪评定
(1) 脑性瘫痪的定义及临床分型；
(2) 神经反射发育评定；
(3) 粗大运动功能评定；
(4) 精细运动功能评定；
(5) 语言能力评定。

2. 智力发育障碍评定
(1) 智力发育障碍的定义；
(2) 智力发育的常用评定量表。

3. 感觉统合障碍评定
(1) 感觉统合障碍的定义及分型；
(2) 感觉统合障碍的间接评定；
(3) 感觉统合障碍的直接评定。

4. 孤独症谱系障碍评定
(1) 孤独症谱系障碍的定义、临床表现；
(2) 孤独症谱系障碍的常用评定量表。

二、实验见习目的

本实验见习目的是学习几种常见儿童疾病的评定方法，了解患儿的基本情况，掌握患儿功能障碍的特点，为其制定适合的治疗方案提供依据，同时也为康复治疗效果提供客观依据。

1. 掌握脑性瘫痪定义以及常见的临床分型；掌握常用的粗大运动功能评定、精细运动功能评定、神经反射发育评定等方法。
2. 掌握智力发育障碍的定义；了解智力发育的筛查量表和常用诊断量表。
3. 掌握感觉统合障碍定义以及分型；了解感觉统合障碍评定方法。
4. 掌握孤独症谱系障碍定义和临床表现；了解孤独症谱系障碍评定方法以及筛查程序。

三、实验见习的工具、量表

以主观评定方法为主，多采用量表进行评定。根据评定项目和量表需求，准备实验工具。实验过程中可准备的工具及量表如下：

1. 脑性瘫痪评定

场所：开阔、安静的环境。

工具：根据各部分评定内容备齐工具，如玩具娃娃、倾斜板、量角器、棉布条、Peabody 全套测试工具箱等。

常用量表：Alberta 婴儿运动量表、Peabody 运动发育量表、粗大运动功能测量（GMFM）、S-S 语言发育迟缓评定等。

2. 智力发育障碍评定

智力发育的筛查量表（丹佛发育筛查检查、绘人智能测验）。

智力发育的常用诊断量表（格塞尔发育量表、比内法、智力韦氏儿童智力量表、韦氏学前儿童智力量表）。

3. 感觉统合障碍评定

（1）间接评定：儿童感觉统合能力发展评定量表、儿童感觉统合能力发展评定量表。

（2）直接评定：感觉统合及运用测验、婴幼儿感觉功能测试量表、Peabody 精细评定量表、旋转后眼震试验。

4. 孤独症谱系障碍评定

（1）发育评定：丹佛发育筛查测验、格塞尔发育量表、贝利婴儿发育量表。

（2）心理学评定：韦氏智力量表、文兰德适应能力量表等。

（3）三级筛查程序：初级保健筛查、一级筛查（简易婴幼儿孤独症筛查量表改良版、克氏孤独症行为量表等）、二级筛查工具（孤独症行为量表、儿童孤独症评定量表）。

四、实验见习的方法

本实验需要学生掌握几种常见儿童疾病的定义以及分型，熟悉正常儿童的生长发育规律，针对常见的几种儿童疾病，逐一进行示范操作教学，学生相互进行模拟练习。

（一）脑性瘫痪的评定

1. 首先带学生回顾脑性瘫痪的定义、临床分型、分级以及婴幼儿正常的运动发育顺序。

（1）定义：脑性瘫痪（Cerebral Palsy，CP）是一组持续存在的中枢性运动和姿势发育障碍、活动受限症候群，这种症候群是由于发育中的胎儿或婴幼儿脑部非进行性损伤所致。脑瘫主要表现为运动障碍，常伴有感知觉、认知、交流和行为障碍，以及癫痫和继发性肌肉、骨骼问题。

（2）临床分型：共分六型：① 痉挛型四肢瘫；② 痉挛型双瘫；③ 痉挛型偏瘫；④ 不随意运动型；⑤ 共济失调型；⑥ 混合型。

（3）临床分级：目前多采用粗大运动功能分级系统（Gross Motor Function Classification System，GMFCS）。GMFCS 是根据脑瘫儿童运动功能受限随年龄变化的规律所设计的一套分级系统，完整的 GMFCS 分级系统将脑瘫患儿分为 5 个年龄组（0～2 岁；2～4 岁；4～6 岁；6～12 岁；12～18 岁），每个年龄组根据患儿运动功能从高至低分为 5 个级别（Ⅰ级、Ⅱ级、Ⅲ级、Ⅳ级、Ⅴ级）。

2. 教师实验示教

（1）示教讲解

① 收集病史：进行问诊，了解健康、发育、骨科、养育等方面问题。

② 向患儿或(和)家属简单扼要地解释各项检查的目的和步骤。

③ 确保患儿处于放松、可配合状态,注意情绪变化。

④ 进行粗大、精细运动等方面的检查。

⑤ 记录评定结果。

(2) 带学生回顾评定内容并进行分组模拟练习,教师进行指导与补充。

脑瘫患儿评定涉及多方面之前已学过的评定内容,本实验以部分重要评定内容为例进行操作讲解,每一部分教师可以先进行动作讲解示范,再指导学生相互模拟进行主观评定。实验中可借助玩具娃娃模拟受试儿童。若有患儿可以让学生先观察老师示范评定的过程,再互相进行模拟操作练习。

① 神经系统反射评定

实验工具:棉布条、倾斜板。

A. 原始反射(Primitive Reflex):是新生儿与生俱来的非条件反射,也是婴儿特有的一过性反射,其中枢位于脊髓、延髓和桥脑。众多的原始反射是胎儿得以娩出的动力,是人类初期各种生命现象的基础,也是后来分节运动和随意运动的基础。

学生需要掌握原始反射出现及存在的时间,见表 20-1。

表 20-1　原始反射出现及存在的时间

原始反射	出现及存在时间
觅食反射	0～4 个月
手握持反射	0～4 个月
足握持反射	0～10 个月
拥抱反射	0～6 个月
放置反射	0～2 个月
踏步反射	0～3 个月
张口反射	0～2 个月
上肢移位反射	0～6 个月
侧弯反射	0～6 个月
紧张性迷路反射	0～4 个月
非对称性紧张性颈反射	0～4 个月
对称性紧张性颈反射	0～4 个月
交叉伸展反射	0～2 个月
阳性支持反射	0～2 个月

重点掌握以下反射的检查方法和检查结果的含义。

【抓握反射(Grasp Reflex)】

手掌握持反射(Palmar Grasp Reflex):检查者将手指从小儿手的尺侧插入其手中,压迫小儿的手掌,小儿的手指屈曲握住检查者的手为阳性。

足底握持反射(Plantar Grasp Reflex):检查者用手指按压小儿的足底部的足趾根部,出现足趾的屈曲似握住检查者的手的反应为阳性。

出现时间:手掌抓握,出生时足趾跖屈,妊娠 28 周。消失时间:手掌抓握,出生后 4～

6 个月；足趾跖屈，出生后 9 个月。

【非对称性颈紧张反射(Asymmetric Tonic Neck Reflex，ATNR)】：当头向一侧移动时，下颌所指一侧的伸肌紧张性增强，表现为上下肢伸展，而枕骨所指一侧屈肌张力增强，表现为上下肢屈曲。出现时间：出生时。消失时间：4～6 个月。

【对称性颈紧张反射(Symmetric Tonic Neck Reflex，STNR)】：小儿呈俯悬卧位，头后仰时，上肢伸展下肢屈曲；头前屈时，则上肢屈曲，下肢伸展。出现时间：4～6 个月；消失时间：8～12 个月。

【阳性支持反射(Positive Supporting Reaction)】：受试儿童一只足底及跖趾关节接触地面时，刺激了本体感受器而引起下肢呈强直状态为阳性支持反应。正常人出生以后 3～8 个月内可有此反应，中枢性神经病损者亦可出现，此时由于患侧足趾关节最先着地而诱发下肢伸肌紧张性增高，膝关节强直而反张，使体重很难移到该侧下肢上来。

B. 立直反射：立直反射又称矫正反射，是身体在空间发生位置变化时，主动将身体恢复立直状态的反射，立直反射的中枢在中脑和间脑。其主要功能是维持头在空间的正常姿势、头颈和躯干间、躯干与四肢间的协调关系，是平衡反应功能发育的基础。各种立直反射并不独立存在，而是相互影响。立直反射出生后可以见到，但多于出生后 3～4 个月出现，持续终生。脑发育落后或脑损伤患儿立直反射出现延迟，肌张力异常、原始反射残存可严重影响立直反射的建立。

学生需要掌握立直反射出现及存在的时间，见表 20-2。

表 20-2 立直反射出现及存在的时间

反射名称	出现及存在时间
颈立直反射	新生儿→持续 6～8 个月
躯干-颈立直反射	2～3 个月→5 岁左右
躯干立直反射	3～4 个月→5 岁左右
迷路性立直反射	6～7 个月以前→终生
视性立直反射	5～6 个月以前→终生
降落伞反射/保护性伸展反射	6～7 个月→终生

重点掌握以下立直反射的检查方法和检查结果的含义。

【颈立直反射(Neck Righting Reaction)】：当头部和颈部的位置发生变化时会产生向心性刺激，是身体对此刺激产生适应性反应。小儿取仰卧位，头部处于正中位。检查者使其头部向一侧回旋时，小儿的肩、躯干、腰部整体向头部回旋的方向回旋为阳性，为"滚圆木样动作"。

【躯干立直反射(Body on Body Righting Reaction)】：小儿取仰卧位，头部呈正中位，下肢伸展。检查者从小儿的头部或肩部将其回旋成为侧卧位，若小儿的身体自动回到仰卧位为阳性。

【迷路性立直反射(Labyrinthine Righting Reflex)】：遮严小儿双眼后将其抱起，检查者向前、后、左、右倾斜其身体，当小儿的身体倾斜后其头部自动回到与地面垂直的位置为阳性。

【视性立直反射(Optical Righting Reflex)】：检查者将小儿竖直抱起向前、后、左、右倾斜其身体,若小儿出现头部自动回到与地面垂直的位置为阳性。

C. 平衡反应:神经系统发育的高级阶段,出现皮层水平的平衡反应。当身体重心移动或支持面倾斜时,机体为了适应重心的变化,通过调节肌张力以及躯干与四肢的代偿性动作,保持正常姿势。平衡反应是人站立和行走的重要条件,多在立直反射出现不久即开始逐步出现和完善,终生存在。完成平衡反应不仅需要大脑皮层的调节,而且需要感觉系统、运动系统等综合作用才能完成(表20-3)。

表 20-3 平衡反应出现及存在时间

名称	出现及存在时间
仰卧位倾斜反应	6个月→终生
俯卧位倾斜反应	6个月→终生
膝手位倾斜反应	8个月→终生
坐位倾斜反应	6个月→终生
前方坐位倾斜反应	7个月→终生
侧方坐位倾斜反应	10个月→终生
后方跪位倾斜反应	15个月→终生
立位倾斜反应前方	12个月→终生
立位倾斜反应侧方	18个月→终生
立位倾斜反应后方	24个月→终生

重点掌握以下反应的检查方法和检查结果的含义。

【仰卧位倾斜反应(Tilting-Supine Reaction)】:6个月出现阳性反应,终生存在。6个月后仍呈阴性者,提示神经发育落后。

检查方法:患儿于倾斜板上取仰卧位,上下肢伸展,倾斜板向一侧倾斜。

反应:头部挺直的同时,倾斜板抬高一侧的上、下肢外展,伸展,倾斜板下降一侧的上、下肢可见保护性支撑样伸展动作。

【俯卧位倾斜反应(Tilting-Prone Reaction)】:6个月出现阳性反应,终生存在。6个月后仍呈阴性者,提示神经发育落后。

检查方法:患儿于倾斜板上取俯卧位,上下肢伸展,倾斜板向一侧倾斜。

反应:头部挺直的同时,倾斜板抬高一侧的上、下肢外展,伸展,倾斜板下降一侧的上、下肢可见保护性伸展和支撑动作。

【坐位倾斜反应(Sitting Tilting Reaction)】:前方6个月左右出现,侧方7个月左右出现,后方10个月左右出现,终生存在。坐位后方平衡反应出现,标志着坐位姿势发育成熟,开始向立位方向发展。

检查方法:小儿于坐位,检查者用手分别向前方、左右方向、后方推动小儿,使其身体倾斜。

反应:小儿为了维持平衡,出现头部和胸部立直反应的同时,分别出现两上肢迅速向前方伸出;倾斜侧上肢立刻向侧方支撑、另一侧上肢有时伸展;两手迅速伸向后方做支撑动作。通过上述反应,保持身体的平衡。

【立位倾斜反应(Standing Tilting Reaction)】:前方12个月左右出现,侧方18个月左右出现,后方24个月左右出现,终生存在。

检查方法:小儿于站立位,检查者用手分别向前方、左右方向、后方推动小儿,使其身体倾斜。

反应:小儿为了维持平衡,出现头部和胸部立直反应以及上肢伸展的同时,分别出现腰部向前方、左右方向、后方弯曲以及脚向前方、左右方向、后方迈出一步。

② 关节和骨骼功能评定

实验工具:量角器。

A. 关节活动度评定

【头部侧向转动试验】:正常时下颌可达肩峰,左右对称,肌张力增高时阻力增大,下颌难以达肩峰。

【臂弹回试验】:使小儿上肢伸展后,突然松手,正常时在伸展上肢时有抵抗,松手后马上恢复原来的屈曲位置。

【围巾征】:将小儿手通过前胸拉向对侧肩部,使上臂围绕颈部,尽可能向后拉,观察肘关节是否过中线,新生儿不过中线,4~6个月小儿过中线。肌张力低下时,手臂会像围巾一样紧紧围在脖子上,无间隙;肌张力增高时肘不过中线。

【腘窝角】:小儿仰卧位,屈曲大腿使其紧贴到胸腹部,然后伸直小腿,观察大腿与小腿之间的角度。肌张力增高时角度减小,降低时角度增大(1~3个月80°~100°,4~6个月90°~120°,7~9个月110°~160°,10~12个月150°~170°)。

【足背屈角】:小儿仰卧位,检查者一手固定小腿远端,另一手托住足底向背推,观察足从中立位开始背屈的角度。肌张力增高时足背屈角减小,降低时足背屈角增大(1~3个月60°,3~6个月30°~45°,7~12个月0°~20°)。

【跟耳试验】:小儿仰卧位,检查者牵拉足部尽量靠向同侧耳部,骨盆不离开床面,观察足跟与髋关节的连线与桌面的角度。正常4个月龄后应大于90°,或足跟可触及耳垂。

【股角(内收肌角)】:小儿仰卧位,检查者握住小儿膝部,使下肢伸直并缓缓拉向两侧,尽可能达到最大角度,观察两大腿之间的角度,左右两侧不对称时应分别记录。肌张力增高时角度减小,降低时角度增大(1~3个月40°~80°,4~6个月70°~110°,7~9个月100°~140°,10~12个月130°~150°)。

【牵拉试验】:小儿仰卧位,检查者握住小儿双手向小儿前上方牵拉,正常小儿5个月时头不再后垂,上肢主动屈肘用力。肌张力低时头后垂,不能主动屈肘。

B. 关节稳定功能评定

髋关节脱位评定(教师可以提前准备一张典型发育性髋关节脱位 X 片进行示范讲解):

观察法:对比患儿大腿、臀及腘窝的皮肤褶皱是否对称,患儿下肢的长度是否一致。

外展试验:患儿仰卧位,屈髋屈膝 90°,检查者双手握住双膝同时外展、外旋,当膝外侧不能触及床面,称为外展试验阳性。

X 线检查:a. Perkin 象限:骨盆正位片,通过两侧 Y 形软骨中心作一水平直线(H线),再从髋臼外缘向 H 线做一垂线(P 线),将髋臼划分成 4 个象限(Perkin 象限)。正常情况下,股骨头的骨化中心在内下象限内。b. 髋臼指数:从髋臼外缘向髋臼中心所做连线与 H 线所交形成的锐角,即为髋臼指数。一般<30°,髋关节脱位时,此角明显增大。c. Shenton 线:X 线中耻骨下缘弧形线与股骨颈内缘线相连形成的一抛物线,Shenton 线连续,说明位置良好;脱位时,此线不连续。

③ 肌张力评定见第八章,肌力评定见第九章,平衡和协调功能评定见第十一章。

④　精细运动发育评定

实验工具:拨浪鼓、小玩具、小丸、纸张。

按精细动作发育顺序从以下几个方面进行评定:

【抓握动作】:新生儿期,握持反射存在,1个月内攥得很紧(拇指放在其他手指的外面)。2个月,用拨浪鼓柄碰手掌,能握住拨浪鼓2~3 s不松手。3个月,握持反射消失,将拨浪鼓柄放在小儿手掌中,能握住数秒。

【抓住动作】:3个月,仰卧位能用手指抓自己的身体、头发和衣服。4个月,手与拨浪鼓接触时,手会主动张开来抓,并握住、摇动及注视拨浪鼓。5个月,能抓住近处的玩具。6个月,两只手能同时各抓住一个小玩具。7个月,能伸手抓住远处的玩具。

【耙抓动作】:6个月起能够伸手去触摸小玩具并抓住拿起来,而不仅仅是接触。7个月,所有的手指都可弯曲地做耙抓的动作,并能成功地抓住小玩具。

【倒手动作】:7个月,先给一个小玩具,待拿住后再给另一个玩具,会把第一个玩具换到另一只手里,再去接第二个玩具。8个月后倒手的动作更加熟练。

【对捏动作】:8个月起逐渐形成拇指和其他手指,特别是拇指和示指的对捏。如果将小丸放在桌面上,能用拇指和其他手指捏起小丸。9个月,将小丸放在桌面上,能用拇指和示指捏起小丸。10个月,能用拇指和示指的指端捏起小丸,动作比较熟练、迅速。12个月,给一粒小丸,会捏起并往瓶子里投放,但不一定准确。

【翻书动作】:15个月开始在大人鼓励下出现翻书动作。24个月,能用手捻书页,每次一页,可以连续翻3次以上。

【折纸动作】:24个月,会将一张纸折成两折或三折,但不成规则。30个月,能将纸叠成方块,边角整齐。36个月,能折正方形、长方形和三角形,边角整齐。

⑤　视觉功能评定

实验工具:手电筒、玩具。

评定先观察婴儿如何看周围环境、是否与父母有视觉交流,然后进行评定测试。

该部分需要学生了解有哪些评定方式。包括:a. 单眼遮盖试验;b. 光觉反应;c. 注视和追视;d. 眨眼反射;e. 双眼同视功能。

⑥　语言功能评定

A. 构音障碍评定

【构音器官检查】:用于确定构音器官是否存在器官异常和运动障碍。常常需要结合医学、实验室检查、言语评定才能做出诊断。适用于3.5岁以上的运动性构音障碍。详见附表1。

【构音检查】:以普通话语音为标准音。

工具:图卡50张(汉语构音能力测验见附件5)、记录表、压舌板、录音机等进行会话、单词检查、音节复述检查等方面的检查。

结果的记录与分析:

[1] 错音:是指出现错误发音。

[2] 错音条件:在什么条件下发成错音,如词头以外或某些音结合时。

[3] 错误方式:所发成的错音方式异常。

[4] 一贯性:包括发声方法和错法,患儿的发音错误为一贯性的,就在发音错误栏内以"+"表示,比如在所检查的词语中把所有的[p]均发错就标记"+",反之,有时错误,有

时又是正确,就标记"—"。

[5]错法:指错时的性质是否恒定,如把所有的[k]均发成[t]表示恒定,以"+"表示;反之,如有时错发为[t]有时错发为别的音,就用"—"表示。

[6]被刺激性:在单词水平出现错误时,如用音节或音素提示能纠正,为有刺激性,以"+"表示;反之则为无刺激性,以"—"表示。

[7]构音类似运动:可以完成规定音的构音类似运动以"+"表示,不能完成以"—"表示。

[8]错误类型:根据临床上发现的构音异常总结出常见错误类型共14种,即省略、置换、歪曲、口唇化、齿背化、硬腭化、齿龈化、送气音化、不送气化、边音化、鼻音化、无声音化、摩擦不充分和软腭化等。

B. 语言发育迟缓评定:该部分需要学生掌握言语语言功能发育顺序,见表20-4。

表20-4　言语语言功能发育顺序

年龄	言语语言功能
9个月	无意识地叫"爸爸""妈妈"
12个月	说出10个以内字词并理解其含义;正确叫"爸""妈";只能说少量名词和动词
18个月	对物体、人或动作讲两个字词;日词汇量可增加10个;掌握至少50个词;开始说形容词、副词和代词
24个月	会看图说出画的名字;可使用三个字短语;开始说数词和连词;掌握至少200个词汇
30个月	从图片上能说出日常用品或常见动物;出现语音意识;可掌握600个词汇
36个月	能说出自己的姓名;使用较复杂的名词性结构
3～4岁	掌握1600个词汇;复述简单的故事或歌曲;使用复杂的修饰语句;大体掌握基本语法形式
4～5岁	自如与人交谈,清晰表达要求和意愿

C. 目前汉语儿童语言发育迟缓评定主要采用S-S法,也较为常用。

实验工具:包含实物、镶嵌板、操作性课题用品、图片。

实验前准备好S-S评定检查用具,按各阶段(1、2、3、4、5)向学生演示如何进行检查,将检查结果显示的阶段与实际年龄语言水平阶段进行比较,并结合临床检查结果进行综合评定。

⑦ 日常生活活动能力评定

A. 儿童功能独立性评定量表(Wee Function Independent Measurement,WeeFIM):适用于6个月～7岁正常儿童,以及6个月～21岁的功能障碍或发育落后儿童。包含自理能力、括约肌控制、转移、行走、交流以及社会认知这六方面,共18个项目,每个项目分1～7级,从1级的完全依赖辅助到7级的完全独立。

结果判定:

126分为完全独立;

108～125分为基本独立;

90～107分为有条件的独立或极轻度依赖;

72～89分轻度依赖;

54～71分中度依赖；

36～53分重度依赖；

19～35分极重度依赖；

18分为完全依赖。

（二）智力发育障碍评定

1. 首先带学生回顾智力发育障碍的定义以及正常的智能发育、行为发育以及社会适应能力的规律。

2. 了解常用的评定量表的评定内容与结果意义

（1）智力发育的筛查量表：

丹佛发育筛查检查（Denver Developmental Screening Test，DDST）：适用于0～6岁，分布在4个能区，包含了个人—社交能区、精神动作—适应性能区、语言能区、大运动能区。

评定结果：① 异常：2个或更多能区有2项或更多迟缓；1个能区有2个或更多项目迟缓，加上1个或多个区有1个迟缓和同区通过年龄线的项目都未通过。② 可疑：1个区有2项或更多迟缓；1个或更多区有1个迟缓和同区通过年龄线的项目都未通过。③ 无法解释：不合作项目太多，无法保证作出正确判断。④ 正常：无上述情况。

绘人智能测验（Draw A Test）：适用于4～12岁。共50项，每一项得1分。找出评分结果所对应的智能年龄，可得知被检查者的智商。

（2）智力发育的常用诊断量表有：格塞尔发育量表（Gesell Development Schedules）、比内法（Binet）、韦氏儿童智力量表（Wechsler Intelligence Scale for Children，WISC）、韦氏学前儿童智力量表（Wechsler Preschool and Primary Scale of Intelligence，WPPSI）。

（三）感觉统合障碍评定

1. 首先带学生回顾感觉统合的定义、感觉统合障碍的定义、感觉统合障碍分型。

（1）感觉统合（Sensory Integration）：大脑将从身体各种感觉器官传来的感觉信息，进行多次组织分析、综合处理，作出正确决策，使整个机体和谐有效地运作。

（2）感觉统合障碍（Sensory Integrative Dysfunction）：指输入大脑的各种感觉刺激信息不能在中枢神经系统内形成有效的整合而产生的一种缺陷。

（3）感觉统合障碍分类：① 感觉调节障碍；② 感觉辨别障碍；③ 感觉基础性运动障碍；④ 视觉空间能力障碍；⑤ 中枢听觉处理障碍。

2. 学生需要了解感觉统合障碍评定的间接评定和直接评定。

（1）间接评定：由儿童家属根据儿童实际情况填写的专业问卷或量表，包括儿童感觉统合能力发展评定量表、儿童感觉处理功能调查表。

（2）直接评定包括：① 感觉统合及运用测验（Sensory Integration and Praxis Tests，SIPT）；② 婴幼儿感觉功能测试量表（The Test of Sensory Functions in Infants，TSFI）；③ Peabody精细评定量表（PDMS‐2）；④ 旋转后眼震试验（Post-Rotatory Nystagnus test，PNT）：主要测试前庭功能。测验方法：a. 测试工具昂贵，用轮椅替代。b. 被检查者体位为坐位、侧卧（鼻与地面成45°）。c. 转速1圈/2 s，每秒10圈（不能耐受者即刻停止）。d. 旋转顺序：先坐位后侧卧，顺/逆时针方向、左/右侧卧逐项进行。e. 记录水平和垂直方向眼震次数及被检查的身体反应。f. 结果判断：正常结果为水平方向眼震颤8～

10 次,头歪倒、眩晕、呕吐。异常结果为眼球震颤无、过多、过少,表现为旋转时微笑甚至大笑,无眩晕或无呕吐,轻松地走开或反应过于强烈。

(3) 感觉统合训练器材筛查时的注意事项:① 筛查时,要排除其他因素干扰(比如对筛查环境或操作者的陌生而出现抗拒哭闹);② 筛查过程中,要避免多次反复操作,主要观察儿童在不经意下做出的反应;③ 确定筛查环境非儿童经常活动过的场所;④ 对感觉调节筛查顺序依次为视觉-触觉-本体觉-前庭觉,避免后者影响前者结果(比如前庭觉活动会影响视觉);⑤ 筛查能补充其他评定手段,进一步确定失调类型,也可以指导临床治疗方向;⑥ 筛查手法也可以用作临床训练方法;⑦ 该方法目前不能确定失调程度。

(四) 孤独症谱系障碍评定

1. 首先带学生回顾孤独症谱系障碍定义

孤独症谱系障碍(Autism Spectrum Disorders,ASD):一类神经发育障碍性疾病,以社会交往及交流障碍、兴趣狭窄、刻板与重复行为为主要特点。

美国精神医学协会发布了第五版《精神障碍诊断与统计手册》(DSM－Ⅴ),已将儿童孤独症(Autistic Disorder;Infantile,Childhood Autism)、阿斯伯格综合征(Asperger)、未分类的广泛性发育障碍以及儿童瓦解性精神障碍统称为 ASD。

2. 学生需要了解孤独症谱系障碍的评定内容与结果意义

(1) 发育评定常用的有:丹佛发育筛查检查(Denver Developmental Screening Test,DDST)、格塞尔发育量表(Gesell Development Schedules,GDDS)、贝利婴儿发育量表(Bayley Scales of Infant Development,BSID)。

(2) 心理学评定量表:不是专门为孤独症儿童设计的,但可为康复干预计划的制定提供依据。

① 智力评定量表常用的有韦氏智力评定、Peabody 图片词汇评定等。

② 适应能力评定量表:a. 文兰德适应能力量表(Vineland Adaptive Scale,VABS):包括交流沟通、生活能力、社会交往、动作能力及问题行为 5 个分测验,适用于 2～18 岁。b. 婴儿-初中学生社会生活能力量表:适用于 6 个月～14 岁的儿童。

(3) 孤独症症状评定

① 初级保健筛查:警示指标:6 个月后,不能被逗乐,眼睛很少注视人;10 个月左右,对叫自己名字没反应,听力正常;12 个月,对于言语指令没有反应,没有牙牙学语,没有动作手势语言,不能进行目光跟随;对动作模仿不感兴趣;16 个月,不说任何词汇,对语言反应少,不理睬别人说话;18 个月,不能用手指指物或用眼睛追随他人手指指向,没有显示给予行为;24 个月,没有自发的双词短语。任何年龄出现语言功能倒退或社交技能倒退。

② 一级筛查:简易婴幼儿孤独症筛查量表(Checklist for Autism in Toddler,CHAT)、简易婴幼儿孤独症筛查量表改良版(the Modified Checklist for Autism in Toddler,M－CHAT)、CHAT－23、孤独症特征早期筛查问卷(ESAT)等。

③ 二级筛查:

a. 孤独症行为量表(ABC):国内外广泛应用,阳性符合率可达 85%,包含了生活自理(S)、语言(L)、身体运动(B)、感觉(S)和交往(R)5 个因子的 57 个项目,每个项目 4 级评分,总分≥53 分提示存在可疑孤独症样症状,总分≥67 分提示存在孤独症样症状。适用于 8 个月～28 岁的人群。由父母或与孩子共同生活达 2 周以上的人评定。

　　b. 儿童孤独症评定量表(CARS):适用于 2 岁以上的人群。总共 15 个项目,每个项目 4 级评分,必要时可给半分。总分<30 分为非孤独症,总分 30～36 分为轻至中度孤独症,总分≥36 分为重度孤独症。

　　(4) 心理教育评定量表(C‐PEP):国内修订后的心理教育评定量表修订版(Psychoeducational Profile-Revised,PEP‐R),适用于 3～7 岁孤独症、非典型孤独症和其他类同的沟通障碍者。

　　(5) 孤独症治疗评估量表(AETC):包含说话/语言、社交、感知觉、健康/行为 4 项,共 77 题,总分 0～179 分,分值越高,症状程度越重。

五、实验见习的总结反馈

　　1. 遗传、环境、生产等因素的影响,脑瘫患儿的发病率和患病率多年来没有明显的下降趋势。多样的临床表现、家长的忽视等,影响了临床确诊率,因此脑瘫的预防与康复治疗至关重要。小儿脑瘫的评定是其重要环节,从而分析患儿的功能障碍,为其制定适宜的治疗方案。

　　2. 脑瘫的评定是每位治疗师应该掌握的技能,本课的重点在于使学生掌握神经反射、粗大运动和精细运动的评定,难点在于儿童正常的生长发育规律以及不同评定结果的意义。

　　3. 正确的评估建立在基础理论以及对评定内容、操作手法非常熟悉的基础上,因此需加强对常见儿童疾病基础理论的复习,熟悉儿童发育顺序,反复实践操作练习。在实践过程中,模特或者模型都无法模拟真实患儿的状态,可结合多媒体、实例短视频等进行讲解与练习。

　　4. 孤独症、神经发育迟缓近年来发病率越来越高,学生应该熟悉了解相关的评定方法,了解其康复治疗方案的理论依据。

六、附件

　　1. Alberta 婴儿运动量表(Motor Assessment of the Developing Infant,表略)

　　可以识别出运动发育不成熟及有异常运动模式的严重运动发育迟缓的婴儿,但对于长期预测价值尚未明确,适用于 0～18 个月的婴幼儿。

　　每个项目的评分系统分为"观察到"和"没有观察到"。对于出现的运动技能不存在一个具体分值或部分通过的情况。

　　在四个体位(仰卧位、俯卧位、坐位、立位)下进行评分,每个体位计分如下:

　　(1) 最不成熟的"观察到"的项目与最成熟的"观察到"的项目之间的项目为该婴儿的运动的"窗";

　　(2) 将最不成熟的"观察到"的项目之前,每项计 1 分;

　　(3) "窗"内"观察到"的项目每项计 1 分;

　　(4) "窗"内"未观察到"的项目每项计 0 分;

　　(5) 得出每个体位下的得分。

　　计算婴儿的年龄:评估年龄＝评估日期—出生日期(一个月计为 30 天,一年计为 12 个月,对于出生小于 37 孕周的婴儿,需进行年龄校正,校正年龄为评估时的年龄减去早产的时间。早产的时间按 40 周减出生时的孕周进行计算。)

计算出总得分,将总分与正常同龄儿得分所绘制的图表对照,依据图表,得出婴幼儿运动水平所处的百分位。

2. Peabody 运动发育评定量表(Peabody Developmental Motor Scales 2,表略)　目前国内外广泛应用的一个全面的运动功能评定量表包括粗大运动和精细运动两个方面的评定,是一种定量和定性功能评定量表,包括 2 个相对独立的部分,6 个分测试(粗大运动:反射、姿势、移动、实物操作;精细运动:抓握、视觉—运动整合),3 个给分等级(0 分、1 分、2 分),最后得出:原始分、相当年龄、百分比、标准分、综合得来的发育商和总运动商。适用于 6～72 个月儿童。

测试分数及其解释:

(1)百分比:代表等于或者低于某个特定分数的人群所占的百分比。比如说,百分位56 代表了有 56％的标准化样本人群的分数等于或者低于被测试者的分数。百分位是使用者和他人交流测试结果时常用的一个分数。要注意的是,百分位离开均值(也就是说50％)越远,两个百分位之间的差距就越大。

(2)分测验标准分(表 20 - 5)

表 20 - 5　分测验标准分

标准分	评价	钟型分布图中的百分位
17～20	非常优秀	2.34
15～16	优秀	6.87
13～14	中等偏上	16.12
8～12	中等	49.51
6～7	中等偏下	16.12
4～5	差	6.87
1～3	非常差	2.34

不同的分测验的标准值,代表了不一样的评分水平。最右边一栏指的是列于中间一栏分类里各类人群的百分比,反映的是一个正常或正态化分布的人群,即大多数人群(接近 50％)在平均水平,被认为是非常优秀或者非常差的分数很少见,容易被忽视。

(3)发育商(PDMS—2 最可信的分数;表 20 - 6)

表 20 - 6　发育商

商值	评价	钟型分布图中的百分位
131～165	非常优秀	2.34
121～130	优秀	6.87
111～120	中等偏上	16.12
90～110	中等	49.51
80～89	中等偏下	16.12
70～79	差	6.87
35～69	非常差	2.34

① 粗大运动商(GMQ)：<1 岁的幼儿，由反射、姿势、移动三个分测验组成；1～5 岁的儿童，由姿势、移动、实物操作三个分测验组成。运动能力和平衡能力较差的儿童 GMQ 分数较低，这些儿童可能学习爬、走和跑有困难。

② 精细运动商(FMQ)：所有的儿童都是由抓握、视觉—运动整合两个分测验组成。抓握和视觉整合运动技能较差的儿童得分较低，他们在学习拿东西、画图形和使用手持工具的时候有困难。

③ 总运动商(TMQ)：由粗大和精细运动发育商两部分组成，可能是评价总体运动能力最好的指标。

3. 粗大运动功能测量(Gross Motor Function Measure，表略)

该量表适用于脑性瘫痪儿童(5 月龄～16 岁)。将不同体位的反射、姿势和运动模式分为 88 项评定指标(还被修订为 66 项评定指标，GMFM—66 合并了 88 项属于同一维度的项目)，共分 5 个功能区(卧位和翻身、坐位、爬和跪、站立、走跑跳)，每一项可评 0 分(不能启动)、1 分(启动)、2 分(部分完成)、3 分(完成)。最后得出原始分(5 个能区原始分)，各能区百分比(原始分/总分×100%)，总百分比(各能区百分比相加/5)，目标区分值(选定能区百分比相加/所选能区数)。全面评定粗大运动功能状况，被广泛采用。

4. 构音器官检查方法及记录表(表 20-7、表 20-8)

(1) 构音器官检查方法

表 20-7　构音器官检查方法

Ⅰ. 呼吸(肺)		
说明	**方法及观察要点**	**用具**
1. "坐正，两眼往前看"	患者的衣服不要过厚，便于观察呼吸的类型。观察是胸式、腹式、胸腹式。如出现笨拙、费力、肩上抬，应做描述	无
2. "请你平静呼吸"	检查者坐在患者后面，双手放在胸和上腹两侧感觉呼吸次数。正常人 16～20 次/分	无
3. "请你深吸气后，以最慢的速度呼气"	用放在胸腹的手，感觉患者是否可慢呼气及最长呼气时间，注意同时记录时间，呼气是发[f][s]	无
4. "请用最快的速度吸一口气"	仍用双手放在胸腹部感觉	无
Ⅱ. 喉功能		
说明	**方法及观察要点**	**用具**
1. "深吸一口气然后发'啊'，尽量平稳发出，尽量长"	不要暗示出专门的音调音量，按评定表上的项目评定，同时记录时间，注意软腭上提、中线位置 a. 正常或嘶哑，气息声急促，费力声、粗糙声及震额； b. 正常或异常音调，低调； c. 正常或异常音量； d. 吸气时发声	无
2. "请合上我唱的每一个音"	随着不同强度变化发出高音和低音，评定患儿是否可以合上，按表上所列项目标记	无

（续表）

Ⅲ. 面部

说明	方法及观察要点	用具
1. "请看着我"	这里指的是整个面部的外观,面部的绝对对称很可能不存在,不同的神经肌肉损伤,可具有不同的面部特征: a. 正常或不对称;b. 单侧或双侧麻痹;c. 单侧或双侧痉挛;d. 单侧或双侧眼睑下垂;e. 单侧或双侧口角下垂; f. 流涎;g. 扭曲,抽搐,鬼脸;h. 面具脸;i. 口式呼吸	无

Ⅳ. 口部肌肉检查

说明	方法及观察要点	用具
1. "看着我,像我这样做"(同时示范缩拢嘴唇的动作)	评定嘴唇: a. 正常或范围缩小; b. 正常或不对称	无
2. "闭紧嘴唇,像我这样(示范5次),准备、开始"	评定嘴唇: 正常或接触力量降低(上下唇之间)	无
3. "像我这样龇牙"(示范2次)	观察:a. 正常范围或范围减小; b. 口角对称或偏移	无
4. "请张开口,把这个纽扣含在唇后,闭紧嘴唇,看我是不是很容易地把它拉出来"	把指套放在纽扣上,把它放在唇后、门牙之前,患儿用嘴唇含紧纽扣后,拉紧线绳,逐渐增加力量,直到纽扣被拉出或显出满意的阻力 a. 正常阻力; b. 减弱	带绒绳的纽扣

Ⅴ. 硬腭

说明	方法及观察要点	用具
"头后仰,张口"	把指套戴在一只手的示指上,用另一只手打开手电筒照在硬腭上,从前到后,侧面及四周进行评定,用示指沿中线轻摸硬腭,先由前到后,再由左到右观察指动: a. 正常腭弓或高窄腭弓; b. 异常生长物; c. 皱褶是否正常; d. 黏膜下腭裂	指套、手电筒

Ⅵ. 腭咽机制

说明	方法及观察要点	用具
1. "张开口"	照在软腭上,在静态下评定软腭的外观及对称性,观察要点: a. 正常软腭高度或异常的软腭下垂; b. 分叉悬雍垂; c. 正常大小,扁桃体肥大或无腭扁桃体节; d. 律性波动或痉挛	手电筒

（续表）

说明	方法及观察要点	用具
2. "再张开你的嘴,尽量平稳和尽量长地发'啊'(示范至少 10 s),准备,开始"	照在软腭上,评定肌肉的活动,并把镜子或鼻息镜放在鼻孔下 观察要点: a. 正常中线无偏移或单侧偏移 b. 正常或运动受限 c. 鼻漏气 d. 高鼻腔共鸣,低鼻腔共鸣,鼻喷气声	手电筒和小镜子或鼻息镜
3. "鼓起腮,当我压迫时不让气体从口或鼻子漏出"	把拇指放在一侧面颊上,把中指放在另一侧面颊,然后两侧同时轻轻地施压力,把鼻息镜放在鼻孔下 观察要点:鼻或口漏气	镜子或鼻息镜
4. "努力去吹这个气球"	当患者企图吹气球时,把镜子放在鼻孔下 观察要点:鼻或口漏气	气球和小镜子

Ⅶ. 舌

说明	方法及观察要点	用具
1. "请伸出你的舌头"	评定舌外伸活动: a. 正常外伸或偏移; b. 正常或外伸缩短。如有舌肌萎缩、肿物或其他异常要作记录	无
2. "伸出舌、尽量快地从一侧向另一侧摆动(示范至少 3 s),开始"	评定速度、运动状态和范围: a. 正常或速度减慢; b. 正常或范围受限; c. 灵活、笨拙、扭曲或张力障碍性运动	无
3. "伸出舌,舔嘴唇外侧及上下唇"(示范至少 3 次)	观察要点:活动充分、困难或受限	无

Ⅷ. 下颌(咀嚼肌)

说明	方法及观察要点	用具
"面对着我,慢慢地尽最大地张开嘴,然后像这样慢慢地闭上(示范 3 次),准备好,开始"	把一只手的示指、中指和无名指放在颞颌关节区(TMJ),评定下颌的运动是否沿中线运动或有无异常的下颌运动 观察要点: a. 正常或异常的下颌下拉; b. 正常或偏移的下颌上抬以及不自由的张力障碍性运动(TMJ)弹响或异常突起	无

Ⅸ. 反射

说明	方法及观察要点	用具
1. "患者睁眼,被检侧眼球向内上方注视"	用细棉絮从旁边轻触侧角膜,引起眼睑急速闭合,刺激后闭合为直接角膜反射,同时引起对侧眼睑闭合为间接反射:被检侧消失,直接反射(+)对侧消失,间接反射(+) 反射类型:一侧三叉神经疾患 患侧直接反射(+) 间接反射(-) 反射类型:一侧面神经麻痹	细棉絮

（续表）

说明	方法及观察要点	用具
2."下颌放松,面向前方"	将左手拇指轻放于下颌齿裂上,右手持叩诊锤轻叩拇指,观察其反射有无及强弱程度,轻度咬肌收缩或明显收缩为阳性,无咬肌收缩为阴性	叩诊锤
3."双眼睁开向前看"	用叩诊锤轻叩眼眶,两眼轻闭或紧闭为阳性;无闭眼为阴性,左右有差异要记录	叩诊锤
4."仰起头,大张开口"	用长棉棒轻触咽弓周围,呕吐反应为阳性,无呕吐反应为阴性	长棉棒
5."伸出舌"	用纱布握住舌体突然向前拉舌,突然后缩为阳性,无后缩为阴性	纱布块
6."口部放松"	轻叩唇周,向同侧收缩为阳性,不收缩为阴性,需注明左(L)、右(R)	叩诊锤

（2）构音器官检查记录表

表 20-8　构音器官检查记录表

Ⅰ. 呼吸 1. 呼吸类型:胸腹—胸—腹—　　　　　　　2. 呼吸次数/分 3. 最长呼气时间—秒　　　　　　　　　　　4. 快呼吸:能—不能—
Ⅱ. 喉功能 1. 最长发音时间—秒 2. 音质、音调、音量 a. 音质异常—　　b. 正常音调—　　c. 正常音量—　　d. 总体程度 0 1 2 3 　嘶哑—　　　　　异常高调—　　　异常音量—　　　气息声 0 1 2 3 　震颤—　　　　　异常低调—　　　异常过低—　　　无力声 0 1 2 3 e. 吸气时发声 　费力声 0 1 2 3 　粗糙声 0 1 2 3 3. 音调、音量匹配 a. 正常音调—　　　　　　　　　　　　　b. 正常音量— 　单—音调—　　　　　　　　　　　　　　单—音量—
Ⅲ. 面部 a. 对称—　　b. 麻痹(R/L)—　　c. 痉挛(R/L)—　　d. 眼睑下垂(R/L)— 　不对称— e. 口角下垂(R/L)—　　f. 流涎—　　　　g. 怪相—扭曲—抽搐— h. 面具脸—　　　　　i. 口式呼吸—
Ⅳ. 口部肌肉 1. 撅嘴　　　　　2. 咂唇　　　　　3. 示齿　　　　　4. 唇力度 a. 缩拢范围正常—　a. 力量正常—　　a. 范围正常—　　a. 正常— 　缩拢范围异常—　　力量减低—　　　范围缩小—　　　减弱— b. 对称缩拢—　　　b. 口角对称— 　不对称缩拢—　　　口角不对称—

（续表）

Ⅴ. 硬腭
a. 腭弓正常—
　高窄腭弓—
1. 大体观察
a. 正常软腭高度—
　软腭下垂(R/L)—
b. 分叉悬雍垂(R/L)—
c. 正常扁桃体—
　肥大扁桃体—
d. 节律性波动—
　或痉挛—
3. 鼓颊
　鼻漏气—
　口漏气—

b. 新生物—
c. 黏膜下腭裂—
2. 软腭运动
a. 中线对称—
b. 正常范围—
　范围受限—
c. 鼻漏气—
d. 高鼻腔共鸣—
　低鼻腔共鸣—
　鼻喷气声—
4. 吹
　鼻漏气—
　口漏气—

Ⅵ. 舌
　1. 外伸
a. 正常外伸—
　偏移(R/L)—
b. 长度正常—
　外伸减少—
c. 灵活—
　笨拙—

2. 舌灵活度
a. 正常速度—
　速度减慢—
b. 正常范围—
　范围减少—

3. 舔唇左右侧
　充分
　不充分
　扭曲

Ⅶ. 下颌
1. 颌张开闭合
a. 正常下拉—
　异常下拉—
b. 正常上抬—
　异常上抬—
c. 不平稳扭曲—
　或张力障碍性运动—
d. 下颌关节杂音—
　膨出运动—

2. 咀嚼范围
　正常范围—
　减少—

Ⅷ. 反射
1. 角膜反射—
4. 呕吐反射—

2. 下颌反射—
5. 缩舌反射—

3. 眼轮咂肌反射—
6. 口轮咂肌反射—

5. 汉语构音能力测验(表 20 - 9)

表 20 - 9　汉语构音能力测验(听觉感知分析记录表)

姓名：　　　性别:女　男　　年龄：　　　出生日期：　　　评估日期：

记录说明:正确"√";歪曲"⊗";遗漏"⊖";替代:实发音的拼音

序号	词	目标音	序号	词	目标音	序号	词	目标音	序号	词	目标音
S1	桌	Zh	12	鸡	j	25	菇	g	38	拔	a
	zhuō	√		jī			gū			bá	

（续表）

序号	词	目标音	序号	词	目标音	序号	词	目标音	序号	词	目标音
S2	象 xiàng	iang	13	七 qī	q	26	哭 kū	k	39	鹅 é	e
1	包 bāo	B	14	吸 xī	x	27	壳 ké	k	40	一 yī	i
2	抛 pāo	P	15	猪 zhū	Zh	28	纸 zhǐ	zh	41	家 jiā	ia
3	猫 māo	M	16	出 chū	ch	29	室 shì	sh	42	浇 jiāo	iao
4	飞 fēi	F	17	书 shū	sh	30	自 zì	z	43	乌 wū	u
5	刀 dāo	D	18	肉 ròu	r	31	刺 cì	c	44	雨 yǔ	ü
6	套 tào	T	19	紫 zǐ	z	32	蓝 lán	an	45	椅 yǐ	I
7	闹 nào	N	20	粗 cū	c	33	狼 láng	ang	46	鼻 bí	i
8	鹿 lù	L	21	四 sì	s	34	心 xīn	in	47	蛙 wā	1
9	高 gāo	g	22	杯 bēi	b	35	星 xīng	ing	48	娃 wá	2
10	铐 kào	K	23	泡 pào	p	36	船 chuán	uan	49	瓦 wǎ	3
11	河 hé	H	24	稻 dào	d	37	床 chuáng	uang	50	袜 wà	4

七、参考文献

1. 王玉龙. 康复功能评定学[M]. 3 版. 北京：人民卫生出版社，2018：519 - 546.

2. 李晓捷. 实用小儿脑性瘫痪康复治疗技术[M]. 2 版. 北京：人民卫生出版社，2016：100 - 382.

3. 黄昭鸣，万勤，张蕾. 言语功能评估标准及方法[M]. 上海：华东师范大学出版社，2007.

4. [美]派珀·达拉. 发育中婴儿的运动评估—Alberta 婴儿运动量表[M]. 黄真，等译. 北京：北京大学医学出版社，2016：27 - 32.

5. [美]福利奥·菲威尔. Peabody 运动发育量表[M]. 黄真,李明,译. 2 版. 北京:北京大学医学出版社,2015:31-39.

6. [加]拉塞尔·罗森鲍姆,埃弗里·莱恩. 粗大运动功能测量(GMFM-66 和 GMFM-88)使用手册[M]. 吴卫红,等译. 北京:华夏出版社,2015:50-60.

常见儿童疾病评定—
脑瘫关节活动度评定

第二十一章　老年疾病康复评定

一、实验见习内容

老年病是指人在老年期在器官衰老的基础上发生、与退行性改变相关的具有自身特点的疾病。本章将重点学习老年性痴呆、帕金森和糖尿病足的康复评定。

（一）阿尔兹海默病的康复评定

1. 回顾阿尔兹海默病的定义、临床表现及分期。
2. 回顾阿尔兹海默病的主要功能障碍。
3. 痴呆程度筛查评定。
4. 阿尔兹海默病综合认知筛查量表。
5. 记忆功能评定。
6. 注意力评定。
7. 知觉障碍评定。
8. 老年日常生活活动能力评定。
9. 精神行为症状评定。

（二）帕金森病的康复评定

1. 回顾帕金森病的概念和临床表现。
2. 帕金森的单项评定。
3. 帕金森的临床分级和量表评定。

（三）糖尿病足的康复评定

1. 回顾糖尿病足的定义和常见功能障碍。
2. 糖尿病足的评定流程。

二、实验见习目的

1. 掌握阿尔兹海默病的定义、临床表现与分期。
2. 掌握阿尔兹海默病的康复评定，其中重点掌握痴呆严重程度评定。
3. 掌握帕金森的概念、临床表现。
4. 掌握帕金森的康复评定。
5. 掌握糖尿病足的定义、临床表现。
6. 熟悉糖尿病足的评定流程。
7. 了解溃疡的分级。

三、实验见习的场景、工具、量表

本章实验大部分为主观评定,主观评定方法不需借助仪器,多采用量表进行评定。主要是简明精神状态检查(Mini-Mental State Examination,MMSE)、蒙特利尔认知评估(Montreal Cognitive Assessment,MoCA)、长谷川痴呆量表(HDS)、老年性痴呆评定量表认知分量表(ADAS-cog)、日常生活活动量表(ADL)、精神神经症状 NPI 问卷。

1. 评估场景及环境　安静舒适的房间,光线充足,有合适高度的桌椅,可以是康复治疗实验室或附属医院康复治疗中心等。检测者和受试者可以面对面坐,受试者可以很容易地听清检查者的声音,检查者能够看清受试者的表情。

2. 设备教具　桌子,PT 床、PT 凳,纸笔,多媒体教学设备、多媒体教学课件。

3. 评定量表

(1) 简明精神状态检查(MMSE)(同表 5 - 2)

(2) 蒙特利尔认知评估(MoCA)(同表 5 - 3)

(3) 长谷川痴呆量表(表 21 - 1)

表 21 - 1　长谷川痴呆量表(HDS)

问题	评分
1. 今天是几月几号(或星期几)?	3
2. 这是什么地方?	2.5
3. 你多大岁数(±3 年为正确)?	2
4. 最近发生什么事情(请事先询问知情者)?	2.5
5. 你出生在哪里?	2
6. 中华人民共和国成立年份(±3 年为正确)?	3.5
7. 一年有几个月(或一小时有几分钟)?	2.5
8. 国家现任总理是谁?	3
9. 100 - 7,93 - 7	2～4
10. 请倒背下列数字:6 - 8 - 2,3 - 5 - 2 - 9	2～4
11. 请将纸烟、火柴、钥匙、表、钢笔 5 样东西摆在受试者前,令其说一遍,然后把东西拿走,请受试者回忆。	0,0.5,1.5,2.5,3.5

(4) 阿尔茨海默病评定量表认知分量表(表 21 - 2)

表 21 - 2　阿尔茨海默病评定量表认知分量表(ADAS-cog)

阿尔茨海默病评定量表(ADAS)评分记录表(1994 年修订版)	
认知部分	
1. 单词回忆任务: 三次试验平均错误分_____	7. 单词辨认任务: 三次试验平均错误分_____

（续表）

2. 命名物体或手指：_____ 　　___花　　　___沙发　　　___哨子　　　___铅笔 　　___毯子　　___假面具　　___剪刀　　　___梳子 　　___钱夹　　___口琴　　　___听诊器　　___钳子 　　___拇指　　___小手指　　___示指　　　___中指 　　___无名指 0＝0～2 件物品不正确　　　　1＝3～5 件物品不正确 2＝6～8 件物品不正确　　　　3＝9～11 件物品不正确 4＝12～14 件物品不正确　　5＝15～17 件物品不正确	8. 回忆测试验指令＊：_____ 0＝无　　＊评分结果来自单词辩认任务 1＝很轻；忘记一次 2＝轻度；必须提醒两次 3＝中度；必须提醒 3 或 4 次 4＝中重度；必须提醒 5 或 6 次 5＝重度；必须提醒 7 次以上
3. 命令：_____ 评分＝未能正确操作的步骤数 　　___握拳 　　___指天花板,然后指向地面 　　___将铅笔放在卡片的上面,然后将其放回去 　　___把手表放在铅笔的另一边,并且把卡片翻过来 　　___用一只手的两个手指在每一边肩膀上各拍两下,同 　　　　时要一直闭着眼睛	9. 口头语言能力：_____ 0＝无 1＝很轻;有一次缺乏可理解性的情况 2＝轻度;＜25％的时间内存在言语可理 解性困难 3＝中度;被试者在 25％～50％的时间内 存在言语可理解性困难 4＝中重度;被试者在 50％以上的时间内 存在言语可理解性困难 5＝重度;说一两个词即中断;说话虽流 利,但内容空洞,缄默
4. 结构性练习：_____ 0＝四幅图全部正确 1＝1 幅错误 2＝2 幅错误 3＝3 幅错误 4＝4 幅均错误 5＝未作图;刻画;只有一部分图形,用文字代替图形 5. 结构性练习：_____ 评分＝不正确操作的步骤数 　　___叠信 　　___把信放进信封内 　　___将信封封口 　　___在信封上写地址 　　___在贴邮标处作标记	10. 找词困难：_____ 0＝无 1＝很轻;出现一两次,不具临床意义 2＝轻度;明显的赘述或用同义词替代 3＝中度;偶尔缺词,且无替代词 4＝中重度;频繁缺词,且无替代词 5＝重度;几乎完全缺乏有内容的单词,言 语听起来空洞,说一两个词即中断 11. 口头语言理解能力：_____ 0＝无;病人能理解 1＝很轻;有一次理解错误的情况 2＝轻度;3～5 次理解错误的情况 3＝中度;需要多次重复和改述 4＝中重度;仅偶尔正确回答;也就是说, 只回答"是"或"否" 5＝重度;病人极少对问题作出恰当反应, 而且并非因言语贫乏所致
6. 定向力：_____ 评分＝错误部分的总数 　　___人物 　　___星期 　　___日期(＋/－一天) 　　___月份 　　___季节(季节变换前 1 周/后 2 周) 　　___一天中的钟点(误差在 1 小时以内) 　　___地点(部分命名也可接受)	12. 注意力：_____ 0＝无 1＝很轻;有 1 次注意力不集中 2＝轻度;有 2～3 次注意力不集中;出现 坐立不安/心不在焉的表现 3＝中度;访谈过程中 4～5 次注意力不 集中 4＝中重度;访谈过程中很多时候注意力 不集中和(或)经常注意力涣散 5＝重度;极其难以集中注意力和注意力 极易转移,无法完成任务

（续表）

| 单词回忆：_____ | 单词辨认：_____ | 其他认知行为：_____ |
| 认知总分：_____ | 非认知行为：_____ | ADAS 总分：_____ |

（5）日常生活活动量表（ADL）（同表 14 - 1、表 14 - 2）

（6）精神神经症状 NPI 问卷（表 21 - 3）

表 21 - 3　精神神经症状 NPI 问卷

	症状	有无症状	严重度	发生频率	苦恼程度
妄想	病人是否一直都有不真实的想法？比如说，一直坚持认为有人要害他/她，或偷他/她的东西。		1　2　3	1　2　3　4	0　1　2　3　4　5
幻觉	病人是否有幻觉，比如虚幻的声音或影像？他/她是否看到或听到并不存在的事情？		1　2　3	1　2　3　4	0　1　2　3　4　5
激惹/攻击行为	病人是否有一段时间不愿意和家人配合或不愿别人帮助他/她？他/她是否很难处理？		1　2　3	1　2　3　4	0　1　2　3　4　5
抑郁/心境不悦	病人是否显得悲伤或忧郁？他/她是否曾说过他/她的心情悲伤或忧郁？		1　2　3	1　2　3　4	0　1　2　3　4　5
焦虑	病人是否害怕和你分开？病人是否会有其他神经质的症状，比如：喘不过气、叹气、难以放松或过分紧张？		1　2　3	1　2　3　4	0　1　2　3　4　5
过度兴奋/情绪高昂	病人是否感觉过分的好或者超乎寻常的高兴？		1　2　3	1　2　3　4	0　1　2　3　4　5
淡漠/态度冷淡	病人是否对他/她常做的事情和别人的计划、事情不感兴趣？		1　2　3	1　2　3　4	0　1　2　3　4　5
行为失控	病人是否显得做事欠考虑？例如，对陌生人夸夸其谈，或者出口伤人？		1　2　3	1　2　3　4	0　1　2　3　4　5
易怒/情绪不稳	病人是否不耐烦和胡思乱想？是否无法忍受延误或等待已经计划好的活动？		1　2　3	1　2　3　4	0　1　2　3　4　5
异常举动	病人是否有不断的重复行为，如在房子里走来走去、不停地扣扣子、把绳子绕来绕去或者重复地做其他事情？		1　2　3	1　2　3　4	0　1　2　3　4　5
夜间行为	病人是否半夜会吵醒你？是否起来太早？或者在白天睡的太多？		1　2　3	1　2　3　4	0　1　2　3　4　5
食欲/进食变化	患者体重有无增加或减轻？他/她喜欢的食物种类有无变化？		1　2　3	1　2　3　4	0　1　2　3　4　5
总分					

（7）Hoehn-Yahr 分期法（表 21－4）

表 21－4　Hoehn-Yahr 分期法

1 级——单侧受累，通常无功能障碍或功能障碍很小。
2 级——轻微双侧受累或中轴受累，但无平衡功能障碍。
3 级——中度双侧受累或姿势不稳。
4 级——功能障碍严重，但可勉强站立和行走。
5 级——在没有帮助的情况下只能坐轮椅或卧床。

（8）改良 Hoehn-Yahr 分期法（表 21－5）

表 21－5　改良 Hoehn-Yahr 分期法

0 期：无任何症状和体征。
1 期：一侧肢体受累症状。
1.5 期：一侧肢体受累症状，伴有躯体肌肉受累症状。
2 期：双侧肢体受累症状，无平衡障碍。
2.5 期：双侧肢体轻度受累，伴有轻度平衡障碍。
3 期：双侧肢体中度受累，伴有明显的姿势不稳，病人的许多功能受限制，但生活能自理，转弯变慢。
4 期：双侧肢体严重受累，勉强能独立行走或站立。
5 期：卧床或生活在轮椅上（帕金森病晚期）。

（9）改良 Webster 评分法（表 21－6）

表 21－6　改良 Webster 评分法

1. 手部动作（包括书写）
0＝不受影响。
1＝手部精细动作开始有减慢，拿东西、扣纽扣和书写开始感到困难。
2＝精细动作中度减慢，单侧或双侧，手部各项活动中度障碍，书写大受妨碍，有小字症。
3＝精细动作严重减慢，不能书写或扣纽扣，拿东西明显有障碍。
2. 僵直
0＝未出现。
1＝颈部与肩部可发生僵直，激发现象阳性（即令病人以受损对侧肢体做动作活动，则受损侧肢体僵直症状加重）。一侧或双侧腿部出现轻度静止性僵直。
2＝颈部与肩部中度僵直，不服药时静止性僵直阳性。
3＝颈部与肩部严重僵直，静止性僵直，不能为药物所改善。
3. 姿势
0＝正常，头部前屈不到 9.8 cm。
1＝脊柱僵直有所开始，头部前屈达 12.5 cm。
2＝臂部开始屈曲，头部前屈达 15 cm，一侧或双侧手上抬，但仍低于腰部水平。
3＝头部前屈超过 15 cm，一侧或双手上抬过腰水平，手部显著屈曲，指关节开始有所伸直，膝部也开始屈曲。
4. 上肢协同动作
0＝双臂摆动动作良好。
1＝一侧上臂摆动动作减少。
2＝一侧上臂不摆动。
3＝双上臂不见摆动。

5. 步态

0＝跨步良好。一步跨 44～75 cm,转弯不费力。

1＝步距小于 25～44 cm,转弯很慢,可能要几步完成,一侧足跟开始重踏。

2＝步距 15～30 cm,两侧足跟开始重踏。

3＝步距小于 7.5 cm,偶尔出现顿挫步态,靠足尖走路,转弯很缓慢。

6. 震颤

0＝未见震颤。

1＝震颤的幅度不到 2.5 cm,见于肢体或头部,静止时,或见于手部,当行走时或作指鼻试验时。

2＝震颤幅度不超过 9.8 cm,震颤明显,但不固定,病人能对手部保持一些控制力。

3＝震颤幅度超过 9.8 cm,经常存在,醒时即有震颤,不能自己进食或书写。

7. 面容

0＝正常,表情丰富,无瞪视。

1＝可发现有些刻板,口常开,开始有些焦虑或抑郁表现。

2＝中度刻板,情绪动作有时可有突破,但阈值显著提高,口唇有时分开,中度焦虑或抑郁表现,有流涎。

3＝面具脸,口唇张开 0.6 cm 或更多,严重流涎。

8. 坐、起立运动

0＝正常。

1＝坐、起立运动能单独完成,但比正常略差,或用一手略撑才能完成。

2＝坐、起立动作需要二手支撑才能完成。

3＝坐、起立动作在双手支撑下也不能完成,或仅能勉强完成。

9. 言语

0＝清晰、易懂、响亮。

1＝开始有嘶哑,平淡,音量尚可,仍易懂。

2＝中度嘶哑及无力,经常音调单调,开始有呐吃、踌躇、口吃、不易懂。

3＝显著嘶哑与无力,很难听懂。

10. 生活自理力

0＝无妨碍。

1＝能自己照顾,但穿衣速度明显减慢,可独自生活,常仍能工作。

2＝有些活动需人照顾,例如翻身,自坐位起立等,各项活动很慢,但可完成。

3＝经常需人照顾,不能穿衣、进食或单独行走。

四、实验见习的方法

本章实验主要采用量表评定,以示范操作教学、学生相互模拟进行主观评定。

(一)阿尔兹海默病的康复评定

首先快速回顾阿尔兹海默病的定义、临床表现、临床分期和功能障碍。

1. 定义

(1)痴呆(dementia)是由于脑功能障碍而产生的获得性和持续性智能障碍综合征。

(2)阿尔茨海默病又称老年性痴呆,是痴呆中最具有代表性的一种疾病,临床特征为隐匿起病、进行性智能衰退,多伴有人格改变。一般症状持续进展,病程通常 5～10 年。

2. 临床表现　痴呆的临床症状主要分为:① 认知功能减退;② 认知功能减退伴随社会生活功能减退症状;③ 非认知性神经精神症状。

3. 临床分期

(1)疾病早期:症状轻微,典型的首发征象是记忆障碍,以近记忆力受损为主。

(2)疾病中期:认知障碍逐渐出现,表现为掌握新知识、熟练运用及社交能力下降,并随时间的推移而加重。

（3）疾病晚期：可能出现判断力、认知力的完全丧失，因而幻觉和幻想更为常见。

4. 主要功能障碍

① 人格改变和记忆障碍；② 言语障碍；③ 视空间功能障碍；④ 失认、失用症；⑤ 智能障碍和情绪障碍；⑥ 精神病性障碍；⑦ 其他神经功能障碍。

5. 痴呆程度筛查评定　重点介绍痴呆程度筛查评定，临床上常用的是四种评估方式：简易精神状态检查（MMSE）；蒙特利尔认知评估量表（MoCA）；长谷川痴呆量表（HDS）；画钟试验（CDT）。其中简易精神状态检查、蒙特利尔认知评估量表在认知功能的评定中已介绍，详见第五章。这里重点介绍长谷川痴呆量表（HDS）和画钟试验（CDT）。

（1）长谷川痴呆量表（HDS）（表 21-1）：是一种简易实用的量表，1974 年，日本学者长谷川创制了老年痴呆检查量表（HDS），至今已和简易精神状态检查量表等共同成为当今世界上使用最为广泛的老年痴呆初筛工具之一，它主要用于群体的老年人调查。HDS总计 11 项问题，其中包括定向力（2 题）、记忆功能（4 题）、常识（2 题）、计算（1 题）、物体铭记命名回忆（2 题）。

量表评估开始前指导语："下面我要问你一些非常简单的问题，测验一下你的注意力和记忆力，请不要紧张，尽力完成。"接下来按照量表顺序评定。

评分标准：稍繁，如 1~8 题答错为 0 分，答对分别为 3、2.5、2、2.5、2、3.5、2.5、3 分；第 9 题，一个也答不出来为 0 分，减对一次为 2 分，减对 2 次及以上为 4 分；第 10 题能倒念对一个为 2 分，能倒念对 2 个为 4 分；第 11 题能说出五种为 3.5 分，说出四种为 2.5 分，说出三种为 1.5 分，说出两种为 0.5 分，只能说出一种或一种也说不出来为 0 分。由于我国仍有部分文盲，我国学者同样将其评分按文化程度标准化，更切合我国国情。总分若文盲<16，小学文化<20，中学及以上文化<24，可评为痴呆。

待讲解完评定方法和评分标准后挑选一名学生扮演受试者进行模拟评估。然后将学生两两分组，互相模拟评估，时间约为 10 min。

（2）画钟试验是一种简单、敏感、易操作的认知筛查工具，尤其对视空间、执行功能方面的筛查优于其他测试工具。最常用最简便的是"0~4 分法"（0~4 Point method）。

① 方法：要求病人画一表盘面，并把表示时间的数目字写在正确的位置，待病人画一圆并添完数字后，再命病人画上大小或分时针，把时间指到 7 点 11 分等。

② 记分：

a. 画一封闭的圆 1 分　　　　　　　　b. 数目字位置正确 1 分

c. 12 个数目字无遗漏 1 分　　　　　　d. 分时针位置正确 1 分

③ 结果：4 分为认知功能正常，3~0 分为轻、中和重度的认知功能障碍。

老师在讲解完后在黑板上画出不同的钟面让学生进行打分以检测掌握程度。

6. 老年性痴呆综合认知筛查量表

临床上常用的老年性痴呆综合认知筛查量表有：（1）老年性痴呆评定量表认知分量表（ADAS-cog）；（2）认知能力筛查量表（CASI）。

ADAS-cog 由 Rosen 等在 1984 年修订，用于评估阿尔茨海默病的认知功能，是目前运用得最广泛的认知评价量表。ADAS-cog 的检查内容共 12 题（15~30 min），包括定向力、语言、结构、观念的运用、词语即刻回忆与词语再认，满分 70 分。

在讲解 ADAS-cog 时挑选一名志愿学生模拟受试者，边讲解边演示评估。认知能力筛查量表(CASI)仅做了解。

老年性痴呆记忆功能评定、注意力评定与成人这两个方面的评定相比并无特殊,本章不做详细介绍,详见第五章认知功能的评定。

7. 日常生活活动能力评定

评定日常生活能力的测验很多,国内多采用日常生活能力量表(Activity of Daily Living Scale,ADL)进行评估。该量表是常用的评价老年人日常生活能力的工具,由躯体生活自理量表和工具性日常生活活动量表组成。ADL 共有 14 项,每项内容评分标准为4级,1分=自己完全可以完成;2分=有些困难,自己尚能完成;3分=需要帮助;4分=自己根本无法完成;总分 14～56 分,分数越高,能力越差。评定时按表逐项询问,如被试者因故不能回答或回答不正确(如痴呆或失语),则可根据家属、护工等知情人的观察评定。

实验时由老师讲解完后将学生两两分组,分别扮演受试者和被检者进行评估,然后交换角色评估。

8. 精神神经症状 NPI 问卷

神经精神症状(NPS)在老年性痴呆病人中很常见,是导致病人残疾、不良应激、医护负担和成本的主要因素。临床上,NPI 问卷为目前应用最广泛的检测精神行为症状的量表,该量表具有较高的信度和效度。病情严重程度按 3 级评分,即轻、中、重度分别评为1,2,3。1分=轻度,可以觉察但不明显;2分=中度,明显但不十分突出;3分=重度,非常突出的变化。发生频率按4级评分(1～4分)1分=偶尔,少于每周一次;2分=经常,大约每周一次;3分=频繁,每周几次但少于每天1次;4分=十分频繁,每天一次或更多或者持续。另外,该量表还要求评定照料者的心理苦恼程度,按6级评分评定。

得分结果:对患者评分为频率评分×严重程度评分,评分范围为 0～144(12 项得分总和);照料者苦恼程度评分为 0～60 分。0 分代表最好,分数越高病情越严重。

评定讲解完成选取 1 名学生模拟受试者按照问卷模拟评估。

(二)帕金森病的康复评定

1. 帕金森病的概念和临床表现

帕金森病(PD)又名震颤麻痹,1817 年由 Parkinson 首先描述。是一种常见的中老年人黑质和纹状体通路上的变性疾病,以静止性震颤、肌强直、运动减少和姿势步态异常为主要临床特征。

2. 帕金森的单项评定

该部分包括了关节活动度(ROM)测量(具体见第十章);肌力评定(见第九章);平衡功能评定(见第十一章);步行能力评定(见第十二章);吞咽、言语功能评定(见第六章);日常生活活动能力评定(见第十四章);认知、心理功能评定(见第五章)。但区别于其他患者,在评定帕金森病患者时需要注意:(1) 帕金森病多发于老年人,在进行 PROM 测量时,手法要柔和,速度缓慢均匀,尤其对伴有疼痛和痉挛的病人不能做快速运动。(2) 当病人有明显的骨质疏松或骨的脆性增加时,应避免 PROM 测量。

3. 临床分级和量表评定

(1) Hoehn-Yahr 分级法:该表用来粗略评估帕金森病的病情程度;改良 Hoehn-Yahr 分级,是在该表的基础上,细分出 1.5 级和 2.5 级两个亚型;该法简明清晰,易于掌握,广泛应用于临床。可让学生观察提供的视频影像资料来判断案例处于哪个期并说明原因再进行班级讨论。

（2）改良 Webster 评分：此表根据不同的临床表现及生活能力，采用了 4 级 3 分制，0 为正常，1 为轻度，2 为中度，3 为重度。总分评估为每项累加分，1～10 分为早期残损，11～20 分为中度残损，21～30 分为严重进展阶段。

（三）糖尿病足的康复评定

1. 糖尿病足的定义　糖尿病足是一组足部的综合征，应至少具备 3 个要素：① 糖尿病病人；② 有足部组织营养障碍，即溃疡或坏疽发生；③ 伴有一定下肢神经或（和）血管病变。三者均缺一不可，否则就不能称其为糖尿病足。

2. 常见功能障碍　① 运动神经病变导致足部畸形：锤状趾、踇外翻和爪形足。② 感觉神经病变导致远端有袜套样感觉改变或保护性感觉缺失。③ 周围神经病变和关节活动度受限导致足部局部压力峰值升高，增加了溃疡风险。

3. 糖尿病足的评定流程　学生需要熟悉糖尿病足常见的评定方法和需要评估的方面，包括：问诊、视诊、初诊、神经肌肉骨骼系统检查、感觉检查（详见第七章）、外周血管检查还有溃疡的评定，了解溃疡的分级。

五、实验见习的总结反馈

1. 阿尔茨海默病目前尚无特殊的治疗方法，正确预防、处理引起痴呆的一系列危险因素是痴呆治疗的基础，尽管目前已经有部分药物能够延缓疾病的进程，但尚未找到能够彻底根治阿尔茨海默病的方法。所以阿尔茨海默病重在预防，早发现、早诊断、早治疗仍是防治阿尔茨海默病的关键。故阿尔茨海默病的筛查性评估极为重要，也是每个学生必须掌握的知识点。学生应当熟知阿尔茨海默病评估涉及的多个方面，并结合不同分期和临床表现有侧重地进行评估，而不是所有患者的评定流程和内容都一样，这就需要学生对老年性痴呆这个疾病做到充分的熟悉和了解。

2. 帕金森病是一种神经系统退行性疾病，尽管药物治疗已经取得非常好的疗效，但药物不能使病人得以痊愈。因此康复的目的主要是帮助病人维持最佳功能状况。由于帕金森病给病人带来非常复杂的身体上、精神心理和社会性的功能问题，那么想要通过一两个量表就能确定病人的功能障碍不太现实。因此，治疗师不仅要掌握常规的身体功能评定、日常生活能力评定，还需要掌握综合的量表评定，以全面了解病人的功能状况，而制定更为个体化、有效的治疗方案，提高病人的生活质量。

六、参考文献

1. 郑洁皎.老年康复学[M].北京:人民卫生出版社,2018:27-44.

2. 王玉龙.康复功能评定学[M].3 版.北京:人民卫生出版社,2018:551-576.

3. 傅传威,吕军,张云,等.老年期痴呆筛查评估量表分析[J].中国康复理论与实践杂志,2010,16(6):505-508.

老年疾病康复评定
一画钟试验

第二十二章　康复常见并发症的评定

一、实验见习内容

1. 压疮评定　压疮又称压力性溃疡,俗称褥疮,是指不同程度的压力或剪切力造成皮肤及局部组织缺血、缺氧而形成的坏死和溃疡。压疮发生的原因主要包括压力、摩擦力、剪切力、皮肤受潮湿或排泄物的刺激、感觉和运动障碍、营养障碍和医源性等因素。压疮易发生于缺乏脂肪组织保护、无肌肉包裹或肌层较薄的骨突处。不同体位下,如仰卧位、侧卧位、俯卧位、坐位,好发部位不同。压疮评定实验主要介绍压疮的分期,包括美国压疮协会压疮分期、Shea 分期、Yarkony-Kirk 分期,以及压疮的预后评定,包括 Braden 评分法和 Norton 评分法。

2. 疼痛评定　疼痛是一种不愉快的感觉和对实际或潜在的组织损伤刺激所引起的情绪反应。ICF 将疼痛分为全身性疼痛、身体单一部分疼痛、身体多部分疼痛等 8 类,从临床角度疼痛可分为中枢性、外周性、心因性 3 类,而根据持续时间疼痛可分为急性疼痛、慢性疼痛、亚急性疼痛、再发性急性疼痛。疼痛评定实验主要介绍常用的疼痛评定方法,包括压力测痛法、45 区体表面积评分法、视觉模拟评分、口述分级评分法、简化 McGill 疼痛问卷(SF - MPQ)、疼痛日记评定法、Oswestry 功能障碍指数、疼痛行为记录评定、行为评定法、Wong-Baker 面部表情量表。

3. 吞咽困难评定　吞咽是食物经咀嚼而形成的食团由口腔经咽及食管入胃的整个过程,吞咽不是一个单纯的随意运动,而是一种复杂的反射活动。吞咽分期包括口腔准备期、口腔期、咽期、食管期。吞咽功能与三叉神经、面神经、舌咽神经、迷走神经和舌下神经关系密切。吞咽障碍评定包括临床一般状况评定和吞咽功能评定。吞咽困难评定实验主要介绍常用的吞咽功能评定,包括吞咽造影、反复唾液吞咽测试、饮水吞咽试验、简易吞咽激发试验、量表评定法、肌电图、咽下内压测定、声门电图检查、内镜检查、咳嗽反射测试、肌电生物反馈、经颅磁刺激等。

4. 排尿障碍评定　神经源性排尿功能障碍是指控制膀胱和尿道的中枢或周围神经发生病变引起排尿功能障碍,为临床常见的合并症之一。神经源性膀胱的症状包括尿急、尿频、尿潴留、尿失禁。神经源性排尿障碍的特点是,上运动神经元损伤主要表现为膀胱感觉缺失,逼尿肌过度活跃,膀胱顺应性下降,括约肌在充水时功能正常,在排尿时过度活跃,反射性排尿;下运动神经元损伤主要表现为膀胱感觉缺失,逼尿肌不能收缩,膀胱顺应性下降,括约肌功能低下,排尿需要辅助用力。神经源性排尿障碍评定方法包括了解病史、体格检查、症状评估、实验室检查和尿流动力学分析。神经源性排尿障碍评定实验主要介绍常见的尿流动力学检查,如膀胱压力容积测定、尿流率测定、肌电图等。

5. 排便障碍评定　神经源性排便功能障碍,即由于大脑、脊髓和周围神经疾病导致排便的随意控制功能障碍。常见的神经源性排便功能障碍为便秘或大便失禁。排便障碍的评定内容包括排便次数、排便量、粪便性状、每次排便消耗时间和括约肌功能。神经源性排便障碍评定实验主要介绍常用的评估方法,包括肛门直肠指诊、结肠传输试验、肛肠测压、盆底肌电图检查、纤维结肠镜、肛门自制功能试验、便秘得分、自我观察日记、磁共振成像、排粪造影等。

6. 性功能评定 性功能障碍是指不能进行正常的性行为或在正常的性行为过程中不能得到性满足的一类障碍。男性的性功能障碍主要有勃起功能障碍和射精障碍(不能射精、早泄、逆行射精等)。女性性功能障碍分为心理性或器质性的性欲低下、性唤起障碍、性高潮障碍和性交疼痛障碍。心理-社会因素是引起性功能障碍最常见的原因。性功能障碍评定实验主要介绍常见的评定方法,包括精神心理评定、内分泌测定、电生理检查、阴茎血液检查、常用评估量表等。

二、实验见习目的

1. 掌握美国压疮协会压疮分期法及压疮的预后评定;熟悉压疮的好发部位;了解压疮发生的原因。

2. 掌握疼痛常用的评定方法;熟悉疼痛的分类。

3. 掌握吞咽过程;熟悉吞咽功能评定;了解控制吞咽的肌肉和神经。

4. 掌握神经源性排尿障碍的特点;熟悉神经源性排尿障碍的评定;了解神经源性排尿障碍的影响因素。

5. 掌握常见的排便功能障碍类型;熟悉排便障碍的评定;了解排便障碍的影响因素。

6. 掌握性功能障碍的分类;熟悉性功能障碍的评定;了解性功能障碍的影响因素。

三、实验见习的工具、量表

1. 压疮评定

(1)工具:皮尺或纤维素尺、醋酸酯网栅描图、照像、Kundin 六角测量器、牙科印模材料、超声影像、注射造影剂后 X 线摄片等。

(2)量表:美国压疮协会压疮分期、Shea 分期、Yarkony-Kirk 分期、Braden 评分法、Norton 评分法等。

2. 疼痛评定

(1)工具:压力测痛器、标尺等。

(2)量表:45 区体表面积评分法、视觉模拟评分、口述分级评分法、简化 McGill 疼痛问卷、疼痛日记评定法、Oswestry 功能障碍指数、疼痛行为记录评定、Wong-Baker 面部表情量表等。

3. 吞咽困难评定

(1)工具:吞咽造影、反复唾液吞咽测试、饮水吞咽试验、简易吞咽激发试验、肌电图、咽下内压测定、声门电图检查、内镜检查、咳嗽反射测试、肌电生物反馈、经颅磁刺激等。

(2)量表:多伦多床边吞咽筛查测试、Frenchay 构音障碍评定量表等。

4. 排尿功能障碍评定

工具:超声下尿动力学检查、尿路造影、实验室检查、内镜检查、括约肌肌电图、膀胱容量测定仪等。

5. 排便功能障碍评定

(1) 工具:肛门直肠指诊、结肠传输试验、肛肠测压、盆底肌电图检查、纤维结肠镜、肛门自制功能试验、磁共振成像、排粪造影等。

(2) 量表:便秘得分、自我观察日记等。

6. 性功能障碍评定

(1) 工具:精神心理评定、内分泌测定、电生理检查、阴茎血液检查等。

(2) 量表:男性性功能问卷、性态度量表、勃起功能国际指数问卷表、性欲低下诊断量表、性兴奋障碍诊断量表、性高潮功能障碍诊断量表、性交疼痛诊断量表等。

四、实验见习的方法

本实验主要通过教师示教讲解各功能障碍的常用评定量表的应用,示范操作常用评定仪器的使用,并结合多媒体演示,让学生分组进行临床典型病例分析,模拟运用相应评定量表和使用相关评定工具。

回顾复习理论课内容,示教讲解常用的评定量表和方法。

1. 压疮评定

(1) 美国压疮协会压疮分期(表 22-1)

表 22-1　美国压疮协会压疮分期

评定分期	评定标准
Ⅰ期	局部皮肤有红斑但皮肤完整
Ⅱ期	损害涉及皮肤表层或真皮层可见皮损或水疱
Ⅲ期	损害涉及皮肤全层及皮下脂肪交界处可见较深创面
Ⅳ期	损害涉及肌肉、骨骼或结缔组织(肌腱、关节、关节囊等)
可疑深部组织损伤期	局部皮肤完整,呈紫红色或黑紫色,或有血泡
不可分期	全皮层缺损,伤口床被腐肉和焦痂

(2) Shea 分期

① 损害涉及表皮包括表皮红斑或脱落。

② 损害涉及皮肤全层及其皮下脂肪交界的组织。

③ 损害涉及皮下脂肪和深筋膜。

④ 损害涉及肌肉或深达骨骼。

⑤ 损害涉及关节或体腔(直肠、小肠、阴道或膀胱)形成窦道。

(3) Yarkony-Kirk 分期

① 红斑区

a. 呈现时间超过 30 min 但不超过 24 h;

b. 呈现时间超过 24 h。

② 表皮损害不涉及皮下组织和脂肪。

③ 损害涉及皮下组织和脂肪但不涉及肌肉。

④ 损害涉及肌肉但未累及骨骼。

⑤ 损害涉及骨骼但未损害关节腔。

⑥ 涉及关节腔。

⑦ 压疮愈合但容易复发。

（4）Braden 评分法（表 22-2）：包括活动性、运动能力、摩擦和剪切力、湿度、感觉、营养 6 个因素。除了摩擦和剪切力评分为 1~3 分,其余项目评分为 1~4 分,总分为 4~23 分。评分≤16 分被认为具有一定危险性,≤12 分属于高危病人,应采取相应措施实施重点预防。评分分值越少发生压疮的危险性越高。

表 22-2　Braden 评分法

评分内容	评估计分标准				评分
	1 分	2 分	3 分	4 分	
1. 感知能力	完全受限	大部分受限	轻度受限	无损害	
2. 潮湿程度	持续潮湿	常常潮湿	偶尔潮湿	罕见潮湿	
3. 活动能力	卧床	坐椅子	偶尔步行	经常步行	
4. 移动能力	完全受限	非常受限	轻微受限	不受限	
5. 营养摄取能力	非常差	可能不足	充足	丰富	
6. 摩擦力和剪切力	存在问题	潜在问题	不存在问题		

（5）Norton 评分法（表 22-3）：包括身体状况、精神状况、活动性、运动能力及二便失禁情况 5 个因素。每个因素为 1~4 分,总分为 5~20 分,评分分值越低,发生压疮的危险度越高。评分≤14 分提示易发生压疮。

表 22-3　Norton 评分法

评估要素	分值	评估说明	得分
身体状况	4 分	良好:身体状况稳定,看起来很健康,营养状态很好	
	3 分	尚好:身体状况大致稳定,看起来健康尚好	
	2 分	虚弱:身体状况不稳定,看起来健康尚可	
	1 分	非常差:身体状况危险,急性病容	
精神状况	4 分	清醒的:对人、事、地点、方向感非常清楚,对周围事物敏感	
	3 分	淡漠的:对人、事、地点、方向感只有 2~3 项清楚,反应迟钝、被动	
	2 分	混淆的:对人、事、地点、方向感只有 1~2 项清楚,经常对答不切题	
	1 分	木僵的:常常不能回答,瞌睡的	
活动力	4 分	可走动的:能独立走动,包括使用手杖或扶车	
	3 分	行走需要协助的:无人协助则无法走动	
	2 分	依赖轮椅:由于病情或医嘱,仅能走上轮椅并以轮椅代步	
	1 分	卧床:因病情或医嘱限制留在床上	

（续表）

评估要素	分值	评估说明	得分
移动力	4分	完全自主:可随心所欲地、独立地移动,控制四肢	
	3分	轻微受限:可移动、控制四肢,但需人稍微协助才能变换体位	
	2分	非常受限:无人协助下无法变换体位,移动时能稍微主动用力,肢体轻瘫、痉挛	
	1分	完全受限:无能力移动,不能变换体位	
失禁	4分	无失禁:指大小便完全自控(除了诊断性试验)或已留置尿管,无大便失禁者	
	3分	偶尔失禁:24 h内出现1~2次尿或大便失禁(与轻泻剂或灌肠无关),留置尿套或尿管但能控制大便	
	2分	经常失禁:在过去24 h之内有3~6次小便失禁或腹泻	
	1分	完全失禁:无法控制大小便,24 h内有7~10次失禁发生	
总分			

2. 疼痛评定

(1) 45区体表面积评分法(图22-1)

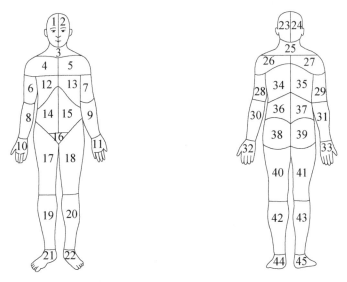

图 22 - 1　45 区体表划分

依从上至下、从左至右的顺序将人体表面划分为45个区域。标出疼痛部位,不同颜色或不同符号表示不同的疼痛强度:无色或"—"表示无痛;黄色或"○"表示轻度疼痛;红色或"□"表示中度疼痛;黑色或"△"表示重度疼痛;每个区无论大小均定为1分,其余为0分。总评分反映疼痛区域的数目,最后计算出被评定者的疼痛所占体表面积的百分比(表22-4)。

表 22-4 疼痛区域占体表面积百分比

疼痛区号码	占体表面积的百分比(%)
25,26,27	0.5
4,5,16	1.0
3,8,9,10,11,30,31,32,33	1.5
1,2,21,22,23,24,44,45	1.75
6,7,12,13,28,29,36,37	2.0
38,39	2.5
14,15	3.0
19,20,42,43	3.5
34,35	4.0
17,18,40,41	4.75

注意事项:

① 评定之前应对被评定者做详细的说明,讲清楚该方法的步骤,以免被评定者涂盖时出现误涂。

② 老年人在操作上可能会有困难,不能正确地涂盖皮肤分区形容疼痛,在评定时需耐心,结果应结合临床判断。

③ 被评定者的情感和疾病长期性等因素可影响皮肤疼痛区域的涂盖。

(2) 视觉模拟评分

① 直线评分法:用一条直线不作任何划分,仅在直线两端分别注明无痛和极痛,让患者根据自己的实际感觉在直线上标出疼痛的程度(图 22-2)。

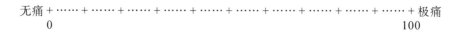

无痛 +……+……+……+……+……+……+……+……+……+ 极痛
　0　　　　　　　　　　　　　　　　　　　　　　　　　100

图 22-2 直线评分法

② 数字评分法:在一根直尺上有 0～10 共 11 个点,0 表示无疼痛,疼痛较强时增加点数,依次增强,10 表示最剧烈的疼痛,让患者用点数来描述疼痛程度(图 22-3)。

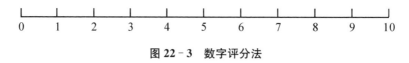

　0　1　2　3　4　5　6　7　8　9　10

图 22-3 数字评分法

注意事项:

① 最好是以小时为单位进行间歇评定。

② 周期性动态评分不宜过度频繁使用,避免病人焦虑不合作。

③ 病人自控丧失和焦虑可加重疼痛感觉,影响评分结果。

（3）口述分级评分法（表22-5）

表22-5　口述分级评分法

0	1	2	3	4	5	6	7	8	9	10
无痛	轻度疼痛				中度疼痛		重度疼痛			
	虽有痛感但可忍受能正常生活				疼痛明显不能忍受影响睡眠		疼痛剧烈不能入睡可伴有被动体位或自主功能紊乱表现			

注意事项：

① 等级的划分常常是取决于病人自身的经验而非自发的临床疼痛。

② 在采用不同的口述评分法时它们的结果难以相互比较。

③ 该方法仅能为疼痛感觉程度提供级别次序而非疼痛程度变化的数字表达。

④ 对细微的感觉变化不敏感并且易受情感变化的影响。

⑤ 不同性质疾病对评分结果有影响。

（4）简化 McGill 疼痛问卷（SF-MPQ）（表22-6）

表22-6　简化 McGill 疼痛问卷

I．疼痛分级指数（PRI）					
	疼痛性质	疼痛程度			
A	感觉项	无	轻	中	重
1	跳痛	0	1	2	3
2	刺痛	0	1	2	3
3	刀割痛	0	1	2	3
4	锐痛	0	1	2	3
5	痉挛牵扯痛	0	1	2	3
6	绞痛	0	1	2	3
7	热灼痛	0	1	2	3
8	持续固定痛	0	1	2	3
9	胀痛	0	1	2	3
10	触痛	0	1	2	3
11	撕裂痛	0	1	2	3
感觉项总分					
B	情感类				
	软弱无力	0	1	2	3
	厌烦	0	1	2	3
	害怕	0	1	2	3
	受罪、惩罚感	0	1	2	3
情感项总分					
II．视觉模拟评分法（VAS）					
无痛(0)+……+……+……+……+……+……+……+……+……+……+(100)极痛					

（续表）

VAS（评分）					
Ⅲ．现时疼痛强度（PPI）					
0 无痛	1 轻度不适	2 不适	3 难受	4 可怕的	5 极为痛苦
PPI 评分					

（5）疼痛日记评定法：无特殊的禁忌证，特别适于癌性疼痛的被评定者镇痛治疗应用。由评定者、评定者亲属或护士记录（表 22 - 7）。

表 22 - 7　疼痛日记评定法

时间间隔	坐位活动时间	行走活动时间	卧位活动时间	药物名称剂量	疼痛度 0～10
上午					
6:00～					
7:00～					
8:00～					
9:00～					
10:00～					
11:00～					
12:00～					
下午					
13:00～					
14:00～					
15:00～					
16:00～					
17:00～					
18:00～					
19:00～					
20:00～					
21:00～					
22:00～					
23:00～					
24:00～					
上午:					
1:00～					
2:00～					
3:00～					

时间间隔	坐位活动时间	行走活动时间	卧位活动时间	药物名称剂量	疼痛度 0~10
4:00~					
5:00~					
总计					
备注					
注:0 为无痛,10 为最剧烈疼痛					

［注］该法不宜过度频繁使用以免被评定者发生过度焦虑和丧失自控能力。

（6）Oswestry 功能障碍指数

腰痛失能指数评定量表,采用 6 级分级法(1 无痛;2 轻度痛;3 中度痛;4 严重痛;5 剧烈痛;6 难以忍受的痛),累加各项之和计分。

① 疼痛的程度(腰背痛或腿痛)

□ 无任何疼痛。

□ 有很轻微的痛。

□ 较明显的痛(中度)。

□ 明显的痛(相当严重)。

□ 严重的痛(非常严重)。

□ 痛得什么事也不能做。

② 日常活动自理能力(洗漱、穿脱衣服等活动)

□ 日常活动完全能自理一点也不伴腰背或腿痛。

□ 日常活动完全能自理但引起腰背或腿疼痛加重。

□ 日常活动虽然能自理由于活动时腰背或腿痛加重以致小心翼翼动作缓慢。

□ 多数日常活动能自理有的需要他人帮助。

□ 绝大多数的日常活动需要他人帮助。

□ 穿脱衣物、洗漱困难只能躺在床上。

③ 提物

□ 提重物时并不导致疼痛加重(腰背或腿)。

□ 能提重物但导致腰背或腿疼痛加重。

□ 由于腰背或腿痛以至不能将地面上的重物拿起来,但是能拿起放在合适位置上的重物,比如桌面上的重物。

□ 由于腰背或腿痛以致不能将地面上较轻的物体拿起来,但是能拿起放在合适位置上较轻的物品,比如放在桌面上的。

□ 只能拿一点轻东西。

□ 任何东西都提不起来或拿不动。

④ 行走

□ 腰背或腿痛但一点也不妨碍走多远。

□ 由于腰背或腿痛最多只能走 1 000 m。

□ 由于腰背或腿痛最多只能走 500 m。

    ☐ 由于腰背或腿痛最多只能走 100 m。

    ☐ 只能借助拐杖或手杖行走。

    ☐ 不得不躺在床上排便也只能用便盆。

⑤ 坐

    ☐ 随便多高椅子想坐多久就坐多久。

    ☐ 只要椅子高矮合适想坐多久就坐多久。

    ☐ 由于疼痛加重最多只能坐 1 h。

    ☐ 由于疼痛加重最多只能坐 0.5 h。

    ☐ 由于疼痛加重最多只能坐 10 min。

    ☐ 由于疼痛加重一点也不敢坐。

⑥ 站立

    ☐ 想站多久就站多久疼痛不会加重。

    ☐ 想站多久就站多久但疼痛有些加重。

    ☐ 由于疼痛加重最多只能站 1 h。

    ☐ 由于疼痛加重最多只能站 0.5 h。

    ☐ 由于疼痛加重最多只能站 10 min。

    ☐ 由于疼痛加重一点也不敢站。

⑦ 睡眠

    ☐ 半夜不会被痛醒。

    ☐ 用止痛药后仍睡得很好。

    ☐ 由于疼痛最多只能睡 6 h。

    ☐ 由于疼痛最多只能睡 4 h。

    ☐ 由于疼痛最多只能睡 2 h。

    ☐ 由于疼痛根本无法入睡。

⑧ 社会活动

    ☐ 社会活动完全正常，决不会因为这些活动导致疼痛加重。

    ☐ 社会活动完全正常，但是这些活动会加重疼痛。

    ☐ 疼痛限制剧烈活动如运动，但对参加其他社会活动没有明显影响。

    ☐ 由于疼痛限制了正常的社会活动，以致不能参加某些经常性的活动。

    ☐ 由于疼痛限制参加社会活动，只能在家从事一些社会活动。

    ☐ 由于疼痛根本无法从事任何社会活动。

⑨ 旅行（郊游）

    ☐ 能到任何地方去旅行，腰背或腿一点也不痛。

    ☐ 可以到任何地方去旅行，但会导致疼痛加重。

    ☐ 由于受疼痛限制外出郊游不超过 2 h。

    ☐ 由于受疼痛限制外出郊游最多不超过 1 h。

    ☐ 由于受疼痛限制外出郊游最多不超过 30 min。

    ☐ 由于疼痛除了到医院根本就不能外出郊游。

（7）疼痛行为记录评定：六点行为评分法（BRS－6），将疼痛分为 6 级，每级为 1 分，从 0 分（无疼痛）到 5 分（剧烈疼痛无法从事正常工作和生活）（表 22－8）。

表 22－8 六点行为评分法

疼痛行为	评分（分）
1级 无疼痛	0
2级 有疼痛但易被忽视	1
3级 有疼痛无法忽视，但不干扰日常生活	2
4级 有疼痛无法忽视，干扰注意力	3
5级 有疼痛无法忽视，所有日常活动均受影响但能完成基本生理需求，如进食和排便等	4
6级 存在剧烈疼痛无法忽视，需休息或卧床休息	5

（8）Wong-Baker 面部表情量表：适用于儿童或无法交流的患者通过不同面部表情的图画评分法来评估疼痛程度（图 22－4）。

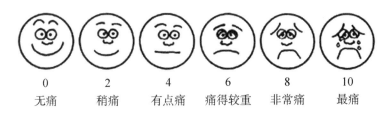

| 0 | 2 | 4 | 6 | 8 | 10 |
| 无痛 | 稍痛 | 有点痛 | 痛得较重 | 非常痛 | 最痛 |

图 22－4 Wong-Baker 面部表情

3. 吞咽困难评定

（1）饮水吞咽试验（同表 18－2 洼田饮水试验）：患者取坐位，让患者饮水 30 ml，观察饮水经过并记录时间。

（2）多伦多床边吞咽筛查测试（TOR-BSST）

第一步，饮水前发声，观察嗓音和舌头运动。

第二步，给患者喝 10 勺水，最后用杯子饮水，每次饮水后都检查嗓音，以及是否存在呛咳、流涎、湿音或嘶哑等改变。

第三步，饮水后发声，饮水后等待 1 min，观察嗓音状况。

第四步，前面三项任务任意一项不通过则判断为不通过。

（3）Frenchay 构音障碍评定量表（表 22－9）

表 22－9 吞咽肌功能分级

	Ⅰ级	Ⅱ级	Ⅲ级	Ⅳ级
舌肌	可紧抵上颚及左右牙龈	可紧抵上颚但不能抵左右牙龈	可上抬但不能达上颚	不能上抬
咀嚼肌及颊肌	可左右充分偏口角，鼓气扣颊不漏气，上下牙齿咬合有力	鼓气可紧缩，扣颊漏气，上、下牙齿咬合一侧有力，一侧力弱	鼓气扣不紧，有咬合动作，但力弱	鼓气完全不能，咬合动作不能
咽喉肌	双软腭上抬有力	一侧软腭上抬有力	软腭上抬无力	软腭上抬不能

4. 排便障碍评定

患者回答指定问题,计算答案累计得分,总分 30 分,得分越高说明便秘程度越严重(Cleveland 便秘评分系统见表 22－10)。

表 22－10 Cleveland 便秘评分系统

项目	分值(分)
大便次数	
1～2 次/1～2 天	0
2 次/周	1
1 次/周	2
<1 次/周	3
<1 次/月	4
困难:排便时很痛苦	
从不	0
很少	1
有时	2
常常	3
总是	4
排空:不完全排空感	
从不	0
很少	1
有时	2
常常	3
总是	4
疼痛:腹痛	
从不	0
很少	1
有时	2
常常	3
总是	4
排便时间:每次排便蹲厕时间(min)	
<5	0
5～10	1
10～20	2
20～30	3
>30	4
协助排便:协助类型	
没有协助	0
刺激性泻药	1
手指排便或灌肠	2

（续表）

项目	分值（分）
排便失败：每 24 h 排便不能成功的次数	
从不	0
1～3	1
3～6	2
6～9	3
＞9	4
病史：便秘病程（天）	
0	0
1～5	1
5～10	2
10～20	3
＞20	4

5. 性功能障碍评定

（1）勃起功能国际指数问卷表（IIEF-5；表 22-11）

初步评估勃起功能障碍的程度，评分在 12～21 分为轻度障碍，评分在 8～11 分为中度障碍，评分在 5～7 分为重度障碍，评分在 22 分以上无勃起功能障碍。

表 22-11　勃起功能评分表（IIEF-5）

请根据您过去 6 个月的性生活实际情况回答下列问题，选择适当的编号标记"√"

	0 分	1 分	2 分	3 分	4 分	5 分
1. 对阴茎勃起及维持勃起有多少信心		很低	低	中等	高	很高
2. 受到性刺激后，有多少次阴茎能坚挺地进入阴道？	无性活动	几乎没有或完全没有	只有几次	有时或大约一半时候	大多时候	几乎每次或每次
3. 性交时，有多少次能在进入阴道后维持阴茎勃起？	没有尝试性交	几乎没有或完全没有	只有几次	有时或大约一半时候	大多时候	几乎每次或每次
4. 性交时，保持勃起至性交完毕有多大困难？	没有尝试性交	非常困难	很困难	有困难	有点困难	不困难
5. 尝试性交时是否感到满足？	没有尝试性交	几乎没有或完全没有	只有几次	有时或大约一半时候	大多时候	几乎每次或每次
					IIEF-5 总分＝	

（2）演示相关评定仪器的操作使用

① 膀胱容量测定仪（图 22-5）：常用于判断膀胱的最大容量及安全容量、逼尿肌和

括约肌的压力、残余尿量情况,观察膀胱的顺应性,从而指导膀胱训练,减少膀胱感染的发生,改善患者对排尿的控制能力。

操作步骤:

a. 准备膀胱容量测定仪、三通管、500 ml 生理盐水(加温至同体温)、导尿包等。

b. 患者取平卧位,尽量先自主排尿,再行无菌导尿,并记录残余尿量。

c. 打开测定仪,连接测定装置,校准,设置参数,以 500 ml/(10~20 min)的速度滴入生理盐水,开始测定。

d. 观察仪器上的压力情况,过程中让患者保证安静,听指示轻微咳嗽、压腹等,同时注意观察尿管周围溢尿情况,以及患者有无不适主诉。

e. 完成后停止操作,排空膀胱,局部消毒,保存文件并打印。

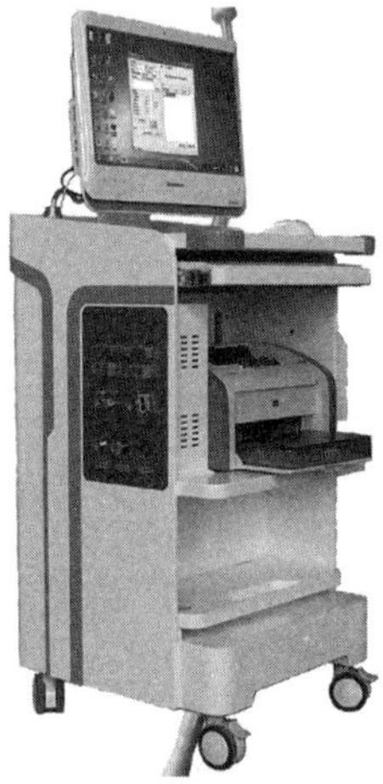

图 22 - 5　膀胱容量测定仪

注意事项:

a. 测定前让患者通过各种方法尽量排空膀胱。

b. 测定过程中膀胱压力持续大于 40 cmH$_2$O 时,且未有溢尿,应立即停止操作。

c. 操作过程中如患者出现自主神经过反射,或其他不适主诉,以及不能配合的情况,应停止操作。

② 压力测痛器(图 22 - 6):常用于对肌肉骨骼系统疼痛的评定,但不适用于末梢神经炎、糖尿病患者以及凝血功能障碍有出血倾向者。

方法:评定者先以手按找准痛点,将压力测痛器的测痛探头平稳地对准痛点逐渐施加压力,并观察和听取评定者反应。记录患者诱发疼痛第一次出现所需的压力强度为痛阈;继续施加压力至患者不可耐受时记录最高疼痛耐受限度所需的压力强度为耐痛阈。

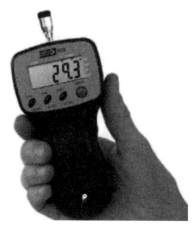

图 22 - 6　压力测痛器

注意事项:

a. 病人体位必须合适检查部位应松弛以提高检查准确性。

b. 测痛器的圆型探头须平稳地放在待测部位防止用测痛探头的边缘测试。

c. 测量记录应从压力测痛计加压时开始施加的压力在整个实验中应保持不变。

(3) 结合多媒体演示,进行临床典型病例分析:教师选取压疮、疼痛、吞咽困难、神经源性膀胱等临床典型病例,让学生分组进行案例分析,讨论制定评定方案,选择相应评定量表,操作相关评定仪器,并依次汇报结果。教师分别给予点评,指出错误和不足,并进行讲解说明,联合临床实际情况,帮助学生理解和加深记忆,掌握相关知识点。

五、实验见习的总结反馈

1. 压疮、疼痛、吞咽困难、排尿排便障碍及性功能障碍是康复患者常见的并发症,这些并发症不仅会给患者带来痛苦,加重病情,延长康复时间,严重时甚至会危及生命。因此,掌握相关知识,积极预防,及时治疗,改善预后,不仅对于患者的康复治疗过程有重要意义,还能提高患者的日常生活质量。

2. 本实验的重点在于掌握压疮的分期与评定及预后评定法;疼痛常用的评定方法;吞咽过程及功能评定;神经源性排尿障碍的特点及评定;常见的排便功能障碍及性功能障碍的分类。

3. 由于学生缺乏临床经验,对于临床并发症的概念不熟悉,因此对于相应评定内容不明确,可以结合临床病例,注重培养学生的独立思考和分析能力,同时给予学生适当点评和讲解,以帮助学生掌握相应知识。

六、参考文献

1. 王玉龙. 康复功能评定学[M]. 3 版. 北京:人民卫生出版社,2018:583 - 627.

2. WHO. International classification of functioning, disability and health[S]. Geneva:World Health Organization,2001.

3. 陈忠,崔喆,双卫兵. 神经源性膀胱[M]. 北京:人民卫生出版社,2009.

4. Rosen RC,Riley A,Wagmer G,et al. The international index erectile dysfunction (IIEF):amultidimensional scale for assessment of erectile dysfunction[J]. Urology, 1997,49(6):822 - 830.

5. Agachan F,Chen T,Pfeifer J,et al. A constipation scoring system to simplify evaluation and management of constipated patients[J]. Dis Colon Rectum, 1996,39: 681 - 685.

6. 张作记. 行为医学量表手册[M]. 北京:中华医学电子音像出版社,2005.

康复常见并发症评定